W0210243

periplaneta

Gebrauchsanweisung

„Blaues Blut“ ist ein multimedial gestalteter Roman. Grundsätzlich verpassen Sie inhaltlich nichts, wenn Sie unsere Links und QR-Codes ignorieren, aber es wäre schade. Also, es ist leichter, als Sie vielleicht denken:

Sie können während der Lektüre die QR-Codes mit Ihrem Smartphone oder Tablet scannen. Es erwarten Sie MP3-Files und Videos. Unter dem Code steht immer die Art der Datei, die Sie erwartet. Die Lieder von Christoph Theussl sind auf dem Cover als komplettes Album verlinkt und zusätzlich als Einzeltitel am Beginn des jeweiligen Kapitels.
Zu jedem Kapitel gibt es ein Lied. (Und eines für den Abspann, wie in einem Film ...) Außerdem hat der Autor höchstselbst Passagen eingesprochen. Das Vorspiel finden Sie als Leseprobe auf der Buch-Rückseite, die anderen sind an der jeweiligen Stelle im Text eingefügt.

Sie brauchen dafür Internet und ein Smartphone oder Tablet, das QR-Codes lesen kann, was die meisten mittlerweile können. Wenn Sie die YouTube-App und die Soundcloud-App installiert haben (beides kostenlos in Ihrem Android- oder App-Store), ist das Abspielen am einfachsten. Sind die Apps nicht installiert, öffnet sich die Datei in Ihrem Browser, der die Dateien auch problemlos abspielen kann.

Alternativ zu den QR-Codes können Sie die Link-Adressen auch in Ihren Browser eintippen. Alle Links befinden sich, wie auch das Impressum des Werks, am Ende des Buches in den „Credits“.

Und nun viel Spaß mit „Blaues Blut“.

DAVID WONSCHEWSKI

BLAUES BLUT

Eine Biedermeiersehnsucht

periplaneta

Vorspiel

Und nun schau dich an. Wie du hier liegst, mit Messer im Körper. Hinterhältig darniedergestochen wie Julius Cäsar. Oder Marat. Nein, warte, viel zu heroisch. Du denkst schon wieder zu groß. Nimm eine andere Vergleichsgröße. Eine, die sich besser geziemt. Nimm Kaspar Hauser. Ein linkisch durch die Welt stolpernder Blödmann er, ein linkisch durch die Welt stolpernder Blödmann du. Abgestochen von düsteren Mächten, denen das, was aus euch hätte werden können, ein Dorn im Auge gewesen ist.

Eine Situation, so vorhersehbar wie unappetitlich: das Messer, dein aufgeschlitzter Bauch. Die übelriechenden Innereien, die zwar nicht zum Vorschein kommen, ihr ekelhaftes Dasein aber nicht länger verheimlichen können. Ein Pflaster wird nicht helfen. Nähen ebenso wenig. Ist die Bauchdecke erst einmal auf, ist sie auf. Das unrühmliche Ableben deiner Person ist eingeleitet.

Dir steht der Sinn nach Drama und Verzweiflung. Auch das ein eitler Wunsch. Denn du bist die Ruhe selbst. Was für ein Betrug. Wie oft hast du im Fernsehen jemanden, von einem Messer tief und heimtückisch getroffen, niedersinken sehen. Zu einer schmerzverzerrten Fratze entstellt die Züge, weit aufgerissen die Augen. Mit Pupillen, die aus dem Schädel zu springen scheinen. Dass jeder andere Tod besser ist als der durch Erdolchen, hast du gedacht, wann immer du es vor der Mattscheibe hattest mit ansehen können. Doch nun, da dir selber ein Messer im Leibe steckt, erweist sich diese Art des Dahinscheidens als geradezu unprätentiös, an Beiläufigkeit kaum zu überbieten. Das hattest du dir bedeutend spektakulärer vorgestellt. Hattest mit mehr Horror, mehr Schlitzerromantik gerechnet. Zersplitternde Knochen, ein zerberstender Brustkorb, schlangenhaft aus deiner Leibesmitte emporschießende Eingeweide, singende Englein, brüllende Agonie. Zeter und mordio, das große „Vater, warum hast du mich verlassen?"

Doch nichts von dem will eintreten. Stattdessen liegst du einfach da. Verreckst in aller Seelenruhe.

Das immerhin ist verblüffend. Da durchdringt dir ein blitzescharf geschliffener Fremdkörper aus Stahl dein Haut-, Muskel- und Fettgewebe. Touchiert die Leber, tranchiert die Milz. Und alles, was du dafür übrig hast, sind nüchterne Betrachtungen.

Weder Schmerzen noch Panik wollen aufsteigen in dir. Du fahndest nach einem Hauch von Bedauern in deinen Gedanken. Und findest nicht einmal den.

Ob die Reibungslosigkeit dieses gewaltsam an dir vorgenommenen Aktes nun deiner körperlichen Weichheit zu verdanken ist oder der Qualität des Messers, das weißt du nicht. Es machte flutsch, die Klinge steckte, du fielst hin, bliebst liegen. Das einzige, was dir nun schmerzt, ist dein Hinterkopf, derbe aufgestoßen beim Fall.

Eindruck hinterlassen will der sterbende Mensch. Doch das sieht schlecht für dich aus, Frankenfelder. Keinerlei Action fürs reichlich gezahlte Lebenslehrgeld steht in Aussicht. Einer sticht. Ein anderer fällt um. Bumm. Aus die Maus. Ende im Gelände. Sollte dir in den letzten Minuten deiner Existenz nicht noch ein feiner Kniff einfallen, ein weiterer grenzgenialer Dreh, dein Tod wird wie dein Leben gewesen sein: ganz spannend, summa summarum aber für die Katz.

Sicherlich, du könntest schreien, den Atem hast du noch. Vor Wut, vor Freude, egal. Hauptsache Performance, Hauptsache Music for the Masses, *Hauptsache* Opium fürs Volk. *Wie am Spieß losbrüllen könntest du. Und niemand nähme es dir krumm, so mit Messer im Bauch. Doch das wäre Theater, wäre viel Lärm um nichts. Denn dir tut gar nichts weh. Und überrumpelt worden bist du auch nicht, so hinterhältig war die Attacke auf dich gar nicht. Du hast es kommen sehen. Sogar zur Seite hättest du noch springen, es auf einen Kampf hinauslaufen lassen können. Das war dir aber irgendwie blöd erschienen. Hatte sich nicht plausibel angefühlt, so als Reaktion auf einen tätlichen Angriff auf deine Person.*

Nein, neben dem ausbleibenden Schmerz wird auch der ausbleibende Schock dich nicht ins lautstarke Wehklagen bringen. Wirkung zeigt er dennoch, der mit kräftigem Schwung ausgeführte Hieb, der knapp oberhalb deines Bauchnabels in dich hineindrängte. Wie ein Betonblock liegst du auf dem Teppichboden, kalt und schwer und bewegungslos. Die Klinge steckt dir tief im Leib. Du kannst sie nicht sehen, spüren schon gar nicht. Du schlussfolgerst sie. Anhand des Griffs, der dir aus der Bauchdecke ragt und den du so eben noch erkennen kannst in dem knapp bemessenen Sichtfeld, das dir dein steifer Hals und dein starres Gesicht noch gestatten. Nun ist es keine Paranoia, keine Wahnvorstellung mehr. Sondern Tatsache. Du wurdest verfolgt! Und dieser Verfolger spürte dich auf, holte dich ein, stach zu! Jubeln möchtest du nun.

Immerhin als Rechthaber darfst du sterben! Niemand hat dir geglaubt, wenn du ihnen von den Schatten und den Träumen erzähltest. Von den Männern ohne Gesicht, immer hinter dir; von den heuchlerisch mit den Gesäßen wackelnden Frauen, immer vor dir; von der Übelkeit, die all das in dir erzeugte.

Du weißt, dass dir nicht mehr viel Zeit bleibt. Die Gedanken, die du jetzt denkst, werden auch die sein, die du mit ins Grab nehmen wirst. Was Epochales willst du darum denken. Nicht zürnend nach hinten schauen. Wie ein beim Duell erschossener Gentleman willst du sie angehen, deine letzten Minuten. Nicht auf Rache sinnen. Dich viel lieber an deinem Widerstandsgeist erfreuen, der sie so viele Jahre gekostet hat, dich zu beseitigen. Doch, oh weh, es ist nur abgegriffener Schmarrn, der dir einfallen will.

Krieg den Palästen. Wir sind das Volk. Du bist Deutschland.

Peinlich für einen, der sich so gern als originärer Kämpfer ausgab, jedoch nichts zuwege brachte. In Würde sterben geht anders.

Was einem doch so an Unschicklichkeiten widerfahren kann, hier in der Provinz, denkst du stattdessen. Dass es vielleicht doch keine so gute Idee gewesen war, zurückzukehren, mitten hinein in die westfälische Einöde. Dich mit Frau und Kindern zu umgeben, als seien sie Tarngestrüpp. Und du ein untergetauchter Soldat, auf ewig unauffindbar.

Nein, du bist nicht allein. Das wäre ja noch schöner. Gestalten bevölkern den Raum, in dem du stirbst. Neugierig blickst du zu ihnen empor. Ist es euer Wohnzimmer? Ist es das Bad? Oder bereits die Leichenhalle? Du weißt es nicht. Nur, dass es sich, bedenkt man, wie übel du zugerichtet worden bist, gar nicht unübel hier liegenlässt. Du hättest deinen Arsch darauf verwettet, dass sie dich mit einem Genickschuss richten und dich dann einen Abhang hinab in ein Massengrab hinabrollen lassen. Das ist es, worauf du dein Leben lang hingearbeitet hast.

Doch du liegst sanft gebettet auf einem Teppich. Flokati. Und ereilt hat dich auch keine Kugel der Juntasystemfaschisten. Nein, ein Messer von derart erlesener Qualität erstach dich, dass du es, nun im Sterben liegend, auf einen Warenwert von gut und gerne achtzig bis hundertzwanzig Euro taxierst. Wie wenig klassenkämpferisch sich das doch ausnimmt. Und wie sehr nach Mord in besserer Gesellschaft es ausschaut.

Du liegst ruhig, du liegst gemütlich. Wie betäubt hinwegdösen könntest du nun. Wenn doch diese Bambule um dich herum nicht wäre. Dieses dich umlagernde Tohuwabohu.

Jemand weint. Und jemand anderes schreit. Hektisch wird nach einem Krankenwagen telefoniert. Ein großer Aufruhr herrscht, neben dir, über dir, rings um dich herum. Chaotisches Treiben. Das muss die Action sein, die du dir für deinen Todeskampf bestellt hattest. Nur dass sie nicht dich erfasst, sondern die Deinigen. Sieh sie dir an! Alle sind sie da. Alle sind sie gekommen, um angesichts deiner Niedergestochenheit quer durch die Bank sauber die Fassung zu verlieren.

Doch du willst nicht schlecht denken über die Deinigen. Ihre Anwesenheit in deinen letzten Lebensminuten ehrt dich. Ihre Bereitwilligkeit, sich durch zielloses Herumgehopse und seihendes Wehklagen bereitwillig zu Trotteln zu machen, tut ihr Übriges. Sterbebegleitung der unterhaltsamen Art, so von unten betrachtet. So also bringt man die, die man liebt, zum Tanzen. So hilft man ihnen auf die Sprünge. Mord zahlt sich aus.

Schau, deine Frau ist da – die Schöne! Die Kinder sind da – die Süßen! Und sogar der Hund, der blöde. Springt um dich herum, schnüffelt an dir. Kratzt dir, wie du siehst, den Unterarm blutig, leckt dir, wie du siehst, den Hals ab. Jault das Jaulen, das dir in diesem Augenblick viel besser zu Gesicht stünde. Will Leckerlis haben. Will Gassi gehen. Ist und bleibt Dreckstöle. Kann nicht hinaus aus seiner Dreckstölen-Rolle. Erschießen wollen hast du das Viech, mit jedem neuen Tag, den der nichtexistente Gott anbrechen ließ, wurdest du von einer größeren Lust erfasst, dieses so sklavisch um Liebe bettelnde, dauerkackende Sabbertier über den Haufen zu schießen, einen Abhang hinunterrollen und in einem Erdloch verrecken zu lassen. Oh, das Recht dazu hättest du gehabt, schließlich hast du nie einen Hund gewollt! Die Kinder, die du auch nie wolltest, die wollten den Hund. Dass du die Töle nicht auf einem Acker erschossen und in irgendeine Grube hinabkullern lassen hast, ist keineswegs deinem großen Herzen zu verdanken, sondern einzig und allein deinem Wissen, dass ein Hundemord sie auf den Plan gerufen hätte. Ihnen unbotmäßig früh einen Hinweis darauf gegeben hätte, wo du ein Versteck gefunden, wo du vor ihren Häschern in Deckung gegangen warst. Ach, welch Ironie des Schicksals das doch ist – gefunden haben sie dich dennoch, umgebracht auch. Und die Töle springt und sabbert und lechzt, weiter ungesühnt, weiter ungestraft.

Auch Cosmin und Cristina sind da. Du erkennst sie, wie eingefroren tragen sie jene Gesichtsausdrücke mit sich herum, die du ihnen im Frühjahr 2016 hinterlassen hast, als du aus der Großstadt türmtest, um hier in Hönningstrup in Deckung zu gehen.

Und, überraschend früh und noch vor den Notärzten vor Ort: der Kommissar. Das nennst du einen Riecher. Das nennst du einen Instinkt. Im beigen Trenchcoat und mit tief ins Gesicht gezogenem Schlapphut nimmt er bereits die Ermittlungen auf. Dabei bist du noch gar nicht fertig mit Sterben.

Ja, sie alle sind gekommen. Du siehst sie kaum, hörst sie aber. Witterst die Gegenwart deiner Lieben, die anlässlich deines Ablebens wild und wirr durcheinanderlaufen. In Überraschung, in Verzweiflung, in Trauer und Zorn.

Nur einer nicht. Einer von ihnen treibt ein doppeltes Spiel. Sitzt direkt neben dir am Tisch, so nah, dass du nur die Knie sehen kannst. Kippelt mit gemimter Nervosität auf dem Stuhl. Ätschebätscht sich in Wahrheit aber eins.

Das ist er. Der, der dir in einem Augenblick, als keiner hinsah, das Messer in den Bauchinnenraum drückte. Anstatt dem Tatort zu entfliehen, verhöhnt dich stuhlkippelnd nun dein Mörder.

Ergreift ihn! – willst du nun rufen. Das ist mein Mörder! OrkM!

Doch das Aufspringen, das Rufen, das Fingerzeigen, all das funktioniert schon nicht mehr. Und deinen Lieben zu erklären, was OrkM überhaupt ist, ach, vergiss es. Sie haben es dir früher nicht geglaubt, sie werden es dir weiterhin nicht glauben. Also stammelst du, hustest, keuchst es in unverständlichen Fetzen mehr aus dir heraus, als dass du es sagst. Folgenlos. Niemand interessiert sich für deine letzten Worte, keiner enttarnt den unheimlichen Ätschebätscher. Wie auch?! Reiht sich hier doch Grimasse an Grimasse. Ist die schmerzbrüllende Visage des einen von der glotzenden und gaffenden Fresse des anderen kaum zu unterscheiden. Regelrecht unter geht der Ätschebätscher in dieser Kollektion aus den Fugen geratener Gesichter. So schöpft niemand Verdacht, wähnt niemand den Mörder noch am Ort, bedenkt niemand die Macht des OrkM. Zu sehr damit beschäftigt, sich die Haare zu raufen sind deine Lieben, um zugleich auch noch über den Tellerrand menschlichen Auffassungsvermögens hinauszuspähen. Unterwanderung heißt deshalb Unterwanderung, weil die Unterwanderten nichts mitbekommen davon. Mitwandern, ohne zu ahnen, dass die Wege, die sie beschreiten, keine frei gewählten Wege mehr sind.

Du kannst dich selbst sehen. Ob das logisch ist, das weißt du nicht. Aber es geht. Nun schwebst du einen halben Meter über deinem gemeuchelten Leib. Siehst dich sterben. Wie malerisch du aussiehst, so von blanker Klinge danieder gestreckt. Pittoreskes, in zäh aus dir herausfließendem Dunkelrot getauchtes Stillleben.

„Mensch mit Magenmesser, liegend", betitelst du das Gemälde, das du abgibst. Nicht Öl auf Leinwand, nein, authentischer. Blut auf Teppich. Hönningstrup, Sommer 2017.

Ach, immerhin schwindet dir nun der Geist. Wurde auch Zeit. Ist schließlich kein Zustand, so liegend, so blutend. So verhöhnt und doch bei Sinnen. So also ist das, wenn einer abgestochen wird wie ein Schwein.

Warum du nun sterben musst, warum der Ätschebätscher ausgerechnet jetzt das Messer nahm und es dir in den Bauch rammte, das weißt du nicht. Gründe genug hätten sie alle gehabt, einer wie der andere. Sogar der Hund, der blöde. Gerade der.

Und nun sieh' sie dir an, die honorable Gesellschaft! Aufgereiht wie in einem Agatha-Christie-Stück stehen sie da, alle beieinander, alle versammelt. Machen einen auf bestürzt, auf zu Tode betrübt. Verschwenden so keinen Gedanken daran, dass der klingenschwingende Ätschebätscher unter ihnen sein könnte.

Und decken damit den klingenschwingenden Ätschebätscher unter ihnen. Heuchlerisches Mörderpack! Schaustellertrupp!

„Nein", wirst du dem Kommissar sagen, so er dich doch noch fragen sollte, „gesehen habe auch ich nichts. Ich stand dort, mit dem Rücken zum Ätschebätscher, wendete mich jäh herum, empfing auch schon die Klinge, nahm sie in mich auf, sah sie in mir verschwinden, fiel."

Genau das wirst du sagen, denn es entspricht der Wahrheit. Es könnte Cosmin gewesen sein, deine Frau oder, das wäre doch eine nette Pointe, der Kommissar höchst selbst. Wo er doch so verdächtig früh am Tatort aufgetaucht ist, der werte Herr Staatsbedienstete, der werte Herr Beamte! Kann doch kein Zufall sein.

Der Kommissar aber, du kennst den Idioten, wird dir auf deine Zeugenaussage hin antworten, dass ihm deine Aussage zu subjektiv sei, um den Block zu zücken, sie zu notieren. Zudem sei dein Standpunkt der Standpunkt eines Ermordeten. Von allenfalls eingeschränkter Beweiskraft, nur bedingt zurechnungsfähig seiest du im Moment deines Ablebens gewesen. Und vor Gericht erscheinen könntest du auch nicht mehr. Eher die Kinder, die Süßen, den Hund, den Blöden oder den Stuhl, den Kippelnden könne er da befragen. Als dich. Also wirst du dich zusammenreißen, ein wenig in deiner Grammatik herumpfuschen, das unglaubwürdige, redselig daherschnatternde Ich tilgen, dich selbst in die dritte Person Singular setzen und wiederholen: „Herr Kommissar! Er, der so mir nichts dir nichts Dahingemeuchelte, er hat nichts gesehen. Er stand mit dem Rücken zum Ätschebätscher, wendete sich jäh herum, empfing auch schon die Klinge, nahm sie in sich auf, sah sie in sich verschwinden, fiel."

Und der Kommissar wird raunen: „Aha. Recht so. Fein so."

Du weißt nichts. Hast jedoch eine Theorie, wie hier eines zum anderen führte. Und bis der Krankenwagen oder der Tod oder auch beide zugleich eintreffen, hast du Zeit, dieser Theorie nachzuhängen.

1. KAPITEL

MP3

IM Krebs über Frankenfelder 2016

Denke ich zurück an Frankenfelder, so sehe ich nicht den jungen Frankenfelder vor mir. Sondern den Frankenfelder des Jahres 2016. Den Frankenfelder, wie ich ihn einen Tag und eine Nacht hindurch im Frühjahr jenes Jahres erlebte: eindeutig von Sinnen und doch unwiderlegbar glücklich.

Ich sehe ihn vor mir, an jenem Tag und der darauffolgenden Nacht, wie er sich mit Cristina und Cosmin in dieser viel zu kleinen Wohnung aufhält. Erst auf seiner Matratze sitzt, dann steht. Schließlich liegt. Nichts anderes als diese eine verdammte Matratze mehr besitzt, von der er sich aufzustehen über Tage geweigert hat. Bis Cosmin und Cristina auftauchten. Begannen, ihn zu bearbeiten.

Ich stieß erst später hinzu. Beobachtete die drei, lange, intensiv. Studierte jedes ihrer Worte, eine jede ihrer Bewegungen. Griff zunächst nicht ein ins Geschehen.

Warum ich nicht eingriff? Ich weiß es nicht. Etwas hielt mich zurück, ließ mich dieser Szenerie fasziniert aus der Ferne beiwohnen. Was genau mich derart untätig schauen ließ, gilt es herauszufinden. Denn der Auftrag, den mir meine Organisation knapp zwanzig Jahre zuvor gegeben hatte, war einleuchtend und klar. Gab keinerlei Anlass zu Interpretation oder gar Zweifel. Deutlich umrissen und geschnitten scharf formuliert stand diese Aufgabe auf dem blassgelben Auftragsblatt, das ich all die Jahre zum ständigen Antrieb und zur ständigen Mahnung in meiner Hosentasche mit mir herumtrug: *Zeitnahe Entsorgung des sinnentleerten Nationalbürgers Frankenfelder*. Und direkt über diesem Satz ein großes, ein fettgedrucktes **E**.

Mehr stand dort nicht. Nichts zu deuteln gab es daran.

Dass nicht nur die Welt, sondern auch Frankenfelder selbst vor Frankenfelder gerettet werden muss und dass er im gleichen Maße wie vor sich selbst auch vor Cosmin und Cristina gerettet werden muss, jeder vor jedem gehörig in Deckung zu gehen hatte, erkannte ich erst später. Zu spät.

Wie eingepfercht sehe ich die drei in meiner Erinnerung, dort in Frankenfelders kleiner Wohnung. Eine unheilvolle Ménage-à-trois. Derart fruchtlos miteinander verbandelt und verwoben, dass nichts anderes als desaströse Lebenslust die Folge sein konnte.

Da ist eine Tür, natürlich ist da eine Tür, ich sehe sie noch genau vor mir. Doch keiner der drei tut, was dringlich geboten gewesen wäre: Keiner geht. Und wenn in einer bedrohlichen Situation keiner geht, dann ist es unabdingbar, dass ein weiterer kommt, um für Ordnung zu sorgen. So verhält es sich nun einmal bei den Menschen und ihren selbsterschaffenen Konfliktsituationen. Und dieser andere, der kommen, hinzustoßen und für Auflösung sorgen musste, der war ich.

Frankenfelder ist an jenem letzten Tag, jenem Frühlingsmittwoch, als erster in der Wohnung. Natürlich ist er das, ist er doch ihr vorrangigster Bewohner. Dann aber kommt Cosmin und schließlich, wenige Stunden später, Cristina. Verabredet sind Cristina und Cosmin nicht gewesen. Im Gegenteil, sie hassen einander. Oder aber bilden sich – einer wie der andere – zumindest ziemlich überzeugend ein, einander dringend loswerden zu müssen. Doch genau das gelingt ihnen nicht. Anstatt sich in alle Winde zu zerstreuen, Cristina nach Süden, Cosmin nach Osten und Frankenfelder – ja, wohin mit Frankenfelder? – verbarrikadieren sie die Tür, wohl wissend, dass nur einer von ihnen nach einem Tag und der darauffolgenden Nacht wieder ins Freie treten, eine Zukunft unter den Menschen haben wird. Ein Irrsinn, nicht wahr?

Der schöne Cosmin. Die ernste Cristina. Und natürlich Frankenfelder. Alle Adjektive dieser Welt simultan auf sich vereinend. Und zugleich kein einziges.

Ja, so sehe ich Frankenfelder vor mir, wenn ich an ihn zurückdenke. An diesem letzten Tag, in dieser sich anschließenden letzten Nacht. Engumschlungen mit Cosmin und Cristina, erst tanzend, dann im Liebesakt, schlussendlich, als ich dazu komme, kämpfend.

Möbel sind keine mehr in der kleinen Wohnung, Frankenfelder hat sie allesamt entfernt. Stück für Stück, eines nach dem anderen. Geblieben sind ihm nur die Wände, die ihn umgeben, ein Fußboden, der ihn hält, eine Zimmerdecke, die ihn zu zermalmen trachtet, sowie Fenster und Tür, die ihm ein Draußen vorgaukeln, an das er längst nicht mehr glaubt. Nicht zu vergessen die Matratze. Natürlich die Matratze. Sein letzter Besitz.

Er hat mir zu erklären versucht, warum er nicht mehr leben konnte und nicht mehr leben wollte mit Möbeln in seiner Wohnung. Verstanden habe ich es nicht.

Und so tanzten die drei an jenem letzten Tag und in jener letzten Nacht in dieser so abstrus kargen Wohnung. Bevor sie sich schließlich in wildem Liebesspiel über den harten Bretterboden rollen ließen. Ich sehe es noch exakt vor mir, eingebrannt hat es sich in meinem Hirn. Der Tag geht zur Neige und die Dunkelheit hält Einzug in Frankenfelders Wohnung. Lampen gibt es keine mehr, Frankenfelder hat auch sie entsorgt. Alles, was auch nur im Entferntesten in der Lage schien, für Licht zu sorgen, hat er in die große Mülltonne im Hof geworfen. Nicht einmal mehr Glühbirnen gibt es, Frankenfelder hat sie bereits einige Wochen zuvor allesamt kaputtgeworfen. Hatte sich zusammen mit den letzten ihm verbliebenen Gabeln und Messern in die hinterste Ecke seiner leeren kleinen Wohnung gekauert, gezielt, geworfen. Wieder und wieder. Bis er dann, nach auffallend langer Zeit, endlich einen Treffer gelandet, die nackt aus der Fassung ragenden Glühbirnen von der Decke gesäbelt hatte.

Klirr hatte es gemacht und zersprungen war die Birne und die vielen kleinen Scherben waren auf Frankenfelders Zimmerboden gefallen. Und Frankenfelder hatte in seiner Ecke gekauert, mit einem ganz schiefen Grinsen im Gesicht. Hatte sich dann nackt ausgezogen und in die Scherben gelegt. Und sich schließlich, nach einigen Minuten bewegungslosen Liegens, begonnen darin zu suhlen. *Ahhh!* und *Oooh!* hatte Frankenfelder gemacht, während er sich darin suhlte, seine Haut wieder und wieder über die scharfkantigen, gezackten kleinen Glühbirnenscherben rieb. Schnell hatten sich kleine Wunden auf Frankenfelders Rücken und auch an seinem Gesäß gebildet und Blut war daraus hervorgetreten. Und kaum hatte Frankenfelder das bemerkt, hatte er sich mit der Spitze seines Zeigefingers in eine seiner eigenen Wunden begeben, bis sein Fingernagel getränkt war von seinem eigenen Blut. Daran gelutscht hatte Frankenfelder dann, sehr langsam und sehr wollüstig hatte er sein eigenes Blut von seinem eigenen Fingernagel gezutscht. Und dann begonnen, sich mit der anderen Hand zwischen seinen Beinen herumzuspielen. Und dann hatte er wieder *Ahhh!* und *Oooh!* gemacht. Und ich hatte, als heimlicher Beobachter dieses Vorgangs, hinter einem Vorsprung gekauert und gedacht: Schau an, schau an, der politische Klassenkämpfer Frankenfelder, die Zierde bundesdeutscher Verweigerungs- und Entsagungskultur – ereifert sich an sich selbst, ereifert sich an seiner eigenen Menschlichkeit!

Und dann hatte ich lautlos kichern müssen. Damit aber sofort aufgehört, als ich mich zu fragen begann wie das, was Frankenfelder dort treibt, sich wohl anfühlt.

So nackt. So in Scherben. So blutend. So *Ahhh!* Und so *Oooh*!

Das war einige Wochen zuvor gewesen. Nun aber, in dieser letzten Frankenfelder-Erinnerung in meinem Kopf, ist er notdürftig bekleidet und schwitzt. Ich bin mir nicht sicher, wovon er schwitzte, war die Wohnung doch gut gekühlt. Wie auch Cristina gut gekühlt war in ihrer angeborenen Ernsthaftigkeit. Steht in meiner letzten Erinnerung dort an der einen Wand des Zimmers, derweil Frankenfelder und Cosmin ihr gegenüber stehen, an der anderen Wand, auf der Matratze. Keiner spricht ein Wort, alle drei sind die Beherrschung in Person, anfangs. Sieht man einmal von Frankenfelder ab, der schwitzt, als gelte es, in der Stille und der Kargheit seiner Wohnung und unter den intensiven Blicken Cristinas und Cosmins ein Geheimnis zu bewahren. Ein allerletztes Geheimnis, etwas, das nur er kennt, nur er weiß, nur *er* versteht – und von dem Cristina und Cosmin, die ansonsten alles über *ihn* wissen und die in ihm lesen können wie in einem Buch, keinen Schimmer haben.

So wie Frankenfelder in jenem Moment schwitzt, so denke ich noch heute, schwitzt nur einer, der entgegen aller Erwartung doch noch ein letztes Stück Würde, einen letzten Rest Anstand, einen kleinen verbliebenen Funken Verstand und Vernunft in sich trägt. Genau das alles nun aber, in einen Hinterhalt gelockt und umzingelt von Feinden, zu verlieren fürchtet.

Neunzehn lange Jahre bin ich hinter ihm hergehetzt, neunzehn lange Jahre habe auch ich ihn bearbeitet. Habe mich, zwar später als Cosmin, jedoch deutlich vor Cristina, nachhaltig in Frankenfelders Leben einzumischen begonnen. Derweil meine beiden Konkurrenten sich als allenfalls partielle Wegbegleiter fühlen dürfen, bin ich ihm nie von der Seite gewichen. Auf Schritt und Tritt gefolgt bin ich Frankenfelder. Und doch hat es fast zwei Jahrzehnte gebraucht, ihn in eine solche von mir gewünschte Finalsituation zu bringen, wie ich sie dann im Frühling 2016 vorfand. So es jemanden gibt, der von sich sagen darf, mehr über Frankenfelder zu wissen als Frankenfelder selbst, so bin das mit Sicherheit ich.

Was genau er dort aber an diesem letzten Tag noch in petto zu haben glaubte, das vermag auch ich nicht mit letzter Gewissheit zu sagen. Allenfalls darüber nachdenken kann ich. Spekulieren.

Und so kann ich noch immer nicht lassen von ihm. Frankenfelder war ein Mann der Fragen, nie ein Mann der Antworten.

Ich sollte ihn eliminieren, ich habe ihn eliminiert. Frankenfelder ist fort. Doch wo er ist, niemand weiß es. Wie sehr nicht mehr auf dieser Welt ist er? Saubere Arbeit habe ich geleistet. Stolz sollte ich sein. Stattdessen aber beginne ich, mir den Kopf zu zermartern. Habe mich in ein ruhiges Zimmer unseres Hauses verzogen. Den Laptop aufgeklappt. Ein neues Textdokument angelegt. Und schreibe nieder, was mir noch einfällt. Latsche grobschlächtig durch die Geschichte, die mich mit Frankenfelder verbindet. Und hoffe, zufällig doch noch auf jene Antwort zu treten, die Frankenfelder mir weiterhin schuldig ist.

Ist es das schlechte Gewissen? Möglich, ja. Ist doch jeder noch so grandiose Erfolg mit einem kleinen Makel behaftet. Jeder Triumph, jeder noch so rechtschaffen verbreitete Gottesglaube, ja sogar jegliches Liebesglück, alles wird auf dem Rücken eines Anderen, zum Schaden und zum Leidwesen eines Beteiligten oder Unbeteiligten erreicht. Selten sieht man es sofort, dieser dreckige Makel. Freude und Lust und Gier überstrahlen alles. Doch es ist da, wo immer ein Lächeln entsteht, wo immer ein Freudensprung durchgeführt wird, drückt es jemanden in den

Staub, mit dem Gesicht voran in die Verzweiflung. So verbunden sind die Menschen miteinander, dass der Erfolg des einen stets die Niederlage eines anderen ist.

Ein einziges Tauziehen ist das menschliche Miteinander.

In der Geschichte von Frankenfelder, Cosmin, Cristina und mir bin ich der Sieger. Niemand würde das bezweifeln, nicht Cosmin, nicht Cristina, schon gar nicht Frankenfelder. Ich springe in die Luft, balle meine Hand zur Faust des Siegers, rufe: *Juhu*! Doch Freude verspüre ich nicht.

Nachdem ich Frankenfelder auftragsgemäß eliminiert, ihn unschädlich gemacht und nach besten Kräften enteiert hatte, damals, im Sommer 2016, da knallten in unserem Institut die Sektkorken. Ich bekam meine Beförderung und meine Gratifikation, der Generalmajor klopfte mir vor der versammelten Mannschaft auf die Schulter, rief bollenstolz und theatralisch zugleich: *IM Krebs ist unser Maaaann!* Und ich sah ihn an dabei und er mich. Und augenblicklich wurde mir klar, was seine Augen verrieten: Dass die Lösung eines Problems stets ein neues Problem gebiert. Und dass Frankenfelder zwar erfolgreich eliminiert und nach Leibeskräften enteiert worden, fort, fort und noch mal fort ist. Aber eben nicht: weg.

Wenn *fort* jedoch kein Zustand und *weg* keine Richtung ist – wo verdammt ist Frankenfelder dann? Das begann ich mich noch am Abend unserer rauschenden Siegesfeier, die Beförderungsurkunde in der einen, ein Sektglas in der anderen Hand, zu fragen. Wir töten nicht, wir eliminieren. Säbeln so lange an den Ecken und Kanten eines Individuums herum, bis es sich als enteiertes Subjekt in die Gesellschaft zurückpressen lässt. Richtiggehend hineinflutschen muss das Individuum. Sich großartig vertun, womöglich gar Fehler begehen kann man da nicht. Macht es nicht ordentlich, *flutsch*, so sind noch Eier dran. Schlimme Sache. Je geschmeidiger es zurückflutscht, desto größer die Gratifikation, desto heftiger das Schulterklopfen des Generalmajors. Und *Halleluja* ist Frankenfelder, kaum war ich fertig mit ihm, geflutscht. Wie ein Wassertropfen, den man zurück ins Meer wirft, sah Frankenfelder aus, als ich mich mit einem Siegerlächeln nach neunzehn Jahren intensiver Arbeit von ihm verabschiedete. Im Frühjahr 2016.

Ich habe gewonnen. Doch, wie ich es auch drehe und wende, so sehr ich mich an meinem Erfolg zu berauschen versuche, der von mir erwünschte Zustand der Befriedigung mag sich nicht einstellen.

Ich war nicht der Schnellste, neunzehn Jahre Bearbeitungszeit sind ein ziemlicher Brocken, keine Frage. Immerhin gut habe ich meine Arbeit gemacht. Nahezu perfekt. Genau das aber ist das Problem. Ich habe Frankenfelder eliminiert, alle Spuren verwischt. So gut, dass nicht einmal ich selbst ihn noch wiederfinden könnte. Frankenfelder ist ein hervorragend funktionierender Bestandteil unserer Zivilgesellschaft geworden. Derart gut integriert ist Frankenfelder, dass er jetzt in diesem Augenblick vor mir stehen könnte. Und ich ihn nicht erkennen würde vor der kalkweißen Wand dieses stillen Zimmers, unseres häuslichen Ruheraums.

Und so baldowert Frankenfelder, dieser von mir selbst eliminierte Hund, mir noch immer unter meiner Schädeldecke herum. Als wären 19 Jahre Verfolgungsjagd für die Katz gewesen, treibt er sein Unwesen in meinen Gedanken. Und ich sorge mich, so ich diese Gedanken nicht besonnen aufs digitale Papier bringe, dass es mich den Schädel kosten könnte, ich zwar Frankenfelder und die Gesellschaft gerettet habe, jedoch zu dem Preis, dass ich darüber selbst zum matratzenhockenden Frankenfelder werde.

Also haue ich in die Tastatur. Wälze mich – obschon es mich weiterhin reizt – nicht nackt in Scherben. Wozu mich selbst spüren, so intensiv, so ungefiltert wie Frankenfelder dereinst? Führt doch zu nichts als Eiter und schorfigen Narben.

Ab und zu träume ich dennoch davon. Doch verfüge ich nicht über diese Brutalität, die Frankenfelder sich selbst gegenüber anzuwenden imstande war. Alles, was ich kann, ist durchdenken und tippen. Und wieder Durchdenken und wieder Tippen. Anstatt meinem echten Roten mein falsches, mein Ersatzblut aus mir herausfließen lassen. Gewählt habe ich eine mittlere Schriftgröße, gewählt habe ich auch einen einfachen Zeilenabstand. Ersetzt habe ich jedoch das standardisierte Schwarz der Laptopschrift. Grün wäre lächerlich, für Rot bin ich noch nicht bereit. Schwarz hingegen ertrage ich nicht mehr. Eingetauscht habe ich es also gegen ein kräftiges, ein dunkles Blau.

Füllfederhalterblau strömt es mir nun mechanisch aus den Fingerkuppen. Blaues Blut.

Ich schreibe. Beschreibe, wie sie dort stehen, die drei. In dieser leeren, kühlen Wohnung. Und Cristina schaut Frankenfelder und Cosmin an und Frankenfelder schaut Cristina an, derweil nur Cosmin, der schöne, der überragende Cosmin sich mal wieder für niemand anderen als sich selbst interessiert. Nichts weiter als Spott und Hohn und Überlegenheit und Spaß im Schilde führt. Und es nicht einmal zu verheimlichen versucht. Der geborene Hedonist.

Und Cristina, gerade erst nach einem zaghaften Anklopfen zur Tür hereinkommen, sagt, an Frankenfelder gerichtet: Und, hast du mir nichts zu sagen?

Und Frankenfelder, schwitzend und wie peinlich berührt, geht hinter Cosmin in Deckung. Greift sich an den Schädel, ruft dann: Nein, ich habe Ihnen nichts zu sagen! Sie können mir nicht helfen. Gehen Sie bitte!

Doch Cristina geht nicht. Vielleicht weil sie nicht möchte, vielleicht weil Cosmin sie nicht gehen lässt, ich bin mir nicht sicher. Vermutlich trifft beides zu, denn Cristina hasst Cosmin und sie liebt Frankenfelder. Und noch immer zerreißt es ihr das Herz, dass sie allein auf der einen Seite dieser so eigentümlich entleerten Wohnung, die vor gar nicht langer Zeit auch ihre Wohnung gewesen ist, stehen muss. Während auf der anderen Seite Frankenfelder und Cosmin stehen. Cosmin noch nicht so lässig wie später, als ich auftauche. Und Frankenfelder noch nicht so fahrig und nervös, stattdessen wie in flagranti ertappt. Innig mit und in Cosmin verschlungen und verhakt. Als ein Herz. Und eine Seele. In der zunehmend in dieser Wohnung Einzug haltenden Dunkelheit für Cristina kaum noch zu entwirren, kaum noch als zwei, sondern mit jeder verrinnenden Minute nur noch als eine Person zu erkennen. Als ein einziger dunkler, ein in sich verkeilter Cosmin-Frankenfelder-Klumpen.

Exakt so wie Cristina Frankenfelder gesehen haben muss, im schwindenden Licht eines sterbenden Tages, gemeinsam mit Cosmin an der ihr gegenüberliegenden Wand auf der zerlumpten Matratze stehend, so habe auch ich mir Frankenfelder in meinen Erinnerungen bewahrt.

Warum gerade so? Nun – ich weiß es nicht. Vielleicht weil ich an jenem Abend zum ersten Mal nicht nur wie Cristina sah, sondern auch wie sie fühlte. So oft habe ich sie verflucht, für all die Liebe, mit der sie diesen dem Untergang geweihten Frankenfelder jahrelang überzogen hat. Verflucht für jeden einzelnen Kuss auf seine Lippen, verflucht für jede einzelne Umarmung, verflucht für ihren auf groteske Weise nicht zu brechenden Willen. Und ihr Ziel, Frankenfelder zu ihrem Mann zu machen, zu ihrem Partner auf Lebenszeit. Auch ihretwegen hat es mich neunzehn Jahre gekostet. Machte ich einen Schritt nach vorne, warfen Cristinas liebevolle Handlungen mich um zwei Schritte zurück. Um wie viel hilfreicher war da Cosmin gewesen. So widerwärtig er mir auch gewesen ist, die hohe Kunst Frankenfelders Bewusstsein zu Brei zu verarbeiten, beherrschte er noch weitaus besser als ich.

Ich habe einen jeden meiner Schritte bezüglich Frankenfelder sorgsam durchdenken, minutiös vorplanen müssen. Nicht so Cosmin, der ein Instinktzerstörer war. Tat intuitiv immer exakt das, was nötig ist, um Frankenfelder mit einem größtmöglichen Schaden zurückzulassen. Kam stets als Bruder, ging jedoch als Freier. Machte Frankenfelder zu nicht weniger als seiner persönlichen Nutte.

Cristina war ehrlich, liebte Frankenfelder, wie er war, hatte niemals vor, ihn zu ändern. Wollte ihn sogar heiraten. Ein schönes, ehrenhaftes Ziel, durchaus. Aber auch furchtbar naiv. War es doch ein Ziel, das meine eigenen Pläne mit Frankenfelder ungebührlich konterkarierte. Frauen, so bin ich mir heute sicher, waren nicht vorgesehen in meiner eigenen Geschichte, die mich mit Frankenfelder verband. Auch wenn ich mich im Gegensatz zu Cosmin, der sich laut, aufdringlich, polternd und fordernd aufführte, stets respektvoll im Hintergrund hielt, verband mich mit ihm mehr als mit Cristina. Die ich im Gegensatz zu Cosmin zunehmend als Systemfehler zu betrachten bereit bin.

Ja, wie Cosmin so hatte auch ich meine ganz eigenen Pläne mit Frankenfelder, dieser verwirrten, desorientierten Gestalt. Und nichts stand diesen Plänen – denen Cosmins wie meinen eigenen – derart im Wege wie eine liebende, ehrliche und gutherzige Frau.

So also war der Stand an jenem Abend im Frühjahr des Jahres 2016, als Frankenfelder, Cosmin und Cristina in dieser entsetzlich leeren Wohnung aufeinandertrafen. Und sich entschieden, nicht eher auseinanderzugehen, bevor diese ganze unselige Angelegenheit nicht ein für alle Mal geklärt, nicht ein für alle Mal ausgestanden war. Bevor nicht klar war, was es auf sich hatte mit Cristinas fortwährender Ernsthaftigkeit, Cosmins Drang, alles zu übertreiben, alles zu überdrehen, seine Lust am Leben zu einer Last am Leben für die ihn umgebenden Menschen zu machen. Und Frankenfelders auf seine jahrelangen Zornattacken so plötzlich folgende Lethargie, seine von mir minutiös vorangetriebene Teilnahmslosigkeit. Seine Weigerung, die Wohnung zu verlassen, sich überhaupt noch einmal von seiner Matratze zu erheben.

Während ich als heimlicher Beobachter dieser Szenerie hinter einem Vorsprung in einem nicht näher benannten Winkel dieser Wohnung kauerte. Mit zum Zerreißen gespannten Nerven, mich nicht rührend. Penibel darauf achtend, nur nicht entdeckt zu werden. Wo Anwesenheit sich doch so furchtbar gerne selbst verrät.

Ich kauerte also dort. Und protokollierte. Notierte eifrig, was dort vorging in Frankenfelders Wohnung. Klickklackerte es morsend ins Institut. Wartete auf weitere Befehle. Und wie ich dort lag oder stand oder saß oder kauerte, und auf Verhaltenshinweise aus der Zentrale wartete, kam mir der junge Frankenfelder in den Sinn. Der Frankenfelder, auf den ich vor nunmehr 19 Jahren angesetzt worden war.

Und der zu einem Lebensprojekt geworden ist.

IM Krebs über Frankenfelder 1997

An einem Juliabend des Jahres 1997 suchte Frankenfelder seinen Schulfreund Brachwitz auf. Seinerzeit lebte Brachwitz mit seinen Eltern in einem großzügigen Anwesen am Ortsrand von Hönningstrup, einer kleinen westfälischen Gemeinde, von der man weder etwas gesehen noch gehört haben muss.

Bezeichnend, dass Hönningstrups einzige Sehenswürdigkeit eine breit angelegte Durchfahrtsstraße ist. Kaum ist man drin in Hönningstrup, so ist man im Grunde auch schon wieder raus aus Hönningstrup. Und sieht, so man dem wenig plausiblen Gedanken verfällt, doch noch einen Blick zurückzuwerfen, an sonnigeren Tagen immerhin noch das brachwitzsche Anwesen im Rückspiegel verschwinden. Entworfen worden war dieses Anwesen von Brachwitz Senior, einem angesehenen Architekten, erstem Vorsitzenden der westfälischen Baumeisterinnung und, derlei Dinge schließen sich selten aus, Choleriker ersten Ranges.

In Hönningstrup, es ist nicht anders zu sagen, wohnten zu jener Zeit nur zwei Arten von Menschen: Ein bisschen langweilig die einen, ein bisschen aufschneiderisch die anderen. Und Vater Brachwitz eben, der auf mysteriöse Weise in beide Kategorien zugleich zu fallen schien. Und dem deshalb eine besondere Rolle zufiel in der 6.000-Seelen-Gemeinde Hönningstrup.

An jenem sonnigen Abend, auf den ich mir hier beziehe, waren die Eltern Brachwitz verreist, sodass Frankenfelder seinen Schulfreund allein vorfand. Das hatte es nie zuvor gegeben, pflegte Vater Brachwitz das von ihm selbstkreierte Heim doch nur ungern zu verlassen. Derweil Mutter Brachwitz zeitlebens von einer Angst um die Beschaffenheit und Sauberkeit ihrer hingebungsvoll behandelten Fußböden und Gardinen getrieben wurde. Besuchte man Brachwitz, so erinnerte sich Frankenfelder später während einer Unterhaltung mit mir, so war es, als bewege man sich auf Eierschalen durch dessen Elternhaus. Entfachte so oder so den Argwohn des cholerischen Vaters oder aber die Verunsicherung der übernervösen Mutter.

Wir erkennen bereits: Brachwitz war keiner jener Schulfreunde, den man einer spontanen Laune folgend aufsuchte. Weder gab es in Zusammenhang mit Besuchen bei Brachwitz ein *just for fun*, noch ein *ich war gerade in der Gegend und da dachte ich mir...* Nein, ein Besuch bei Brachwitz musste wohlüberlegt, gut durchkalkuliert sein, einen klaren Grund haben und eine klare Zielsetzung verfolgen. Konnte man das nicht vorweisen, so ließ man es besser bleiben, machte einen großen Bogen um das Anwesen Brachwitz. Ersparte sich jene für das Haus Brachwitz so typische, ewiglich gereizt-angespannte Atmosphäre.

In Rekapitulation jener Juli-Ereignisse des Jahres 1997 gab Frankenfelder später an, er habe *mit an Sicherheit grenzender Wahrscheinlichkeit* nichts vom Verreisen der Eltern Brachwitz gewusst, ja sei geradewegs überrascht gewesen als nach seinem Klingeln an der *verdammten Spießerhaustür*, wie er es formulierte, eben nicht Vater oder Mutter Brachwitz, sondern Schulfreund Brachwitz öffnete. Ob wir Frankenfelder diese Behauptung glauben dürfen, ist schwierig zu sagen. Aus rein prinzipiellen Erwägungen möchte ich jedoch empfehlen, davon abzusehen. Frankenfelder verfügte über viele, teils hervorstechende Eigenschaften. Aufrichtigkeit gehörte nicht dazu, Ausschmückung sehr wohl. Mithin also kein tragischer, durchaus aber dramatischer Charakter.

Wie dem auch gewesen sei: Frankenfelder klingelte, Brachwitz öffnete und nach Art aller aufeinandertreffenden jungen Männer jener Jahre kam es noch dort, direkt an jener *verdammten Spießerhaustür* zu einem längeren Abklatschen. Einem etwas albernen und sinnbefreit durchchoreographiertem Begrüßungsprozedere unter Zuhilfenahme der Handinnenflächen, für das seit jeher nur Jungen anfällig zu sein scheinen.

Nachdem sie ihr Aufeinandertreffen dieserart zelebriert und – sagen wir doch, wie es ist – hochstilisiert hatten, bat Brachwitz Frankenfelder hinein, schloss fast andächtig die Wohnungstüre hinter ihm, ließ ihn seine Schuhe ausziehen und führte ihn schließlich durch den langgezogenen Hausflur, auf direktem Weg ins Wohnzimmer. Frankenfelder rutschte ihm auf seinen Socken hinterher. Und obschon nicht zum ersten Male im Hause Brachwitz, raunte er einer alten Gewohnheit folgend fortwährend anerkennend. Lobte im Vorbeigehen den individuellen Zuschnitt der Zimmer, die pragmatische Raumaufteilung, das feine austarierte Zusammenspiel aus hellen Wandfarben und dunklem Mobiliar. Und versäumte es nicht, auch den durch geschickte Bauweise in diese Wohnkomposition integrierten Einfall von Sonnenlicht anerkennend zu erwähnen. Das alles meinte er keineswegs ironisch, sondern ehrlich und aufrichtig. Auch wenn er – vom Sockengang auf spiegelglatten Fliesen aufs Ärgste herausgefordert – dabei einige Ruderbewegungen mit den Armen und Schlenker mit den Knien vollführte. In der vergeblichen und von vornherein zum Scheitern verurteilten, ja komplett naiven Hoffnung, weder Halt noch aufrechten Gang einzubüßen.

Brachwitz selbst, der vielen Großtaten seines Vaters und der fortwährenden Sauberkeitsparanoia seiner Mutter überdrüssig, hörte sich die vielen Lobpreisungen einige wenige Minuten lang schweigend an, winkte dann jedoch unwirsch ab.

Murrte lediglich: Jaja, passt schon.

Frankenfelder, so behauptete er es später zumindest, beabsichtigte, seinen Freund sogleich in eine Unterhaltung bezüglich ihrer jeweiligen Zukunftsperspektiven zu ziehen. Die erfolgreich bestandenen Abiturprüfungen lagen seit wenigen Wochen hinter ihnen, derweil sich vor ihnen – sah man einmal von Militärdienst Frankenfelders und dem Zivildienst von Brachwitz ab – ein noch immer bedenklich form- und gesichtsloses Ungetüm namens Erwachsensein auftürmte. Außer perfekt durchchoreografierte Begrüßungszeremonien hatten beide, so gestand Frankenfelder mir gegenüber später ein, keinen Plan vom Leben. Hatten, wie Brachwitz, alles – oder wie Frankenfelder doch zumindest vieles in die metaphorische Wiege gelegt bekommen. Landeten bei all ihren Zukunftsüberlegungen aber in nichts anderem als Gestrüpp. Dieses Gestrüpp zu entwirren wollte Frankenfelder sich also, wie er zeitlebens behauptete, in eine tiefer gehende Unterredung mit seinem Schulfreund Brachwitz begeben. Brachwitz jedoch, offenbar selbst recht angetan von der Abwesenheit seiner Eltern, dachte gar nicht daran, den Ernst ihrer Lage zu erkennen. Und machte sich, anstatt über Auslandsaufenthalte, Universitäten oder Ausbildungsmöglichkeiten zu sinnieren, unter der augenblicklichen Einbindung seines Freundes Frankenfelder, an der reichhaltig bestückten Minibar seiner Eltern zu schaffen. Eine Aktion, die er stumm, verkniffen und auf fast schon diebische Art begann, die mit zunehmendem Verstreichen von Zeit und in bester spätpubertärer Tradition jedoch lauter und ausgelassener wurde. Zwar beharrt Frankenfelder auch hier darauf, dass nur seine Arglosigkeit ihn zu einem Teil des nun folgenden alkoholischen Exzesses werden ließ, ja er seinen Freund mehrere Male mit Verweis auf dessen Vater und dessen cholerisches Gemüt sowie den Riesenärger, den beide doch sicherlich bekommen würden, zu stoppen versuchte. Doch mit Blick auf die noch folgenden Ereignisse jenes Abends sowie Frankenfelders mannigfaltige Entgleisungen späterer Jahre dürfen wir ihm auch hier einen erneuten Versuch plumper Geschichtsfälschung attestieren. Täterschaft, die im Nachhinein als Opferschaft umgedeutet werden soll.

Flaschen wurden also geleert an jenem sonnigen Juliabend im Hause Brachwitz. In Abwesenheit des Hausherrn, dafür jedoch in Anwesenheit von, es muss an dieser Stelle erneut und verstärkend gesagt werden: Frankenfelder. Denn derweil Kollege Brachwitz tat, was man von einem Abiturienten nach drei Flaschen Wein, fünf Bier sowie diversen Cognac und Schnaps zu erwarten hat – selig schlummerte er auf der Couch ein – begann Frankenfelder erstmalig in seinem Leben einen Aufruhr in sich zu verspüren. Eine mentale Entflammung, einen Furor kaum zu definierender Art.

Unmöglich erschien es ihm, dieser seltsamen Wallung Herr zu werden, was er – wie auch ich – späterhin fahrlässig und vorschnell den stark divergierenden Auswirkungen übermäßigen Alkoholkonsums zuschrieb. Und so begab es sich, dass Frankenfelder, anstatt hinweg zu dösen, sich gegen Mitternacht in Begleitung einer Flasche *Elijah Craig* schwerfällig und doch enthusiastisch aus dem Sessel erhob, in welchem er die vergangenen Stunden trinkend und prostend zugebracht hatte. Unbemerkt vom embryonenhaft vor sich hin schlummernden Brachwitz verließ er torkelnd das Wohnzimmer, stolperte durch den Flur und krachte geradewegs in das Büro von Brachwitz Senior. Und brachte auf dieser Wegstrecke das moralisch beanstandungswerte, physisch jedoch durchaus bemerkenswerte Kunststück fertig, auch diesen *Elijah Craig* noch zu leeren.

Angekommen im Arbeitszimmer von Vater Brachwitz sah er sich ein wenig um und vollführte einige unkontrollierte Bewegungen. Drehte kurz am Globus und riss ihn fast um dabei, zog ein Buch vom Holzboard und holte selbiges um ein Haar komplett von der Wand, hielt sich kurz am Regal fest, stütze sich dann aber, gerade noch rechtzeitig, doch an der Wand ab. Und zog alsdann mit aus unerfindlichem Grund plötzlich erlangter Sicherheit – eine Sicherheit, die ich erst Jahre später in

Kaltblütigkeit umbenennen sollte – in einer sauber und kontrolliert durchgeführten Bewegung den unter dem riesigen massiven Buchenschreibtisch platzierten sündteuren Bürostuhl hervor. Es handelte sich dabei, zumindest zu jenem Zeitpunkt noch, um einen echten Bauhaus. Drehbar, höhenverstellbar, mit Gasdruckfeder, Rückneige-Mechanik sowie Fünfstern-Fuß mit Rollen. Kostenpunkt, damals im Juli 1997 und selbstredend *bevor* Frankenfelder beschloss, ihn unter dem massiven Schreibtisch hervorzuziehen: 3.000 Deutsche Mark.

Wertverlust am Ende jener Nacht, also *nachdem* Frankenfelder dieses wunderbare Stück für seine fragwürdigen Zwecke genutzt hatte: ebenfalls 3.000 Deutsche Mark. Große Stilkunst, binnen Sekunden ein Fall für den Schrottplatz. Kraft plötzlich entflammtem, kaum erklärlichem Furor in Frankenfelder.

Was war geschehen? Nun, Frankenfelder hatte mit frappierender Sicherheit den Stuhl unter dem Schreibtisch hervorgezogen, war danach gemessenen Schrittes um den selbigen herumgegangen und hatte sich schließlich direkt davorgestellt, die Sitzfläche des Bauhaus-Stuhls in seinen Kniekehlen erspürend. Hatte dort also gestanden wie einer, der bereit ist, sich hinzusetzen. Doch Frankenfelder setzte sich nicht. Und stand stattdessen dort, über eine längere Zeit, starr und aufrecht. Schwankte und wankte auch nicht mehr, sondern stand, wie heißt es doch so schön: *wie eine Eins*. Minuten verstrichen, derweil Frankenfelder bewegungslos in dieser Position ausharrte. Und was gäbe ich dafür heute, all die vielen Jahre später einen Blick in Frankenfelders Gedanken jener Minuten werfen zu dürfen. Seinen Kopf aufzuschrauben, sein Gehirn aufzuklappen, mich tief in sein Neuronennetz zu bücken, laut: *Huhu, jemand da?* zu rufen.

Doch ich kann nicht in seinen Kopf des Jahres 1997 schauen, kann lediglich Indizien sammeln und hernach versuchen, eins und eins zusammenzuzählen. Und so sehe ich ihn vor mir, den jungen Frankenfelder, wie er wie erstarrt dort steht, inmitten des Büros von Vater Brachwitz, den sündteuren Bauhaus-Stuhl in den Kniekehlen ahnend. Und dann, nach einiger Zeit, lassen wir es fünf Minuten gewesen sein, den Kopf schieflegt und sich in einer bedächtigen Geste mit der linken Hand ans Kinn greift. Vielleicht war es auch die rechte Hand, so genau vermag ich das nach all den Jahren nicht mehr zu sagen, in unseren Unterlagen und Aufzeichnungen nachsehen müsste ich, wozu mir jedoch offen gesprochen der Antrieb fehlt. Jedenfalls stand Frankenfelder dort, spürte den sündteuren Bauhaus-Bürostuhl in seinen Kniekehlen, langte sich mit einer Hand ans Kinn und murmelte nachdenklich: Hmm. Hmm. Hmm.

Im Wohnzimmer lag Schulfreund Brachwitz noch immer feucht schmatzend auf der Couch. Und im Arbeitszimmer stand sein bis zur wohlbekannten Oberkante Unterlippe mit *Elijah Craig* abgefüllter Schulkumpane Frankenfelder und verharrte in der intensivsten aller Denkerposen.

Fünf Minuten stand er also da, bewegungslos, zwirbelte sich allenfalls das Kinn ein wenig wund – und wurde dann mit einem Male von einem heftigen Zucken übermannt. Ein kurzes, ein einmaliges Durchzucken nur, doch so heftig, dass es einem abrupt erhaltenen Stromschlag glich. Doch handelte es sich weder um einen Strom- noch um einen vermeintlichen Herzschlag, sondern: eine Idee. Frankenfelder, so viel steht für mich heute fest, war auf etwas gekommen.

Gleich jener Cartoonfigur namens *Wickie* strich er sich mit ausgestrecktem Zeigefinger einige Male unter seiner Nasenspitze entlang, um direkt danach mittels Zeige- und Mittelfinger eine fein geschwungene *Pan-Tau*-Bewegung vor seiner Stirn zu beschreiben. An deren Ende er sich mit der Fingerspitze auf seinen Kopf tippte. Und ausrief: *Heureka!* Na, wenn's der Wahrheitsfindung dient!

Heute, all die vielen Jahre später, frage ich mich, wie oft ich diesen bizarren Handlungsablauf zu Beginn fassungslos und belustigt, später dann ohnmächtig und das Schlimmste befürchtend, habe beobachten müssen. Und wie oft ich versucht habe, ihn zu unterbrechen, Frankenfelder daran zu hindern, von der Denkerpose in den *Wickie*, vom *Wickie* in den *Pan Tau* oder doch zumindest vom *Pan Tau* ins *Heureka!* übergehen zu lassen. So sehr ich auch darüber nachdenke, ich komme auf keine klare, nicht einmal auf eine ungefähre Zahl. Ihn abzuhalten, von was auch immer da kommen möge. Gelungen ist es mir nur einmal.

In jener Nacht im Hause Brachwitz, da kam jedenfalls noch der *Elijah Craig* als Ausgangspunkt dieser bizarren Nachdenker- und

Problemlösungsreferenzgeste in Betracht. Wie ich auch in den folgenden Jahren und angesichts weiterer Ausraster Frankenfelders immer wieder bereit war, den Alkohol als Hauptschuldigen auszumachen. Es wäre halt so schön, so leicht gewesen, Frankenfelder als einen abzutun, dessen mentale Reinigung über ausgedehnte Aufenthalte in Ausnüchterungszellen und Entziehungskonservatorien zu realisieren ist.

Ein Irrtum, für den ich bitter habe bezahlen müssen. In jener Nacht im Arbeitszimmer von Vater Brachwitz strich Frankenfelder sich mit ausgestrecktem Zeigefinger also unter seiner Nasenspitze entlang, beschrieb dann die feingeschwungene *Pan-Tau*-Bewegung vor seiner Stirn, tippte sich mit der Fingerspitze auf seinen Kopf. Rief aus: *Heureka!* Und öffnete dann seinen Gürtel, ließ seine Hosen hinunter. Stemmte sich rücklings mit seinen Handflächen auf die Armlehnen des sündteuren Bauhaus-Bürostuhls, bewegte dieserart sein nacktes Hinterteil langsam gen Sitzfläche, ohne sie freilich zu erreichen. Setzte dann einen Pressvorgang ein, der ihm den Kopf hochrot anlaufen und die feinen Gesichtszüge zu einer furchterregenden Grimasse werden ließ – fast sah es so aus, als ginge es ihm darum, noch an Ort und Stelle ein Kind zu gebären.

Doch er gebar kein Kind, natürlich nicht. Sondern beging stattdessen die erste moralische Unsagbarkeit seines Lebens.

Verstehen Sie mich bitte nicht falsch, ich habe Nomaden in der Wüste, Bauern auf Feldern und kleine Kinder auf Geheiß ihrer Mütter in Stadtparks ihr Geschäft verrichten sehen. Habe spaßwütige Studenten in die Bierflaschen ihrer Kommilitonen und seriöse, aber reichlich betrunkene Familienväter in hohem Bogen in die Vorgärten ihrer Nachbarn schiffen sehen. Alles kein schöner Anblick, aber, an dieser Wahrheit kommen wir kaum vorbei, durchaus Teil dessen, was wir Zivilisation zu nennen pflegen. So ist er halt, der Mensch: Hat er was – so gibt er was! Und da nicht alles von dem, was er da hat, schön ist, wird manch gebende Tat automatisch, es ist kaum zu verhindern, zur Ekelhaftigkeit. Da kann er gar nichts gegen tun, der Mensch, die allerbesten Vorsätze kann er sogar haben. Die eigene Widerwärtigkeit ist ihm von der Natur direkt in den Leib hinein gepflanzt worden, beginnt er sich also zu öffnen, sei es nun in Demut, sei es in Freundschaft oder auch im Spaß, so kommt stets auch die Ekelhaftigkeit zum Vorschein.

Obwohl ich also behaupten darf, mit allen gängigen Methoden menschlichen Geben und Nehmens vertraut zu sein und sämtlich vorstellbare Darreichungsformen dieses natürlichen Kreislaufs in den Archiven unserer Organisation aufgezeichnet sind – weil es für eine jede menschliche Idee und eine jede menschliche Handlung bereits eine Blaupause gibt, einen Präzedenzmenschen sozusagen, der das, was man tut und denkt schon weit vor einem selbst in exakt dieser Form gedacht und getan hat – obwohl unsere Organisation also Archivar über alle jemals gezeigten und jemals zu zeigenden menschlichen Verhaltensweisen ist, war das hier neu. War Frankenfelders unnötige und doch bewusste Verschandelung so noch nicht vorgekommen, nicht aufzufinden in unseren Akten.

Sicherlich, es hatte diesen deutschen Politaufwiegler gegeben, von dem es heißt, er hätte sich bei einer Strafverhandlung öffentlichkeitswirksam auf der Gerichtsbank entleert. Doch das war Aufrichtigkeit hin, Aufrichtigkeit her, eine Inszenierung gewesen. Es hatte ein Publikum gegeben, genug Leute, die empört und auch einige, die begeistert waren. Und der Aufwiegler, das ist nicht zu vergessen, hatte sich bereitwillig bei frischer Tat ertappen lassen. Unter dem Gesichtspunkt der öffentlichkeitswirksamen Entlarvung und Verhöhnung eines Staats- und Justizsystems war jene Aktion eine ganz große Nummer gewesen. Die Aktion Frankenfelders im Hause Brachwitz im Vergleich dazu jedoch eine geradezu lächerlich kleine. Doch genau dieser Unterschied war es, warum jener Polit-Aufwiegler wahrlich ein Fall für Exekutive und Judikative gewesen ist, uns aber – im Gegensatz zu Frankenfelder – als arg zu vernachlässigen erschien. Denn was Frankenfelder auf seine eigene feige Art dort tat, im Geheimen und im Kleinen, war weder geplant noch auf eine Wirkung, einen Effekt oder ein Ziel hin vollführt. Sondern platzte vielmehr eruptiv aus ihm hervor. Jener Polit-Aufwiegler, der war an zehn von zehn Tagen dieser Polit-Aufwiegler gewesen. Ehrlich, konsequent – und nicht zuletzt dadurch derart berechenbar, dass selbst die so behäbig arbeitenden Apparate von Polizei und Justiz mit ihm fertig werden konnten. Einer wie Frankenfelder aber – und die Aktion im Hause Brachwitz unterstrich das sofort – der war an neun von zehn Tagen ein unauffälliger Junge aus der Mitte unserer Gesellschaft. Spielte diese Mitte der Gesellschaft nicht nur, nein, war sie und fühlte sich auch als solche. Um dann an einem von zehn Tagen zu einer Pervertierung seiner eigenen Durchschnittlichkeit zu werden. Woher diese unvorhersehbare, eruptive Pervertierung kam, auf welche Weise sich zumindest ankündigte, an welchen Vorzeichen wir sie erahnen konnten und in welche gewalttätigen und rücksichtslosen Höhen sie sich womöglich emporkatapultieren konnte, wussten wir nicht. Fürchteten jedoch, dass einer wie Frankenfelder, so klein und unbedeutend er war, nur der Anfang von etwas Neuem sein konnte. Eine gesellschafts- und systemzersetzende Guerilla von bis dato unbekanntem Ausmaß. Und mit einem Heer von Schläfern, die nur darauf warteten, sich auf einen Windhauch oder ein Fingerschnippen oder was auch immer hin zu erheben und schnurstracks in die Büros hochdekorierter Stützen unserer Gesellschaft zu latschen, die Hosen herunterzulassen, ihren Dung aus sich herauszupressen. Und alsdann laut auszurufen: *Heureka!* Na wenn's der Wahrheitsfindung dient!

Genau deswegen war es just jene Unsagbarkeit im Hause Brachwitz, die den Beginn meiner persönlichen Hatz auf ihn markiert. Und mir scheint, es gehört zu den seltsamen Winkelzügen des Lebens, dass wir alle, sogar Brachwitz Senior, dankbar sein müssen, dass Frankenfelder sein nacktes Hinterteil über die Sitzfläche des Bauhaus-Bürostuhls hielt, um seine moralische Unsagbarkeit zu begehen. Denn hätte Frankenfelder sie nicht begangen, diese sittliche Verwerflichkeit, wir wären niemals aufmerksam geworden auf ihn. Und viele von uns, davon dürfen wir mittlerweile ausgehen, wären längst tot.

Frankenfelder ging, Gott sei's also gedankt, in das Büro von Vater Brachwitz, vollführte seinen bizarren Gestentanz, ließ die Hosen herunter, tat, was man gesehen haben muss, um es wirklich zu glauben. Und in unserem Institut heulten die Sirenen auf. Wie die Sirenen unseres Instituts immer aufheulen, wenn sich jemand nicht im Griff hat. Auffällig oder anstößig wird. Aus dem Rahmen fällt.

Meine Hatz auf Frankenfelder begann direkt im Anschluss daran. Im Sommer 1997. Und endete im Sommer 2016.

Das sind neunzehn Jahre, auf den Kopf. Vielleicht sogar auf den Tag, aber das weiß ich nicht mehr so genau. Ich erinnere mich ungern an die Anfänge. Und noch viel weniger gern an das Ende. Habe in diesen neunzehn Jahren zu viel gehört und zu viel gesehen, um alles in meinem Schädel behalten zu können.

Ich verdränge, wo immer ich kann. Und schrieb daher alles auf, reportierte es in ein Büchlein, nunmehr in dieses Word-Dokument hinein. Auf dass Frankenfelders Fehlverhalten und meine jahrelange Jagd auf ihn nicht vollkommen für die Katz gewesen sein werden. Sich vielleicht sogar, das wäre mein Wunsch, eine Form von Optimierung daraus ableiten lässt. Eine Neuerfindung des Menschen. Ist doch die aus unerfindlichen Gründen salonfähig gewordene Form von Mensch – allein die bitternötige Existenz von Polizei, Justiz und unserer Organisation belegt es – doch zu nichts Gutem nütze. Und zu noch viel weniger Gutem imstande.

Schon seltsam. Was das angeht, waren Frankenfelder und ich stets gleicher Meinung. Und doch musste einer zum Jäger, der andere zum Gejagten werden.

Vielleicht wird sich manch Menschenleben retten lassen, wenn ich schnell alles aufschreibe, um es dann selbst zu vergessen, um mich selbst zu retten, nicht wahnsinnig zu werden an all den Erlebnissen, all den Ansichten, die ich trotz innigster Gegnerschaft mit Frankenfelder teile. Schließlich steht uns auch das von Geburt an in unsere Genetik geschrieben: Wir mögen fehlerhaft und schlecht sein, ohne Anstandswauwaus kaum aus dem Haus zu lassen. Doch wir sind noch zu retten. Diese Krankheit namens Mensch, sie ist noch heilbar.

Nur Frankenfelder, und vielleicht hätte ich das schon nach seiner Aktion im Hause Brachwitz ahnen müssen, war nicht zu retten. War im zarten Alter von 18 Jahren bereits verloren, dem Untergang geweiht. Und hat sich dann weitere zwanzig Jahre irgendwie so durchs Leben gehangelt.

Mich selbst aber, doch, ganz sicher, mich selbst kann ich noch retten. Alles, was ich dazu tun muss, ist Frankenfelder loszuwerden. Seine seltsamen Taten, seine bizarren Gedanken, ich muss alles aus meiner Erinnerung bekommen. Muss vergessen, zu was für einem Menschen er mich hat werden lassen. Vergessen, was er mich später, im Laufe meiner Hatz auf ihn gefragt hat. Und auch die Antworten vergessen, die er mir gab. Und noch viel mehr die, die er mir vorenthielt.

Ich muss vergessen, um zu verstehen. Warum es Menschen gibt, die klar bei Verstand sind, intelligent, ausgestattet mit einer guten Bildung, einem guten Elternhaus, guten Umgangsformen. Und die dann abdriften. Aus einer sinnhaften Existenz hinabgleiten in die Gesellschaftsuntauglichkeit.

Exakt ein solcher Mensch war Frankenfelder. Alle Türen und Wege standen ihm im Alter von 18 Jahren offen. Doch er ging durch keine Türen und beschritt auch keine Wege. Stattdessen machte es *KNACK* in seinem Kopf. Einfach *KNACK*.

Neunzehn Jahre – was für eine unfassbar lange Zeit das doch ist. So lange habe ich ihm hinterherrennen, ihm auflauern, ihn beschatten müssen. Um ihn dann im Juli 2016, ich hatte gerade erst begonnen, ihn zu begreifen, für null und nichtig erklären, ad absurdum führen, eliminieren zu können.

Eine nicht nur lange Zeit ist das gewesen. Sondern auch eine harte, eine entbehrungsreiche Zeit, in der ich fast mein Eigenleben verloren, meinen eigenen Charakter und meine eigenen Tugenden eingebüßt hätte. Schließlich eliminierst du einen Menschen nicht im Vorbeigehen. Töten schon, das geht schnell und spontan und ohne auch nur einen einzigen Gedanken an Sinn und Zweck dieser Tötung zu verschwenden. Die Eliminierung eines Menschen jedoch, die ist ein ganz anderes Kaliber. Um einen Menschen zu eliminieren, musst du ihn zersetzen. Musst zu seinem Karzinom werden, das sich in diesem Menschen festsetzt. Und dann streut, streut, streut. Was bin ich ihm hinterhergerannt, was habe ich mich an seine Fersen geheftet. Geschult in Gedankenmanipulation und versiert in der Manifestierung von Komplexen bin ich eines der besten Karzinome, das im Mitarbeiterstab unseres Instituts zu finden ist. Weswegen man mich, in klammheimlicher Bewunderung für die Methoden der Stasi, ehrfürchtig *IM Krebs* nennt.

IM Krebs. Wie geschmacklos und gleichermaßen zutreffend das doch ist.

Und doch hätte auch ich, der honorable Streumeister IM Krebs, um ein Haar selbst den Verstand verloren in diesen neunzehn Jahren. Stand ein ums andere Mal an jenem Punkt, an dem ich mir unsicher war, ob ich es nun war, der Frankenfelder zersetzte. Oder ob es mich bei meinem Versuch, ihn zu zersetzen, nicht selbst zersetzte.

Denn beschäftigst du dich tagein, tagaus mit einem Todgeweihten, so ist sie nie ganz auszuschalten, die Ansteckungsgefahr. Nicht wahr?

Frankenfelder allein in seiner Wohnung, 2016

Wie sehr mir das Leben über den Kopf gewachsen ist. Mit den Jahren. Nein, nicht *mein* Leben. Sondern *das* Leben. Das tägliche Hinausgehen. Das Beobachten anderer Menschen. Das Aufeinandertreffen mit ihnen, dieses unentrinnbare Spiel aus Aktion und Reaktion. Gesamtzusammenhänge zu suchen oder ungefragt aufgedrückt zu bekommen, Werte aufrechtzuerhalten oder zu verwerfen, Schlussfolgerungen aus diesem und Konsequenzen aus jenem zu ziehen. Möglichst gut und zugleich möglichst wenig schlecht zu sein.

Auch ist mir alles, wofür ich mich einst interessiert habe, nach und nach zu viel geworden. Begann mit einem Sehnen, endete in Seufzen. Frauen, Fußball, Alkohol. Karriere, Revolution und große Sprüche. Erst konnte ich nicht lassen davon, hetzte hinterher. Dann aber, wie von einem Tag auf den anderen, ließ es mich nicht mehr los, hetzte mich. Bis es *Puff* machte, der ganze Lebenszauber verschwand.

Alles, was ich erst geliebt, dann gejagt, schlussendlich gar bekommen habe, hat irgendwann begonnen, mich zu belasten. Negierung wurde mir zur letztlich verbliebenen Lebensmöglichkeit. Als einzig würdevolle Existenzform in einer nach Habhaftigkeit gierenden Greifarm-Gesellschaft.

Ich habe keinen anderen Ausweg mehr gesehen. Keine andere Möglichkeit der Flucht war mehr denkbar. Außer eben immer kürzerzutreten. Und mich schließlich komplett auszustöpseln, mich abzukapseln. All meine Vorlieben und all meine Interessen über Bord zu werfen. Mich loszusagen von meinen Passionen. Zu entschlacken.

Erst habe ich die Soziologie von mir gewiesen. Dann die Ökonomie. Schließlich ging es auch der Psychologie, der Philosophie und der Politik an den Kragen. Bücher wurden weggeworfen, Artikel nicht mehr gelesen. Und wann immer ein dementsprechender Gedanke eines dementsprechenden Fachbereiches in meinem Schädel auftauchte, verwies ich ihn augenblicklich meines Kopfes. Verweigerte mich ihm, egal wie sinnhaft und logisch er sich auch darzustellen vermochte.

Und nun, auf den finalen Metern meines Krönungsweges, versage ich mich der Liebe. Möchte keiner mehr sein, der besessen ist von einem anderen Menschen. Geht es doch auch in der Liebe um nichts anderes als Habhaftigkeit. Je selbstloser sie daherkommt, die Liebe, desto egoistischer ist sie. Verkorkst und verdreht den Menschen, der glaubt die Leidenschaft zu befeuern, forciert jedoch allenfalls die Entfremdung. Ein anderes Wort für Sex? Ergreifung.

Also bleibe ich stehen, blockiere meinen Gang. Halte erst inne, schaue mich dann um, betrachte das Erreichte. Sehe alles, was ich einmal gewesen, was meinen Charakter und mein Sein ausgemacht hat, verstreut auf dem Boden hinter mir liegen. Wie einer, der sich auf dem Weg ins Schlafzimmer hastig seiner Klamotten entledigt hat, so sieht das aus. Nur, dass dort nicht Hemd und Hose und Socken liegen. Sondern Anstand und Wille und Lust. Kampfbereitschaft.

Nackt, Frankenfelder. Endlich nackt. Und allein, Frankenfelder. Endlich allein.

Da wolltest du doch hin. So wolltest du doch sein. Und nun hast du diesen Zustand fast erreicht. Wie abgeblättert liegt dein zerbröseltes Ich auf dem Gehweg hinter dir. Gleich wird ein Windstoß kommen. Und du wirst allenfalls noch Geschichte sein. Wenn überhaupt. Nahezu ausgelöscht ist dein Ich. Du schwebst zwar noch nicht über dir, doch du merkst, wie du dich bereits ablöst von dir selbst, wie das ich nebulös zu werden beginnt, aussageschwach und durchlässig. Sieh nur, du bist schon in der Lage, dich selbst zu betrachten. Dich anzusehen, ohne immerzu zu denken: Ich. Du siehst dich an und denkst bereits: du. Als gingest du dich schon nichts mehr an, so redest und so denkst du.

Oh, du bist weiterhin bereit, den Menschen anzunehmen, wie er ist, ihn zu umarmen, dich als ein ebensolcher zu sehen! Den ganzen Tag wild durch die Gegend springen und *Ecce homo*! brüllen könntest du.

Müsste dir nur mal ein wenig entgegenkommen der Mensch. Aufhören, sich wichtig zu nehmen. Es unterlassen, sich den Alltag mit allerlei Gedöns vollzustellen. Knallevoll bis unters Dach mit Bedeutung ist der Mensch. Kann dementsprechend gar nicht anders als wuchtig durch die Gegend zu stolzieren. Als überfrachteter, an sich selbst überfressener Übermensch.

Wie viel Sehnsucht trägt ein Herz? Und wie viele Gedanken ein einziger Kopf? Wie wir es drehen und wenden, wie wir es uns auch zurechtlegen, die Antwort lautet immer gleich: Zu viel. Viel zu viel. Und du, du willst das alles nicht mehr.

Nein, nichts und niemand kommt noch hier hinein. Nicht in meinen Kopf, nicht in mein Herz, nicht in meine Wohnung. Und ich, ich gehe nicht mehr hinaus. Du musst nicht zeigen, was du kannst, Frankenfelder. Musst nicht sagen, was du denkst. Nicht zeigen, was du fühlst.

Kann ein einzelner Mensch der Gesellschaft ein größeres Geschenk machen als das der Lossagung?

Selbst ist der Mann. Doch nicht, wenn er sein Leben in die eigene Hand nimmt, aktiv wird. Sondern erst dann, wenn er es komplett aus der Hand gibt, sich der Passivität anvertraut. Er bereit ist, einer großen Schwindsucht anheimzufallen.

Einen jeden Gedanken an sich loswerden, das ständig fordernde Ich tilgen, das ist die Herausforderung zukünftiger Generationen. Erst sein forderndes Ich, dann das anklagende Zeigefinger-Du. Beides muss entsorgt, in hohem Bogen über den Balkon aus der Wohnung geworfen werden. Ist ihm das gelungen, dem Menschen, kann es weitergehen. Sind das Ich und das Du fort, kann ein Frontalangriff auf das feige Er eingeleitet werden. Mit allen Mitteln bekämpft werden muss das allgegenwärtig in Deckung gehende Er. Hat genug Schaden angerichtet, dieses wie in Stein gemeißelte Er. Nicht das Ich und auch nicht das Du haben die Religionen in die Welt gesetzt, haben auch keine Kriege geführt. Das war immer nur das vom Individuum losgelöste, dieses das Subjekt von jeder Eigenverantwortung freisprechende Er. Die Fähigkeit, sich als Mensch feige unter seinesgleichen zu mischen, sich ethisch und moralisch abzuducken, opportunistisch erst den Mitläufer und dann das Opfer in sich zu entdecken und hervorzukehren – es vor sich selbst und der ganzen Welt dann jedoch als einen Akt der Tapferkeit, der Würde und des Anstands zu verkaufen, das ist die frevelhafte Folge des frei und zügellos agierenden Er.

Erst wenn nach dem Ich und dem Du auch das Er aus dem Mann herausgeschlachtet worden ist, ist er fähig, jenen natürlichen, allumfassenden Gedanken vom Wir zu fassen, der unsere letzte Chance darstellt.

Gutes denken und Gutes tun – kann immer nur das Wir.

Selbstlos sind die Selbstvergessenen, sagte bereits Jesus. Wie, hat er nicht? Oder ist es lediglich nicht überliefert worden? Hat schließlich eine Menge daher gequatscht, wenn der Tag lang war, der Heiland. Was genau genommen auch sein Kardinalfehler gewesen ist. Dass Jesus viel wusste, wäre noch zu ertragen gewesen. Aber er konnte einfach nicht die Schnauze halten. Als wenn durch die Welt zu latschen und andere Leute bekehren zu wollen eine anthroposophische Kunstfertigkeit sei. Ist es nicht. Es ist ein Egotrip. Eine Aktion von Ich und Du.

Die Römer haben das kapiert. Die Römer kannten das Wir und wussten, was zu tun ist, wenn ihnen einer auf die blöde Tour kommt. Wie die Römer überhaupt immer wussten, was zu tun ist. Ich vermisse die alten Römer.

Nein, es ist nicht von der Hand zu weisen: Ein Gedanke von Wir muss im Menschen, allen voran im Mann entstehen. Ein richtiges Wir – nicht ein solches, das lediglich glaubt, ein Wir zu sein, da sich das selbstverliebte Ich, das wutschnaubende Du und das unfehlbare Er auf perverseste und libidinöseste Art und Weise darin die Hand reichen.

Entsteht nicht endlich dieser Gedanke von echtem Wir in Körper und Geist des Mannes, so ist bald *aus die Maus*. Ende mit Zivilisation, Ende mit Menschen, Ende mit Welt.

Ein Gedanke von Wir. Das ist alles, mehr braucht es nicht. Doch woher nehmen? Wächst schließlich nicht auf Bäumen und ist nicht pflückbar, dieses so dringend nötige, dieses aufrichtige Wir-Gefühl.

Erst sein Ich, dann das Du, schlussendlich das Er aus sich herauskratzen muss der verantwortungsvolle Mann. Um über Selbstdisziplinierung und Entsagung zu einem Wir zu gelangen. Hast du Uterus, besitzt du Gebärmutter, so bist du dieses Wir, von Geburt an und anstrengungslos. Kannst gar nix dagegen machen, selbst wenn dir dieser moderne Floh ins Ohr gesetzt worden ist, im Zuge einer vermeintlichen Gleichberechtigung männliche Tugenden auszubilden. Du bist und bleibst wir. Hast du aber nix Uterus und hast du auch nix Gebärmutter, so kann das Wir nicht in dir aufgespürt, sondern allenfalls von der Pike auf erlernt werden.

Die Frau ahnt das Wir, ob sie nun will oder nicht. Dem Mann hingegen muss man es erklären, immer wieder. Geradewegs schmackhaft machen muss man es ihm. Doch er rafft es nicht. Spricht zwar nett und freundlich von Wir, gibt sich domestiziert, dass es eine Wonne ist. Und wird doch diese Nuance von Ich und Du einfach nicht los, beides klingt zeitlebens durch in seinem Wir, da kann man ihm mit der flachen Hand auf den Hinterkopf schlagen, so oft man will.

Die modernen, die sich als empfindsam gerierenden Menschen sagen zwar, es sei unschicklich und rückgratlos, sich auf Geheiß anderer zu ändern.

Doch das ist Bullshit. Heiligsprechen sollte man jene, die sich zeitig zu ändern wissen. Schließlich kannst du die Welt nicht ändern, das weißt du. Und auch die Menschen kannst du nicht ändern, auch wenn du es dir ab und an erträumst. Gefallen dir und gefallen mir also Welt und Menschen nicht, so droht aus deiner und meiner Abscheu vor der Welt und den Menschen ein tiefliegendes Desinteresse an allem und jedem zu werden. Was bleibt? Nur eine Option. Lass dein Ich und dein Du und dein Er verhungern. Ändere dich.

Dieser Gedanke ist so wahr und klar und logisch, dass er sich auf grammatikalische Art rückwärts durchdeklinieren lässt: Er muss sich ändern, du musst dich ändern, ich muss mich ändern.

Und das hier, das ist nun der Anfang. Du verabschiedest dich nicht, nein. Du brichst auf. Gehst in ein anderes Blau.

IM Krebs über Frankenfelder 1997 und später

Zu Beginn war es gar nicht unser Ziel, Frankenfelder zu hetzen. Geschweige denn, ihn gezielt zu terrorisieren. Einige Lektionen wollten wir ihm erteilen. Das war alles. Einen Blick in sein Gehirn werfen, ihm einmal mächtig gegen den Verstand treten, auf dass sich alles, was irgendwann und irgendwo in diesen seltsamen Aufruhr, was durch dieses plötzliche KNACK aus den Fugen geraten war, wieder ein wenig sortiere und setze. Wieder geradebiegen wollten wir ihn.

So verwerflich jene Unsagbarkeit im Hause Brachwitz im Sommer des Jahres 1997 auch gewesen sein mag, so desaströs im Hinblick auf den einzelnen sich fehlverhaltenden Charakter, sie geschieht in dieser oder wesensähnlicher Ausführung Tausende Male am Tag, rund um die Uhr, überall auf der Welt. Nun ist unser Mitarbeiterstab zwar groß. So groß, dass wir bei jeder Missachtung sittlicher und moralischer Gebote sogleich den Prozess einer Persönlichkeitseliminierung in Gang setzen könnten, dann aber auch wieder nicht. Nein, um in den Genuss einer lebenslangen Hetze mitsamt schlussendlicher Eliminierung zu kommen, bedarf es weitaus größerer Schweinereien als jener im Hause Brachwitz begangenen *tierischen* Untat. Da hatten wir seinerzeit, im Sommer 1997, wahrlich andere Kandidaten auf dem Plan.

So besehen war Frankenfelder ein kleiner Fisch. Einer unter vielen. Geradezu unscheinbar war Frankenfelder, die ersten achtzehn Jahre seines Lebens hatte er nicht nur unterhalb unserer, sondern unterhalb jeglicher Wahrnehmungslinie verbracht. Ich weiß, wovon ich spreche, schließlich haben wir unsere bewährten Methoden für die Begutachtung und Katalogisierung von Kindern und Jugendlichen. Eine jede Aufmüpfigkeit wird von unserem Kontrollzentrum registriert, jede

Verhaltensauffälligkeit in eine personalisierte Registerkarte eingetragen. Wir bemerken und vermerken alles, kümmern uns in der Regel aber nicht um Kinder und Jugendliche. Schreiten nur in den schwerwiegendsten Fällen ein. Jenen Fällen, wo man schon mit Blindheit geschlagen sein muss, um nicht die kommende Vergewaltigung oder den sich bald ereignenden Terrorakt vorauszusehen. Und mit Blindheit geschlagen ist die *Organisation rechtschaffener kontinentaleuropäischer Männer* mit Sicherheit nicht.

Die personalisierte Registerkarte von Frankenfelder war zu seinem achtzehnten Geburtstag noch leer. Nichts stand darauf, nur sein Name und sein Geburtsdatum. Und bedenke ich, wie prall gefüllt sein Registrationsordner mit Abschluss der Arbeiten an ihm und seinem Fall im Juli 2016 gewesen ist, kurz vor seinem plötzlichen Verschwinden, so frage ich mich, ob unserem Institut nicht doch ein Fehler unterlaufen sein könnte. Wie kann ein Mensch achtzehn Jahre lang sich wie ein Limbotänzer lässig unter all unseren Radaren und Sensoren hindurchbewegen. Und dann, plötzlich, an einem sonnigen Juliabend des Jahres 1997, macht es mitten in seinem Kopf KNACK. Und in unserem Institut schlagen Schäferhunde und Dobermänner an, fast haut es gar die Sicherungen heraus, so laut und wild schlagen die Sirenen Alarm. Das passiert öfter, so verrückt, verworren und verkommen wie dieses Land ist, haut es uns mehrmals wöchentlich in unserem Institut fast die Sicherungen aus, wenn wieder einmal einer mental auskreist. Nur schauen wir dann in der Regel auf unsere Registerkarten und sagen: *Ach der. War ja klar, dass das passieren wird, über kurz oder lang.*

Frankenfelder aber haben wir nicht auf der Rechnung gehabt vor jenem Sommer 1997. Die Frage muss also erlaubt sein: Hat Frankenfelder uns achtzehn Jahre lang an der Nase herumgeführt? Hat er seine Kindheit und Jugend hindurch das Dasein eines Schläfers geführt, der nur auf seinen Einsatzbefehl wartet? Oder hat er sich selbst belogen? Selbst das zersetzende Element nicht erkannt, das entweder von Geburt an in ihm geschlummert haben muss. Oder aber das ihm eingeimpft wurde, von irgendwem, irgendwann, und in ihm wuchs, bis er es nicht mehr unter Kontrolle halten konnte.

Frankenfelder wurde 18, kackte Vater Brachwitz auf den sündteuren Bauhaus-Stuhl und mit einem Male hatten auch wir im wahrsten Sinne des Wortes exakt diese Kacke mächtig am Dampfen. Ich erinnere mich noch wie ich viele Jahre später, es muss so 2006 gewesen sein, mit ihm über den Vorfall im Hause Brachwitz sprach. Seinerzeit war er noch nicht zu einer Einsicht gelangt, hatte alles abgestritten, hatte darauf beharrt, dass es doch gar nicht bewiesen sei, dass er diese Untat begangen hatte. Auch Brachwitz Junior habe schließlich gebechert wie ein Wahnsinniger, Brachwitz Senior sei sogar ein derart cholerisch-großkopfertes Arschloch, dass die Scheiße doch tagein, tagaus nur so aus ihm herausgedrückt wurde, wenn er sprach durch seinen Mund, wenn er handelte durch seine Hände. Richtiggehend vulgär konnte Frankenfelder in jener Phase um 2006 werden. Das muss man sich vorstellen, draußen auf den Straßen feierten seine Landsleute harmonisch ihr internationales Sommersportgroßereignis. Und drinnen, in seiner bereits abgedunkelten Bude hockte Frankenfelder und konnte bei der kleinsten Kritik ganz fürchterlich aus der Haut fahren, unsagbar überziehen. Natürlich aber wusste er, dass weder Brachwitz Junior noch Brachwitz Senior sich damals, im Sommer 1997, so derart daneben benommen hatten. Doch anstatt sich dazu zu bekennen, zog er es vor, die nächste Wahnsinnsstufe der Rechtfertigung zu erklimmen. Sah mich an – mich, der ich es doch immer nur gut mit ihm gemeint hatte – und erwähnte wie beiläufig, dass ich ja bedenklich gut Bescheid wüsste über die Vorkommnisse jenes Abends. Um mich dann konfrontativ anzugehen, mich zu fragen, wo exakt ich mich denn aufgehalten habe seinerzeit. Und ob es nicht sein könne, dass er für ein Fehlverhalten die Birne hinhalten soll, das nicht er begangen habe – sondern ich.

Ich erinnere mich noch, dass ich ihn lange, ausdauernd und intensiv anblickte daraufhin. Die Erlaubnis, gewalttätig zu werden, hatte ich seinerzeit noch nicht erhalten und so war ich in seiner abgedunkelten Wohnung zu ihm auf sein Bett gekrabbelt und hatte, anstatt ihm kräftig eine zu klatschen, mich durch meinen intensiven Blick in seine Augen direkt in seine Gedanken geschwungen. Hatte mich gleichsam in seinen Kopf auf eine seiner Nervenbahnen gesetzt, war ein wenig hin und hergeschaukelt darauf. Und hatte dann sanft und freundlich geflüstert: Frankenfelder, du kleiner Quartalsirrer. Ich kann es nicht gewesen sein. Ich bin der Erzähler dieser Geschichte. Körperlos schwebe ich über den Geschehnissen. Selbst wenn ich es wollte, ich kann anderen Leuten gar nicht auf die Stühle kacken. Verstehst du das, Frankenfelder?

Nun, ungewöhnliche Situationen erfordern ungewöhnliche Verfahrensweisen. Doch nicht nur das. Sie rechtfertigen sie auch.

Vielleicht hätten wir schon vor 2006 derart auf ihn einwirken müssen. Vielleicht hätte mir eher die Erlaubnis erteilt werden sollen, mit Frankenfelder in einen Dialog zu treten. Doch so einfach ist das nicht, schließlich leben wir in einem Rechtsstaat. Und bewegt eine Organisation rechtschaffener Männer sich in einem Rechtsstaat, so dreht sie sich ab und an behände im Kreis, besticht durch sich selbst auferlegte Ohnmacht und Hilflosigkeit. Aber so ist das, wir haben Gesetze und Strukturen in diesem Staat. Klare Leit- und Verhaltensfäden. Und so muss einem Mann zunächst die Möglichkeit gegeben werden, mit dem eigenen Wahnsinn klarzukommen. Gelingt das nicht, führt es nicht zu einem systemrelevanten Erfolg, so darf ihm – nach viel Behörden- und Antragskram – von Fremdzugriffsseite ein weiterer Wahnsinn hinzugefügt werden. Auf dass dieser hinzugefügte künstliche Wahnsinn den ersten, den natürlichen Wahnsinn eliminiere. Und einen dritten, einen steuerbaren Wahnsinn entfache. Selbstverständlich gehen derlei Reibungen stets auf Kosten der Persönlichkeit, immer gehen Gehirnwäschen zulasten von Persönlichkeit, Charakter, Individualität. Ist einer nicht passend, so wird er passend gemacht. Wird im Namen der Vernunft mit hinterfotzigen Methoden erst sprachlos und mundtot gemacht und schließlich in die bundesdeutsche Gesellschaft zwangsintegriert.

Natürlich macht „man" so etwas nicht, ist so etwas arg „ungehörig", widerspricht es allem Frankfurter-Paulskirche-Den-Haag-Karlsruhe-Gedöns, auf das wir so stolz sind. Eben. Weil man es nicht macht, machen wir es ja. Weil es sonst niemand machen kann, ohne sich in seinem eigenen gutbürgerlichen Anspruchsdenken zu verstricken. Aufgeklärte Zivilgesellschaft hin, aufgeklärte Zivilgesellschaft her – wie alle Gesellschaften produziert auch eine solche aufgeklärte Zivilgesellschaft allerhand Ausschuss und Müll. Anders geht es ja gar nicht. Und irgendwer muss sich kümmern darum, muss sich bereiterklären, diesen Gesellschaftsmüll mit möglichst wenig Gepolter und Geschrei zu entsorgen. Da machen Quartalsirre keinen Unterschied zu Mülldeponien. Bei jedem regt sich das reine staatsbürgerliche Gewissen, kaum dass man diesen Ausschuss einer jeden Gesellschaft thematisiert. Und kaum ins Spiel gebracht, verwandelt sich diese Schande auch schon in Scham. Niemand möchte es sehen. Keiner will neben der Mülldeponie wohnen, keiner Wand an Wand mit unseren Quartalsirren.

Und geschieht das doch, dann ist er plötzlich da, der Ruf nach den Behörden. Warum denn nichts geschehe, warum man die Bevölkerung einer solchen Gefahr aussetze, da müsse doch jemand was machen, jemand einschreiten. Bedenkt man es sich recht, so sind die Aufgeklärten immer auch die Engstirnigen. Und die Anständigen die ganz besonders Hilflosen.

Das ist natürlich nicht meine Meinung. Ich gebe hier nur wieder, was Frankenfelder meinte. Als ich mit ihm darüber sprach, dass es eine Menge Dinge gebe, an denen sich in unseren Zeiten erkranken ließe. Und unsere Organisation sich rechtschaffen verhaltender Männer für alles Mögliche auch Verständnis hat. Depression, Burnout, Herzinfarkt – alles okay. Deine hier zur Schau getragene Zivilisationsmüdigkeit aber, so flüsterte ich Frankenfelder ein, als ich mal wieder in seinem Kopf auf einer seiner Nervenbahnen saß und gelangweilt die Beine baumeln ließ, das ist keine Krankheit. Das ist Luxus.

Da wollen wir ehrlich sein: So richtig schlimm ging es Frankenfelder nie. Ich bin mir sicher, vier Fünftel der Menschen, Vorfahren und nachkommende Generationen eingeschlossen, würden sich glücklich schätzen, einen Start ins Leben zu haben wie Frankenfelder ihn die ersten achtzehn Jahre seines Lebens hatte. Nix Hunger, nix Krieg, nix Armut. Dafür immer Bildung, immer Fortschritt, immer Dach über dem Kopf. Sogar ich bin sehr für Rebellion, schließlich ist auch die Organisation rechtschaffener Männer nicht so angepasst, wie ihr Name es vermuten lässt, bei Weitem nicht. Aber was eine jede Rebellion braucht, ist ein nachvollziehbarer Grund.

Genau den hatte Frankenfelder aber nicht. Alles, was er als Grund aufführen konnte, war sein undefiniertes Unbehagen. Das Schaudern, das ihn ergriff, wenn er an öffentlichen Gebäuden vorbeilief. Und der kleine Ausschlag auf seinem linken Arm, wenn er in ein solches Gebäude hineinzulaufen hatte.

Hört mal Leute, rief er dann immer so laut aus, dass die Passanten sich nach ihm umdrehten. Hört mal Leute, irgendwas stimmt hier doch nicht. Irgendwas geht hier doch ganz geplant mit keinerlei rechten Dingen zu!

Das ist einer von Frankenfelders Lieblingssätzen gewesen. Zu jenen Zeiten, als er sich noch unters Volk mischte. Täglich aus dem Hause ging.

Mit 20 begann Frankenfelder sich nach Frauen umzusehen. Ganz schön spät, sagen die einen. Viel zu früh, sage ich. Denn hat einer sich selbst nicht gefunden, so sollte er gar nicht erst Ausschau nach anderen halten. Da kann doch nur ein dunkler schwarzer Schlund die Folge sein. Und doch muss man es gesehen haben, um es zu glauben. Betrat Frankenfelder eine Bar, so scannte er diese Bar, wie jeder Mann, binnen weniger Sekunden nach verwertbarem Frauenmaterial ab. Checkte die Lage. Waren nur Bratzen anwesend, so verweilte er. War ein Raum jedoch bis unter die Decke angefüllt mit Strand- und Katalogschönheiten, so verließ Frankenfelder laut und vernehmlich seufzend, nicht selten gar fluchend, augenblicklich diesen Ort. Und befand er sich einmal in gemischt-attraktiven Gesellschaften, so ignorierte er die schmolllippigen und großäugigen Versprechungen der aufrecht und stumm im Raume herumstehenden Schönen, um sich stattdessen der anbiedernden Grätzigkeit der Gebeugten und Buckeligen zuzuwenden. Das wiederum vollbrachte er aber mit einer Inbrunst, dass selbst unser Heiland Jesus Christus sich noch eine Scheibe hätte abscheiden können bei ihm. Ich beobachtete ihn dabei, wie er die Schönen, auch wenn sie sich ihm gar nicht zugeneigt zeigten, brutal von sich stieß. Um sich mit bizarrer Gier den verlorenen, den vergessenen, den vergrämten Frauen zuzuwenden. Sie erst in ein Gespräch und nicht selten direkt danach ins Bett zog. Man muss sich das vorstellen, ich lag unter dem Bett – protokollierte, protokollierte, protokollierte – und über mir auf dem Bett griff Frankenfelder mit angewidertem Gesichtsausdruck in schlaffes oder pockennarbiges Fleisch, streichelte pickelige Haut, fuhr mit der Zungenspitze über schiefnasige und grobporige Frauengesichter. Visagen, die mehr an Schreckgespenster erinnerten als denn an Grazien. Begrapschte sie, leckte ihre Körper von oben nach unten ab, raunte: *Oh Baby, you make me feel so alive*.

Log also wie gedruckt. Was okay ist, ist die Lüge doch ein probates Mittel, wenn es darum geht den eigenen Opportunismus zu befriedigen, Ziele zu erreichen. Nur, dass bei Frankenfelder kein Ziel zu erkennen war.

Oh Baby, you make me feel so alive. Nicht dieser Satz war es, der mir einen Ekelschauer über den Rücken jagte. Nein, dass Frankenfelder so borniert darauf bestand, ihn beständig auf Englisch daherzuquatschen, das versorgte mich, versorgte uns mit einem Gefühl allergrößter Widerwärtigkeit. Wie ich überhaupt glaube, dass sich die Eliminierung Frankenfelders zu einem sehr frühen Zeitpunkt noch hätte verhindern lassen können, hätte ich nur ein probates Mittel gefunden, ihm diese blöden englischsprachigen Plattsätze auszutreiben. Die schiefnasigen Frauen, die hätten etwas tun können, die hätten etwas sagen müssen. Doch die Sorge, nie wieder angefasst zu werden, verschloss ihnen den Mund, egal wie jung sie waren. Und auch ich fand kein Mittel. Und so wurde Frankenfelder nach seiner Zeit als Wehrdienstleistender bei der Deutschen Armee ein Mann, der permanent englischsprachige Phrasen vor sich hinzubrabbeln begann. Begrapschte eine hässliche Frau nach der anderen, raunte: *You make me feel so alive*.

Ich verstand Frankenfelder nicht. Was noch okay gewesen wäre, das Leben eines Menschen kann lang sein und nur selten begegnen wir einer Seele, die wir vorbehaltlos nachzuvollziehen wissen. Was uns bei Frankenfelder jedoch in Sorge versetzte, war, dass wir nicht einmal sein Problem verstanden. Und dass es ein Problem geben musste, wurde immer offensichtlicher, begann Frankenfelder sich mit Mitte zwanzig doch zunehmend wirrer zu verhalten.

Als ihn die hässlichen Frauen zu langweilen begannen, da wurde er zum Dieb. Doch nicht, um sich zu bereichern, nein. Wenn Frankenfelder stahl, so tat er es, um, tja, warum eigentlich? Niemand weiß es. Besonders gerne klaute er Rechnungen aus den Briefkästen seiner Nachbarschaft. Derweil er private Umschläge und kleine Päckchen mit mitunter sicherlich auch wertvollem oder zumindest interessantem Inhalt dort beließ, sie allesamt durch den schmalen Schlitz zurück in die Blechbox beförderte. Es war nicht zu erklären, doch es passte ins Bild. Nichts, was Frankenfelder erstrebte, plante und tat, ergab auch nur im Ansatz einen Sinn. Und es war auch meistens nicht schlimm, ja, sogar ziemlich banal. Es dauerte viele Jahre, bis er zum ersten Mal vorsätzlich einen Menschen schädigte. Definitiv aber war es seltsam um ihn bestellt.

Dabei hatte Frankenfelder konstruktives Potential, sicherlich hatte er das. Er weigerte sich schlichtweg, es abzuschöpfen. Er hatte eine gute Bildung und wäre da nicht dieser zunehmende Hang zu absurdem Verhalten gewesen, man hätte ihm problemlos gute Manieren attestieren können. Auch war er kein schwächlicher Kerl, kein Stück. Was ihm augenscheinlich abging, war jedoch der menschliche Drang, Stufen zu erklimmen. Siege einzufahren. Und hat ein Alphamännchen kein Interesse daran, Siege einzufahren, so wird er stets zur gesellschaftlichen Zeitbombe. Beginnt ein Mann, sich mehr für Niederlagen zu interessieren als für Erfolge, so ist ständige Obacht angesagt. Und beginnt er dann noch, das Scheitern zu glorifizieren, wird er zum Fall für die Gummizelle.

Seine mit zunehmendem Alter schwieriger zu deutenden *Aktionen*, wie ich es nannte, da ich bis heute keinen passenden Begriff für seine vielen kleinen Auffälligkeiten und Aussetzer habe finden können, all diese *Aktionen* machten es mir unmöglich, ein klares Bild von ihm zu erhalten. Wann immer ich hoffte, ihn dechiffriert zu haben, einen Ausschlag gen Rechts- oder Linksradikalität, gen Sadismus oder Masochismus, gen Terrorismus oder Frauen-, Schwulen-, Judenhass auszumachen, so widerlegte er diese kleine Ahnung binnen weniger Wochen mit einigen eindeutigen Handlungen oder Statements. Und es schien mir zeitweise, als könne er mich zwar nicht sehen, jedoch meine Gedanken und die ihm von mir zugedachte Schurkenrichtung antizipieren. Und schon – schwupps – einen kräftigen Verhaltenshaken schlagen, sich in eine ganz andere Richtung fortbewegen.

So fragte ich mich in den ersten zehn Jahren meiner Verfolgung immer wieder: *Who the hell is Frankenfelder?*

Ich wusste es nicht. Und bin mir nicht sicher, ob ich es heute weiß. Wo er doch auch auf eine ganz andere Art und Weise eliminiert worden ist, als ich es all die Jahre lang geplant habe.

Wer immer er auch war: Mit Ausbruch der Sirenen und mit Anschlagen der Schäferhunde und Dobermänner ließ er uns keine andere Wahl. Mutierte binnen weniger Jahre vom charakterlichen Limbotänzer zum mentalen Amokläufer. Wurde verrückt. Sein Geist zerfiel. Sein Blick ging mit den Jahren erst in ein irrlichterndes Flackern über, wurde dann dämmerig und erlosch schließlich. Ich habe diese Änderung seines Blicks detailliert protokolliert, stand sie doch in einem so auffälligen Missverhältnis zu seiner sich ebenfalls ändernden Natur. Denn während Frankenfelders Augen einen Geist beim Erlöschen zeigten, ergab ein Blick auf Frankenfelders Bewegungsapparat das entgegengesetzte Resultat. Aus einem sich kaum bewegenden Jungen wurde ein fahriger, ein nervöser, ein geradezu hibbeliger Mann. Gleichermaßen rücksichtslos wie unkontrolliert in seinen Aktionen. Willkürlich. Unvorhersehbar.

Ja, diese Entwicklungsdiskrepanz gab mir früh zu denken, ich stellte dahingehend diese und jene Theorie auf, besprach mich mit meinem Mitarbeiterstab, definierte meine Ziele bezüglich Frankenfelders Behandlung immer wieder neu. Bis mir unser Generalmajor nach einer Lagebesprechung, es muss etwa 2002 gewesen sein, erstmalig den in unserem Institut sattsam bekannten blassgelben Zettel in die Hand drückte. Darauf stehend der Buchstabe *E* für Eliminierung. Und der eine Auftragssatz.

Ich konnte ihn durchaus nachvollziehen, den Auftrag des Generalmajors. Und war doch ein wenig übertölpelt. Schließlich handelte es sich bei Frankenfelder damals, zur Jahrtausendwende, um ein Milchgesicht. Noch im Alter von dreißig Jahren konnte er gut und gerne auf zwanzig geschätzt werden. Kleidete und frisierte sich unauffällig, nüchtern. Hatte keinen Bart und war nicht einmal tätowiert. Sicherlich, eine Tätowierung sagt heutzutage nichts mehr aus. Was jedoch etwas aussagt, ist, so sich jemand entschließt, sich *kein* solches Tattoo stechen zu lassen. Teilnahme als Mainstream, Entsagung als Rebellion, derart gewandelt haben sich die Zeiten. Doch nie wäre ich auf die Idee gekommen, Frankenfelder aufgrund einiger charakterlicher Verfehlungen, eines zunehmend trüber werdenden Blicks und fehlender Tattoos gleich für derart allgemeingefährlich zu halten, um ihn komplett zu eliminieren.

In Schach habe ich ihn halten wollen. Ihn mittels klug dosierter Operationen in seine Schranken weisen, ihn in eine Umzäunung führen. Klappt bei frei grasenden Schafen, klappt auch bei Menschen. Vorausgesetzt, man ist flink und wendig, in der Lage zu bellen und nötigenfalls auch mal die Zähne zu fletschen.

Nun, im Nachhinein vermag ich zu sagen, dass der Generalmajor selbstredend nicht grundlos Generalmajor war. Und ich ein einfacher informeller Mitarbeiter. Als *IM Krebs* gleichermaßen spöttelnd wie bewundernd in den Akten unserer Organisation vermerkt. Ja, *IM Krebs*, der Mann fürs Grobe. Ein Handlanger, im Organigramm unserer Organisation seit nunmehr zwanzig Jahren in den untersten beiden Reihen zu finden. Zuständig für operative Tätigkeiten, die wenig Denken, dafür aber ein ausnehmend dickes Fell erfordern. Beschattung, Indoktrination, Eliminierung. Was nicht bedeuten soll, dass es gar keinen Spaß gibt bei meiner Tätigkeit.

Ich entsinne mich zum Beispiel recht gerne Frankenfelders Zeit in der Deutschen Armee. *Deutsche Armee*, das muss zuvor gesagt werden, das war der Begriff, den Frankenfelder selbst bevorzugte, konnte er sich doch weder für das Wort *Bundeswehr* noch für den Begriff *Militärdienst* sonderlich erwärmen. Auch gewisse systemrelevante Verben waren ihm zuwider, nicht aber, wie man vermuten könnte, die im Militärzusammenhang so gerne genutzten Verben *dienen* oder *verpflichten*, sondern allen voran: *ableisten*. Stundenlang konnte Frankenfelder oben auf dem Doppelstockbett in seiner Stube liegen, die er sich mit sieben Kameraden teilte und sich mit exakt diesem von ihm so hingebungsvoll verachteten Verb *ableisten* beschäftigen. Ihm fiel nicht ein Kontext ein, in denen dieses Verb ebenfalls verwendet wurde. Und so lag er auf seinem Bett, derweil ich unentdeckt und von der Stabsführung vermutlich gedeckt, in seinem Spint kauerte und Notizen seiner Handlungen und Worte anfertigte, ihn laut Vorschläge in den leeren Raum rufen hörte.

Sex ableisten empfand ich als amüsant, *Leben ableisten* auf fast schon philosophische Art hintergründig, derweil *Verstand ableisten*, wofür Frankenfelder sich ohrenscheinlich sehr erwärmen konnte, mich ein wenig ratlos zurückließ. So sehr konnte er sich für diese Begrifflichkeit begeistern, dass sie über die Jahre zu einem geflügelten Wort in unseren Unterhaltungen wurde. Fragte ich ihn um das Jahr 2010 herum, warum er Brachwitz Senior seinerzeit auf den Stuhl gekackt hatte, so sagte er, längst fähig, es vorbehaltlos zuzugeben: Es war einfach an der Zeit, Verstand abzuleisten. Fragte ich ihn, warum er in seinen Studentenjahren ab und an Männer küsste, ihnen, obschon er gar nicht homosexuell war, getrieben von Widerwillen und Ekel, seine Zunge in ihre Mundhöhle stieß, das bizarre Gefühl einer kratzigen Oberlippe auf seiner eigenen nur zart beflaumten Oberlippe geradezu aufzusuchen schien, obschon er weder Drang, noch Lust im Körper trug, so antwortete er mir auch daraufhin, dass es einfach an der Zeit gewesen sei, noch ein wenig mehr Verstand abzuleisten.

Lange verstand ich wenig von seinen Handlungsmotiven, die mir allesamt abstrus und unkoordiniert erschienen. Wie ein kleines Kind kam Frankenfelder mir zuweilen vor, das es lediglich darauf anlegte, das Unerwartete zu tun und das Erwartete zu vermeiden. Doch bei allem Unverständnis, bei all meinem eigenen Drang, Frankenfelder zu packen und zu schütteln, ihn aufzufordern, sich doch ein wenig erwachsener und verantwortungsbewusster zu benehmen, erkannte ich früh, das bei all diesen widersinnigen Aktionen Frankenfelders vielleicht ein wenig kindische Albernheit am Werke war – doch dass es neben noch eine große Zutat gab, die ich einfach nicht erkennen konnte, so viele Notizen ich mir auch machte und so genau ich auch hinschaute.

Sie sind verdammt gut im Sternebeschauen, Krebs, so sagte der Generalmajor zu mir, irgendwann zur Jahrtausendwende, kurz nachdem er mir den Eliminierungsbefehl für Frankenfelder übergab. *Wenn Sie mich fragen, so sind Sie sogar der gottverdammt beste Sternenbeschauer, den unser Institut je zur Verfügung gehabt hat. Was Ihnen aber fehlt, Krebs, ist die Fähigkeit, zwischen die Sterne zu schauen. An die dunklen Stellen, wo nichts zu sehen ist. Verstehen Sie mich, Krebs? Scheißen Sie auf den Großen Wagen und den Kleinen Bären, scheißen Sie auf Sternbilder. Das Unsichtbare sichtbar werden lassen, etwas kommen sehen – Antizipation, Krebs! Antizipation! Verstehen Sie, wovon ich spreche, Krebs?*

Damals, zur Jahrtausendwende, verstand ich ihn nicht. Nickte zwar artig und beflissen, wie ein IM einem Generalmajor nun einmal zuzunicken hat. Begriff aber nichts. Und sah mich erst gut fünfzehn Jahre später, als Frankenfelder etwas sehr Ähnliches zu mir zu sagen wagte, in der Lage, mir einen Reim darauf zu machen.

Im Jahr 2002 jedoch, den blassgelben Zettel mit dem großen *E* in der Hand, begriff ich wenig.

Sah so wie Frankenfelder eine Menschheitsbedrohung aus? Verdiente dieses Milchgesicht ein *E*? Verdiente einer wie Frankenfelder all die tägliche Inbrunst, all die monate-, wenn nicht gar jahrelange Hingabe, die nötig ist, um einen verstockten Charakter wie ihn zu zersetzen?

Damals, mit dem blassgelben Zettel in der Hand und der unmissverständlichen Aufforderung des Generalmajors, *nur keine Zeit zu verlieren*, fühlte ich mich degradiert. Nicht ernst genommen, abgefrühstückt und vorsätzlich ins Karriereabseits gestellt. Sicherlich, ich kannte meine Limitierungen. Doch ich war ehrgeizig und willens, mich in den Dienst unserer Gesellschaft zu stellen, mich auf Schwergewichte zu stürzen. Stattdessen gab man mir das Milchgesicht Frankenfelder und versuchte ihn mir als *hochinteressantes Langzeitproje*kt schmackhaft zu machen. Auch meine Kollegen scherzten, klopften mir auf den Fluren unseres Instituts sarkastisch auf die Schultern und raunten: *Oha, Krebs, dann passen Sie mal auf, dass Sie sich nicht übernehmen an Ihrem auf Bürostühle kackenden Limbotänzer*.

Denke ich zurück an jene frühen Jahre des neuen Jahrtausends, so fallen mir nur zwei Menschen ein, die nicht ihren Spott mit mir trieben. Die mich mit ernstem Blick und besorgter Miene ansahen. Mich einer wie der andere fast schon ehrfürchtig anbettelten, nur *keine Zeit zu verlieren*.

Der eine dieser beiden Menschen war der Generalmajor. Und der andere Frankenfelder.

2. KAPITEL

MP3

Frankenfelder in Hönningstrup, 2017

Ein komplett anderer Mensch. Das müsste man sein können. Nicht immer nur man selbst. Denn ist man immer nur man selbst, so ist man verdammt zu Verrenkung und Lügerei. Kaum trachtet es einen nach etwas, das man weder hat noch ist, kaum entflammt sich eine Sehnsucht – schon geht es los mit der Scharade. Man stelle sich also einmal vor: je nach Bedarfslage ein Fingerschnippen, zack, ist man ein anderer Mensch! Das wäre doch das Allerbeste. Eine Lösung für alles wäre das.

Doch das geht bekanntlich nicht. Man kann nicht mit dem Finger schnippen und – zack – einfach so jemand anderes sein. Ein Hubschrauber kann ich sein, das ja. Nur die Wangen ein wenig aufblasen und die Zunge ein wenig schlaffer im Kiefer hängenlassen als gewöhnlich. Schon – *Schrapp-schrapp-schrapp-schrapp!* – wird aus einem Mann ein Hubschrauber. Macht kleine Mädchen und große Frauen ganz glücklich damit.

Aber ein anderer Mensch sein, so denke ich, während ich nun in den räudigen Abfalleimer hinab blicke, das geht nicht. Es stünde mir gut zu Gesicht, das endlich einzusehen. Als junger Mann, gleichermaßen beseelt von Zorn wie von Furcht, da ging das noch. Und es erwies sich sogar als heilsam. Doch ich bin nicht mehr jung, ich bin über vierzig. Und ich habe Nussnougatstullen in der Hand. Stehe über dem geöffneten Abfalleimer und mache eine Nussnougatstullenflugbewegung. Mache *Schrapp-schrapp-schrapp-schrapp*.

Die Kinder johlen, wackeln ganz aufgeregt mit den kleinen Beinen, zappeln mit den Füßchen. Sie wissen, gleich irgendwann kommt er, mein berühmter Nussnougatstullenhubschrauberabsturz aus luftiger Höhe. Und während ich aus meinen Augenwinkeln die Mädchen beobachte, ermahne ich mich selbst, niemals wieder jemand anders zu sein. Ich darf ein Hubschrauber sein, ein Pferdchen, ein Traktor. Darf *Schrapp-schrapp-schrapp-schrapp* machen oder wiehern oder brummen. In Gegenwart zweier kleiner Mädchen sind meiner Fantasie keine Grenzen gesetzt. Nur ein anderer, der darf ich nie wieder sein. Ein Nussnougatstullenabsturz aus luftiger Höhe wäre eine Lappalie gegen das, was uns dann blüht.

Abändern kann ich mich. Mich wandeln, mich in die eine oder andere Richtung optimieren. Das alles ist in Ordnung. Sagen die Naturwissenschaftler. Und auch die Moralisten. Und fördern es sogar. Schreiben Abhandlungen darüber, veröffentlichen Broschüren. Und der änderungswillige Mensch, er schlägt sie auf, diese Broschüren. Und er liest: Treibe Sport, lebe enthaltsam, bilde dich.

Also mache ich genau das. Treibe Sport, lebe enthaltsam, bilde mich. Lasse diese Sehnsucht nach wahrhaftiger Abspaltung hinter mir. Gebe den Nussnougatstullenmann in einer Nussnougatstullenwelt. Lese keine Zeitungen mehr. Halte mich, so gut es geht auch von den Nachrichten fern. Die Frau wünscht es so. Ihr steht nicht der Sinn nach sich abspaltenden Männern. Auch sie ist über vierzig, zweifache Mutter. Braucht einen Mann. Und nicht zwei oder drei.

Schon bald, so versprechen es die Abänderungsbroschüren, werde ich *ein anderer* sein. Wenn ich nur ordentlich trainiere, enthaltsam lebe, mich bilde. Nicht wirklich ein anderer werde ich sein, denn das gehe angeblich nicht, geben die Broschüren im gleichen Atemzug zu bedenken. Aber mich so sehr abändern, dass meine eigene Mutter mich nur noch schwerlich erkennen wird, das wäre durchaus drin. In der Folge könnte es sich sogar anfühlen, so steht es dort, als wäre ich wer Neues. Und das sei doch das Ziel des modernen, sich das Leben aneignenden Menschen. Nicht länger der zu sein, der er gerade ist oder als der er die Welt betrat. Denn der zu sein als der man kam, das reicht bekanntlich nicht länger, um Schritt zu halten. Mit denen, denen es besser gelingt, sich hochzurüsten, sich upzutunen.

Mich von mir selbst abspalten darf ich nicht. Mich so sehr abändern, dass meine eigene Mutter mich nicht mehr erkennt, hingegen schon. Ich kann nicht behaupten, das verstehen zu können. Doch habe ich mich dressiert, keine Fragen mehr zu stellen. Meine Frau wünscht es so. Die Mädchen wünschen es so. Und auch ich wünsche es so.

Es ist besser so.

Also treibe ich Sport, lebe enthaltsam, bilde mich. Bilde mir ein, ein sinnvoller Mensch zu sein. Es kann nur eine Einbildung sein, natürlich. Denn während die Abspaltung von sich selbst einen gänzlich neuen Menschen hervorbringt, ist die von Naturwissenschaftlern und Moralisten propagierte Optimierung stets Augenwischerei. Denn lässt sich die potentielle Änderung des Menschen hin zum Guten und hin zum Besseren lehren, lässt sie sich verschriftlichen und mittels säuberlich bebilderter Broschüren unters Volk bringen, so ist sie bereits eine Einbildung. Wie alles, was von außen an uns herangetragen wird, Einbildung ist. Befolge ich deine Regeln, beschreite ich den von dir vorgegebenen Pfad der Änderung, so ist diese Änderung, die vielleicht tatsächlich an und mit mir vonstattengeht, deine Änderung. Niemals aber meine. Wie kann ich mich ändern, wenn du die Broschüre dazu gedruckt hast? Die individuelle Verbesserung, erreicht mit Kampf und beibehalten kraft eines unbeugsamen, stählernen Willens, ist niemals mehr als ein sich übergestülpter Schleier. Kommt die Änderung nicht von selbst und musst du dich täglich anstrengen dafür, so ist sie falsch, ist erstunken, ist erlogen.

Und somit bleibt selbst die tugendhafteste aller Wesensänderungen, so bewundernswert und respektgebietend sie auch ist, ein auf Sand gebautes Gebilde. Das nur darauf wartet in sich zusammenzusacken, wieder in seinen ursprünglichen Zustand zurückzukehren. Da kannst du ausbessern, wie du willst, kannst mit Beton und Zement arbeiten, wie du möchtest. Auf Sand gebaut bleibt auf Sand gebaut. Und somit: ein Leben lang einsturzgefährdet. Der Mensch als Jo-Jo-Effekt.

Das weiß auch jeder. Will nur keiner hören, weil es nervt. Und frustriert. So wie es auch mich ein halbes Leben lang genervt und frustriert hat, mir bestenfalls einbilden zu können, ein besserer Mensch zu werden. Bis ich dann eines Tages, kurz vorm Abitur, erstmals den Rausch der Abspaltung für mich entdeckte.

Eine Droge, sicherlich. Und doch wahrer als eine über Disziplin erreichte Wesensoptimierung es jemals sein könnte. Wie es dann aber so geht mit Drogen: Um den Kick am Leben zu halten, muss man die Dosis erhöhen. Zunehmend schwieriger zu erlangen ist der selbstentfachte Rausch. Also spaltest du dich ab, wo immer du dich abspalten kannst. Vergehst dich an dir selbst. Stolperst in deine ganz eigene Form von Beschaffungskriminalität.

Und nun stehe ich hier, über zwanzig Jahre später. Habe die Nussnougatstullen in der Hand. Mache *Schrapp-schrapp-schrapp-schrapp!* Und es klingt, als hätte ich zeitlebens nichts anderes gemacht. Dabei stimmt das nicht. Ich habe sehr wohl etwas anderes gemacht. Und einen Großteil meines bisherigen Lebens hindurch auch etwas anderes gedacht. Wer also garantiert mir, dass hier gerade, in diesem glücklichen und ausgelassenen Augenblick, nicht etwas ganz gewaltig zum Himmel stinkt? Habe ich mich, mit zwei glücklich johlenden Kindern und einer glücklich kichernden Frau hinter mir, nun doch zwangsoptimieren lassen? Oder ist das Gegenteil der Fall, habe ich den Höhepunkt meiner Abspaltung von mir selbst erreicht, befinde ich mich inmitten eines halluzinogenen Trips?

Bin ich noch ich, bin ich noch ich selbst, wer bin ich überhaupt. Bewusstsein, alter Feind, schere dich zum Teufel!

Ja, es stinkt zum Himmel. Und entweder stinke ich, so wie ich mich hier präsentiere, mit den Nussnougatstullen in der Hand. Oder aber mein altes Ich ist es. Dieses mit Hauruck von mir abgestreifte Ich, das ich ohne die Kraft zweier kleiner Mädchen und deren Mutter nie losgeworden wäre. Und das mir folglich nun, in diesem Augenblick, aus dem so räudig übelriechenden Schlund des Abfalleimers entgegenstarrt. Zwischen den leicht angeranzten Kartoffelschalen und dem eingetrockneten Nassbeige der Filtertüte, dort liegt mein altes Ich, das ich zu hassen gelernt habe, weil es mir zur Droge und ich abhängig davon geworden war. Wann immer ich unseren Abfalleimer öffne, sehe ich es dort liegen, wie es schmutzig und verkommen zu meinem neuen, wohlfrisierten, sich vorbildlich familienfreundlich gebärdenden Ich emporblickt. Mich noch weniger erkennt, als meine Mutter es je könnte. Und doch verächtlich grinsend zu mir hinaufstarrt.

Wären nicht die Kinder und wäre nicht die Frau, mehrfach täglich meine Faust in den Abfalleimer rammen würde ich.

Doch Gewalt ist keine Lösung. Sogar begonnen die Bibel zu lesen habe ich. Um eines fernen Tages, nicht nur sagen, sondern auch glauben zu können, dass Gewalt keine Lösung ist. Doch der Leseprozess gestaltet sich zäh, ich ertrage das Buch der Bücher nicht. Zu lesen, was Jesus sagte und zugleich zu ahnen, was er verschwieg, schlägt mir auf den Magen. Sanft sollte mich mein Bibelstudium machen, doch das Gegenteil ist der Fall. Wären nicht die Kinder und wäre nicht die Frau, die ganze Zeit mit meiner Faust in die Evangelien und Testamente dreschen würde ich. Aus Saulus wurde Paulus? Man muss mit dem Schädel schon sehr lange unter Wasser gewesen sein, um sich diesem Irrglauben hinzugeben. Denn natürlich blieb Paulus ein Leben lang Saulus. So rigide, wie er hernach vorging, der große Missionar, wird er darum gewusst haben, dass sein Kern, der in ihm wohnende Saulus, nur mit einem gewalttätigen Paulus in Schach zu halten sein wird. Und so wurde er zur christlichen Lichtgestalt. Aus purer Angst vor sich selbst. Und seinem wirklichen Sein. Abspalten hätte er sich mal sollen. Der Menschheit wäre viel erspart geblieben.

Ja, er hat ihn offenbar zeitlebens gut im Griff gehabt, seinen inneren Schweinehund. Musste zwar kräftig überreizen, übermenschliche Anstrengungen unternehmen, um seinen Saulus nie wieder von der Leine lassen zu müssen. Doch wurde irgendetwas besser dadurch?

Die Moralisten sagen: Ja. Die Realisten aber: Nein. Alles nur noch schlimmer gemacht hat Paulus von jenem Moment an, in dem er sich entschied, nicht länger er selbst zu sein. Die Saat gesetzt für Böses, das im Deckmantel des Guten daherkommt, das hat er.

Ein komplett anderer Mensch hätte Saulus werden müssen. Wurde er aber nicht. Und hat sich stattdessen einfach nur geändert. Der Rest ist Kirchengeschichte, schlecht gemacht, aber gut geschrieben. Blutgetränkt.

Wenig bringt dein eigen Fleisch und Blut ähnlich stark zum Kochen wie diese Geschichte vom Saulus. Warum das so ist, liegt auf der Hand. Du bist wie er. Stehst nun hier in deinem

Erwachsenenleben, umgeben von Mauern, die du selbst gebaut, dann ordentlich verputzt und schließlich mit lebensfrohen Wandfarben bepinselt hast. Kamst aus dem Schatten und stelltest dich ins Licht, indem du dich mit drei schönen und lachenden Frauen umgeben hast, zwei kleinen, einer großen. Frauen müssen zeitlebens vor Männern beschützt werden, Männer hingegen zeitlebens nur vor sich selbst. Also umgeben sich Frauen mit Männern, die sie vor Männern beschützen. Während Männer keine andere Chance haben, als sich mit so viel Weiblichkeit und Kindlichkeit wie nur möglich zu umgeben. Ganz darin aufgehen möchte der Mann, denn er weiß: Gelingt es ihm nicht, assimiliert zu werden von Weiblichkeit und Kindlichkeit, so begegnet er sich selbst. Und wird zu einem, vor dem sich zu schützen ist.

Noch immer springe ich. Wechsle einer alten Gewohnheit folgend vom Ich ins Du. Und vom Du zurück ins Ich. Das ist der Sand unter meinen Fußsohlen. Der Sand, auf dem ich stehe. Der Sand, auf dem ich gebaut habe. Ich sehe ihn nicht mehr, doch ich spüre ihn noch.

Wie tragfähig dieses von mir erbaute Konstrukt ist, wie weit meine Kraft reicht, ob ich zusammensacken, in meinen ursprünglichen, meinen naturgegeben Zustand zurückfallen werde – ich weiß es nicht. In mir hockt ein Schweinehund. Mit gefletschten Zähnen reißt er bellend an der Kette, an die ich ihn mit Frauenhilfe habe legen können. Dort halten aber muss ich ihn allein.

Früh starte ich darum in den Tag. Es ist besser so. Mein Wecker klingelt um sechs. Ich dusche, frisiere mich ordentlich, ziehe mich an, bin ein gepflegter Mann. Bereite dann das Frühstück vor. Und wecke schließlich erst die Frau, die ich liebe. Dann die Kinder, die ich liebe.

Die Frau bekommt den Kaffee von mir ans Bett, jeden Morgen, pünktlich um Viertel vor Sieben. Die Kinder trage ich huckepack und unter lautem Gejohle in Ihren Schlafanzügen durch die Wohnung in die Küche. Jeden Morgen, Punkt sieben.

Die Kinder sind keine Kinder, die noch getragen werden müssen. Die Frau ist keine Frau, die darauf besteht, allmorgendlich ihren Kaffee ans Bett serviert zu bekommen. Und ich bin kein Mann, der morgens im Bad eine halbe Stunde benötigt. Nein, ursprünglich schlappten die Kinder zu Fuß vom Schlafzimmer in die Küche, die Frau holte sich ihren Kaffee selbst und mein Wecker, der war auf halb Sieben gestellt. Doch dann wurde aus einer Idee Realität, aus Schwärmerei und Verliebtheit wahre Liebe. Und meine Frau erkannte mich, so wie ich sie erkannte. Wir hörten auf, uns zu beäugen, reduzierten nach Art gut funktionierender Paare diese Liebäugelei – und sahen uns stattdessen an. Unumwunden, ehrlich. Und meine Frau erkannte mich. Und kaum hatte sie mich erkannt, schon war sie auch schon an den Wecker gegangen und hatte ihn, ohne mich zu fragen, eine halbe Stunde nach vorn gestellt. Nicht weil ich oder sie es so wollte.

Sondern weil es besser so ist. Müde und in Bewegung gehalten werden muss der Mensch. Und muss es nicht der Mensch, so muss es der Mann. Und muss es auch nicht der Mann, so muss ich es.

Bis zum heutigen Tag danke ich es ihr. Nutze die halbe Stunde weniger Schlaf, bringe ihr allmorgendlich den noch dampfenden, frischen Kaffee ans Bett. Eile dann nach draußen vor die Tür, greife mir, ohne hinzusehen, die Tageszeitung, laufe, ohne einen Blick darauf zu werfen, durch den Flur, beeile mich, ihr die Tageszeitung schnell auszuhändigen. Und möchte behaupten, dass ein jeder gut abgerichtete Köter, der allmorgendlich die gleiche Aufgabe verrichtet, auf seinem Weg von Haustür zu Herrchen mehr von der Tagespolitik mitbekommt als ich.

Dann, im Anschluss, das ewiggleiche, das durchaus liebgewonnene, das unverzichtbare Spiel: Die Kinder, auf meinem Rücken in die Küche galoppiert, verschmähen mein Frühstück. Wollen nicht den Nussnougat-Aufstrich, der ihnen am Morgen zuvor noch das Höchste aller Erdengüter zu sein schien. Ihre kleinen Lippen pressen sich aufeinander, missmutig schütteln sie die kleinen Schädel hin und her. Zeigen mit ihren kurzen Schlafanzugarmen auf die Marmelade. Als sei es das Klarste auf der Welt, so konsequent zeigen sie mit ihren kleinen Fingern auf die Marmelade. Als müsse man schon sehr verworren und mental dahingerafft sein, ihnen allen Ernstes diesen Nussnougataufstrich vorzusetzen. Also seufze ich, laut genug, damit es die Kinder hören, leise genug, damit es die Frau durch die geöffnete Badtür hindurch nicht mitbekommt. Die Badtür ist immer geöffnet und die Frau bekommt immer alles mit. Dafür ist sie Frau, dafür ist sie Mutter. Dafür liebt sie mich, die Kinder. Um immer die Badtür offenzulassen. Und immer alles mitzubekommen. Auch meine Seufzer. Gerade die.

Ich nehme die Nussnougatstullen in die Hand, mache *Schrapp-Schrapp-Schrapp-Schrapp-Schrapp!* – den Hubschrauber, öffne mit einem leichten Tritt meines linken Fußes die Klappe des Mülleimers, verharre ein wenig über dem übelriechenden Schlund – *Schrapp-Schrapp-Schrapp-Schrapp-Schrapp!* – und lasse die verschmähten Nussnougatstullen unter dem lauten Gejohle der Mädchen und dem Gekicher der Mutter abstürzen.

Gut mache ich das. Gut bin ich als Vaterersatz. Das kann ich behaupten. Denn ich weiß es. Ich kenne Geschichten von Ehemännern. Kenne Geschichten von Vätern. Ich höre das Gejohle der Mädchen, vernehme das Gekicher der Frau, all das Morgen für Morgen. Und weiß, dass man sich über mich keine solchen Geschichten erzählen wird wie über jene leiblichen Väter, denen eigene Kinder und eine angetraute Frau erst zur Normalität, dann zur Bürde wurden. Man ist schließlich nicht gut frisierter, ordentlich gepflegter Ersatzvater, steht jeden Morgen um sechs Uhr auf und steht auch jeden Morgen vor einem geöffneten Mülleimer, macht *Schrapp-Schrapp-Schrapp-Schrapp!*, um dann eines Tages erst in der Zeitung und dann vor Gericht zu stehen. Ich bin anders. Ich könnte es schaffen. Es kann mir gelingen, den Sand zu meinen Füßen zu ignorieren.

Nur Wetten darauf abschließen würde ich nicht. Das macht nicht einmal meine Frau. Hat sie auch gar nicht nötig, hat sie doch einen Wecker, den sie auf sechs Uhr vorstellen und eine Badezimmertür, die sie immer geöffnet lassen kann.

Schrapp-Schrapp-Schrapp-Schrapp! machen die verschmähten Nussnougatstullen in meiner Hand. Und dann Sturzflug: *Üüühhhrmmmmsss!*

Die Kinder mögen abstürzende Dinge. Und die Kinder mögen mich. Willst du keinen Zusammenhang sehen, musst du keinen Zusammenhang sehen. Niemand zwingt dich, Dinge zueinander in Verbindung zu setzen. Lass es, es trägt dich immer nur in eine Richtung: dem Wahnsinn entgegen.

Und wenn die Mädchen abstürzende Dinge mögen, so biete ich ihnen abstürzende Dinge. Doch nur, wenn die Frau nicht so genau hinschaut. Es heißt, Frauen kann man nicht belügen. Es heißt, Ehefrauen bekommen alles heraus. Gut möglich, dass das stimmt. Dass ich ein Großmeister in der Entwicklung und Darbietung skurriler und zum Johlen anregender Absturzszenarien bin, das weiß sie. Dafür muss sie nicht hinschauen, nicht einmal im Raum sein. Kann im Bad vor dem Spiegel stehen, sich ihr entsetzlich schönes Gesicht noch schöner machen und kriegt durch die geöffnete Tür alles mit.

Es ist nicht nur besser so, nein, es ist gut so. Vielleicht sogar perfekt. Wir haben uns darauf verständigt ihr und mein Sein auf diese Weise miteinander zu verquicken. Ich mache die Arbeit, sie geht zur Arbeit. Das ist der Deal. Von morgens sechs bis abends zehn schmeiße ich den Haushalt. Findet sich einmal nichts zu putzen oder zu kochen oder vom Kindergarten abzuholen, so erfinden wir uns was. Um mich nur nicht ans Nachdenken, um mich nur nicht zu meinem früheren Sein zurückkehren zu lassen. Mir die Möglichkeit zu geben, mich selbst unter Kontrolle halten zu können. Ora et labora? Streicht das unselige Ora. Nur zu Verdruss führt das Ora.

Droht mir die Kontrolle über mich zu entgleiten, zeige ich wieder jene Anzeichen, die nicht einmal meine Mutter von mir kennt und die sie mit Sicherheit in Angst und Bestürzung versetzen würden, so übernimmt die Frau. Hat also nicht zwei, sondern drei Kinder im Haus. Was jedoch, wie sie lachend sagt, ein typisches Frauenschicksal sei. Und somit nicht der Rede wert. So ist sie. Hält die Gesamtsituation fest im Griff. Überlässt mir die Rolle des heimischen Verkehrspolizisten, der für Ordnung und die Durchsetzung ihrer Regeln sorgt. Kichert zufrieden, wenn ich gut in der Spur bin. Und räuspert sich, leise aber vernehmlich, wenn ich drohe aus den Fugen zu geraten. In alte Muster zurückzufallen.

Es mag einseitig klingen, ein vermeintliches Beziehungsgefälle offenbaren. Doch dem ist nicht so. Es ist die beste und fairste aller Arbeits- und Verantwortungsteilungen. Meine einzige Chance. Denn im Gegensatz zu den Mädchen mag die Frau, die ich liebe, abstürzende Dinge nicht mehr. Als kleines Mädchen, so sagt sie, habe auch sie alles gemocht, was herunterfällt. Habe Gegenstände nur deswegen wild in der Gegend umhergeworfen. Oder weit in die Höhe. Um sie irgendwo gegenklatschen oder herunterstürzen zu sehen. Der Aufprall, das Auseinanderbrechen, so sagt die Frau, die ich liebe, habe sie immer fasziniert.

Doch das ist lange her. Nun ist sie vierzig. Und kann, mit einem halben Frauenleben hinter sich, herunterfallende Dinge nicht mehr ertragen. Hält es im Kopf nicht aus, wenn Dinge auf dem Boden liegen, die nicht dafür geschaffen sind. Deren natürlicher Platz ein Regal, ein Schrank, eine Schublade oder ein Haken an der Decke ist.

Räum du das weg, sagt die Frau dann. Räuspert sich leise und fügt hinzu: Du bist doch der Mann im Haus. Und dann lacht sie und ich lache mit und wir küssen uns lang und ehrlich und innig, bevor ich mich an die Arbeit mache, uns ein Regal zu bauen oder einen Haken in die Zimmerdecke zu schrauben. Die Mädchen johlen, wann immer die Frau mich küsst. Und ihr Johlen wird noch lauter, wenn ich in den Keller gehe und mit dem großen Werkzeugkasten zurückkehre, die Bohrmaschine anwerfe. *Rrrrummm!* mache. *Rrrrumm-ruuummmmummmumummm!*

Ich bohre, ich schraube, ich hämmere. Und während ich mich derart werktätig verhalte, nutzen die Mädchen den unbeobachteten Moment, eilen in die Küche und stecken ihre kleinen Finger tief ins Marmeladenglas, tunken fast eine ganze Kleinmädchenhand hinein. Um erst die Tischplatte, dann eine Wand, dann ihre Gesichter zu beschmieren.

Und die Frau kichert und räuspert sich zugleich und ich spüre, wie ein riesengroßer Glücksfunken in mir ein Lodern entfacht, gibt es für einen wie mich doch keine vollkommeneren Momente als jene, in denen die Frau, die ich liebe, kichert und sich zugleich räuspert, unsere Wohnung angefüllt ist mit Freude, Spaß und Ausgelassenheit. Und es für mich so viel zu bestaunen und wegzuputzen gibt, dass ich nicht einen klaren Gedanken an mich selbst mehr fassen kann.

Und ich halte meine Frau fest im Arm, lache. Und beschaue die Mädchen, atme wohlig ein und zufrieden aus. Freue mich über diesen Ort, an dem ich leben darf. Dem einzigen Platz auf Erden, an dem ich sein kann, wie ich gar nicht bin.

IM Krebs über Frankenfelder 1997 und später

Die Freundschaft, die Frankenfelder eine halbe Jugend hindurch mit seinem Schulfreund Brachwitz Junior verband, endete, man kann es sich fast denken, an just dem Tag, an dem Frankenfelder im Arbeitszimmer von Vater Brachwitz jene Unsagbarkeit beging. Natürlich kam es nicht sofort zum Eklat, erwachte Brachwitz doch erst spät am nächsten Tag, als von Frankenfelder bereits nichts mehr zu sehen war. Verstimmt, aber beflissen – und ausgestattet mit einem durch und durch erklärbaren dicken Schädel – machte sich Brachwitz daher daran, das Wohnzimmer wieder auf Vordermann zu bringen, bevor seine Eltern zurückkehrten. Penibel reinigte er den Raum, ganz so, wie er es sich bei seiner Mutter abgeschaut hatte, und kaufte sogar jene Alkoholika nach, die er tags zuvor mit Frankenfelder vernichtet hatte. Und tat dann, kaum waren Mutter und Vater zurück, als könne er kein Wässerchen trüben. Und fuhr damit denkbar gut, zumindest zwei Tage lang, dachte Brachwitz Senior doch gar nicht daran, sofort wieder mit dem Entwerfen und Errichten neuer Gebäude zu beginnen. Und so kam es, dass er sein Arbeitszimmer nur kurz betrat, dabei zwar einen seltsam faulig-dicklichen Geruch bemerkte, aber nichts fand, was er dafür verantwortlich hätte machen können. Also öffnete er schulterzuckend und gutgelaunt ein Fenster, verließ das Arbeitszimmer und kehrte erst 48 Stunden später zurück, als er sich vorgenommen hatte an seinem Schreibtisch einige Baupläne zu studieren. Wozu es freilich nicht kam, blickte Vater Brachwitz in dem Moment, in dem er seinen Bauhaus-Bürostuhl hervorzog, doch just auf jene längst eingetrocknete Ferkelei, die ihm Frankenfelder vier Nächte zuvor mit Wonne dort hinterlassen hatte.

Ein gewaltiges Donnerwetter erhob sich daraufhin, ein langgestrecktes, ungestümes Fluchen zog einmal quer durch das von Vater Brachwitz errichtete und von Mutter größtenteils so picobello in Schuss gehaltene Gebäude und traf dann, natürlich, seinen unglückseligen Sohn. Der, das wissen wir, derweil es sein Vater nicht wusste – den überraschten und entsetzten Jungen nicht nur spielte, sondern es tatsächlich war.

Selbstverständlich wusste Brachwitz Junior sofort, dass nur sein Freund Frankenfelder diese Sauerei vollbracht haben konnte, hatte er ihn am Morgen nach ihrer etwas hirnlosen Sauferei bei einem kurzen Blick, geworfen unterhalb seiner zu jener Uhrzeit noch tonnenschweren Lider hervor, doch mit geöffnetem Gürtel halb im Sessel liegend und lauthals schnarchend vorgefunden. Hatte ihn mit heftigem Rütteln geweckt und sogleich einige gemeine Bemerkungen bezüglich seiner herabbaumelnden Gürtelschnalle gemacht. Öffentliche Onanie hatte er seinem Freund lauthals lachend vorgeworfen, Masturbation, befeuert durch Whiskey und Bier. Fast gebogen hatte Brachwitz Junior sich vor Lachen, es sich dann aber doch nicht vorstellen können, dass sein Kumpel Frankenfelder nur weniger Meter von ihm entfernt an seinem Glied herumgespielt haben könnte. Und er hätte den Anblick von Frankenfelder, schnarchend und mit geöffnetem Gürtel, vermutlich schnell vergessen. Wenn sein Vater nicht vier Tage später dieses infernale Donnerwetter auf ihn hätte hinabprasseln lassen.

Brachwitz verzieh Frankenfelder diese Geschichte nie, wie auch Frankenfelder im männlichem Trotz seiner Jugend beschloss, Brachwitz diese Geschichte genauso wenig zu verzeihen, beschlich ihn doch auch in Momenten tiefster Ehrlichkeit das insgeheime Gefühl, dass man ihn in dieser Angelegenheit hintergangen, in eine Falle gelockt hatte. Wie, warum und vor allem von wem, das vermochte Frankenfelder sich selbst nicht so recht zu erklären, wie er überhaupt zugeben musste, dass alle Anzeichen darauf hindeuteten, dass er seinerzeit der Täter gewesen war.

Doch so sehr er sich auch bemühte, diesen Vorfall kraft Läuterung zu verarbeiten, es gelang ihm einfach nicht, so felsenfest stand in ihm das Bewusstsein, dass es eben doch nicht er gewesen war, der Vater Brachwitz den herrlichen Bürostuhl eingesaut hatte. Sondern jemand anderes. In puncto Selbstverleugnung und Wirklichkeitsflucht war Frankenfelder, so erkannte ich damals schnell, wahrhaftig zu den erstaunlichsten Geistesverrenkungen fähig. Konnte eine Dreistigkeit begehen und sich schon wenige Augenblicke später kaum mehr an seine eigene Täterschaft erinnern.

Heute, um das Wissen der letzten Lebensjahre Frankenfelders reicher, sehe ich mich an Punkten wie diesen erstmalig in der Lage, die Sorgen des Herrn Generalmajor nachzuvollziehen. Zu erkennen, warum er das Milchgesicht Frankenfelder für einen Zeitgenossen hielt, für den ein einzelner ganzer Mitarbeiter zur Komplettüberwachung und schließlich sogar Eliminierung abgestellt werden muss. Damals erkannte ich das nicht, Frankenfelder erschien mir etwas plump, ein wenig unverschämt und obendrein, da will ich offen sein, auch ziemlich dämlich. Kurzum: Auf ihn traf zu, was von Generation zu Generation auf nahezu alle jungen Männer zutrifft, die ein Optimum an körperlicher Kraft mit einem Optimum an Desorientierung in sich vereinten. Und dabei einen gesellschaftlichen Veitstanz nach dem anderen aufführen auf ihrer Suche nach Akzeptanz.

Dementsprechend ging es auch weiter mit Frankenfelder, dessen kleine Ausraster zwar nicht überhandnahmen, aber doch eine erschreckend systematische Taktung offenbarten, ziemlich genau alle drei Monate auftraten. Und denen gemein war, dass es sich dabei mehr um moralische Grenzüberschreitungen als um wirklich verbrecherische Aktivitäten handelte. Kurz nach dem Wehrdienst, er war gerade in die Großstadt, in seine erste eigene Wohnung gezogen, erwischte ich ihn beispielsweise zum ersten Mal im Hauseingang eines Mehrfamilienhauses. Er wähnte sich allein, zurecht, vernahm doch auch ich, abgesehen von meiner eigenen Gegenwart und der Gegenwart Frankenfelders keinerlei Anzeichen für die Anwesenheit anderer Menschen. Frankenfelder, der mich seinerzeit noch nicht als seinen ihn beständig observierenden Schatten ausgemacht hatte, stand vor der breiten Blechwand aus Postkästen, wie sie in den meisten Hausfluren anzutreffen sind. Er kannte niemanden in diesem Haus, dessen war ich mir sicher, sodass ich mich fragte, was er wohl in welchen Briefkasten einzuwerfen gedachte. Doch Frankenfelder überraschte mich, warf er doch keinesfalls etwas in einen der Briefkästen hinein, sondern vollzog das genaue Gegenteil: Er quetschte seine Hand durch die engen Schlitze und dort, wo er mit seinen Fingern tief genug hinab kam, nahm er etwas heraus. Es war überraschend zu sehen, mit welch unvermuteter Geschmeidigkeit Frankenfelder dabei vorging, nahezu geräuschlos gelang es ihm auf diese Weise binnen einer knappen Minute, sämtliche zwanzig Briefkästen auf einen potentiell interessanten Inhalt hin zu durchforsten. Wobei die Frage danach, was interessant und was weniger interessant war, für mich, als Beobachter dieser eigentümlichen Aktion, seine ganz eigene Faszination bekam. Erwies sich Frankenfelder doch äußerst geschickt, Briefe zu öffnen und wieder zu verschließen, ohne auch nur eine Spur seiner unbefugten Handlung an den Kuverts zu hinterlassen. In zwei Umschlägen befanden sich tatsächlich Scheine, ich sah es genau – doch Frankenfelder fackelte nicht lange, schob das Geld sorgsam wieder ins Kuvert, verschloss den Umschlag und legte ihn schließlich wieder in den rechtmäßigen Briefkasten zurück. Ähnlich sorgsam verfuhr er mit Urlaubsgrüßen, Beileidsbekundungen oder Glückwünschen. Alles, was nur halbwegs den Anschein einer privaten Angelegenheit hatte und seit jeher somit die interessanteste aller Brief- und Schickware darstellt, schien für ihn nicht von Belang. Werbezettel, Rechnungen und Amtsschreiben hingegen, das ganze bürokratische oder marktschreierische, ewig gleichlautende Gefledder, nahm er an sich. War ein Kuvert in geschwungener Handschrift mit Adresse und Absender versehen worden, sodass zu erahnen war, dass es sich um eine persönliche, wenn nicht gar intime Botschaft handelte, so schob Frankenfelder sie sorgsam wie einen Goldschatz durch den Briefkastenschlitz zurück. Kam ein Schreiben allerdings lieblos und offiziell daher, so entfuhr ihm ein kleiner verächtlicher Laut, der sich nur wenige Millisekunden später auch auf seinen Gesichtszügen zeigte. Und er stopfte es unwirsch in seine Jackentasche.

Ich weiß noch, wie ich hinter ihm stand und er so vertieft war in seine eigene Aktion, dass er mich nicht wahrnahm. Es dauerte noch einige Jahre, bis er mich hören und einige weitere, bis er mich schließlich auch sehen konnte. Und so flüsterte ich ihm über seine Schulter lediglich in sein Ohr, hauchte: Frankenfelder, was machst du da? Und: Frankenfelder, was wird denn das, wenn es fertig ist?

Nun, ich erhielt keine Antwort, noch nicht. Beobachte Frankenfelder fortan lediglich, wie er alle paar Wochen loszog und erst einen, dann zwei und an besonders umtriebigen Tagen gar bis zu fünf Häuserkomplexe derart abklapperte. Behängt mit mehreren Plastiktüten konnte man Frankenfelder an derlei Tagen in der Stadt begegnen. Beladen mit diesem Papierplunder schlurfte er durch die Straßen, schaffte den ganzen Rechnungs- und Amts- und Werbezettelkram aus den Briefkästen der Leute zu sich nach Hause, wo er die Tüten einfach auf dem Fußboden seiner kleinen Dachgeschosswohnung auskippte. Begegnete man Frankenfelder an diesen Tagen auf der Straße und ergab sich just in diesem Moment ein Windstoß, so konnte es passieren, dass ein wenig von dem Papierplunder aus der Tüte gehoben und durch die Luft befördert wurde, was Frankenfelder in schiere Hektik ausbrechen und einen ungelenken Tanz aufführen ließ. Er versuchte, die verlorenen Relikte zu fangen, ohne zugleich noch mehr von seiner unnützen Ladung zu verlieren. Auch wenn es keine Pfandflaschen waren und Frankenfelder das vollbärtig angesoffene Äußere eines Zausels fehlten, so sah es doch sehr irre aus. Wie ein Vorgeschmack auf das, was noch kommen sollte in den folgenden Jahren. Besuchte man ihn in den Tagen des Papiergefledders hingegen in seiner Wohnung, so traf man ihn auf dem Boden kniend an, wo er all die Rechnungen und Amtsaufforderungen konzentriert studierte. Wie die zugemüllte Wohnung eines Messis sah das aus, doch bewohnt wurde dieser Ort – so wurde einem Beobachter sofort klar – keineswegs von einem, der die Kontrolle über sich und seine Leidenschaften verloren hatte, sondern von einem, der zu forschen schien, der auf etwas zu stoßen glaubte. Problemlos eine ganze Woche lang mit seiner unnützen Briefbeute beschäftigen konnte Frankenfelder sich, Zahlen, Daten und vorgestanzte Schriftsätze studieren, Papier befühlen, seine Nase an Umschläge halten und tief einatmen. Um dann den Brief an den einen Mitbürger und den Brief an einen ganz anderen Mitbürger aus dem Stapel zu ziehen, beide Umschläge zu drehen, zu wenden, übereinanderzulegen, Ecke auf Ecke – und dann sogar, vors Licht haltend, Schattenspiele damit zu veranstalten. Zur Stummheit verdammt, wie ich es damals noch war, hat mich das fast wahnsinnig gemacht. Mein Beobachtungsobjekt Frankenfelder führte eine irre Aktion durch, die ihn aber konzentriert und fokussiert werden ließ. Derweil ich mir, die ganze Zeit über konzentriert und fokussiert in der Nähe stehend, einfach keinen Reim auf diesen Schwachsinn machen konnte. Man muss sich das einmal vorstellen, ich kauerte hinter Frankenfelders Sessel, stand hinter seinem Vorhang oder lag unter seinem Bett, bekam mit, wie Frankenfelder sich eine gefühlte Ewigkeit lang mit seiner Beute beschäftige, dabei aber die Pointe ausfallen ließ, die Lösung unterschlug. Ich telegrafierte meine Beobachtungen an unser Institut, denn hätte Frankenfelder die Briefe genutzt, um eine Straftat vorzubereiten, beispielsweise Zugriff auf anderer Leute Bankkonten zu erhalten oder Möglichkeiten einer erpresserischen Aktion auszuloten, wir hätten ihm eine auf wahnhafte Vermehrung von Reichtum und Besitz gepolte Veranlagung attestieren, selbige in seiner Akte vermerken und erleichtert aufatmen können. Das wäre in Ordnung und ich fein aus der Sache raus gewesen, denn interessiert sich ein Mensch für Geld und Status, so ist ihm noch zu helfen, ist er folglich ein Fall für die selbstheilenden und selbstreinigenden Kräfte der Gesellschaft. Gefährlich wird es hingegen erst bei jenen, die den Wert des Geldes nicht erkennen wollen, die unempfänglich sind für seinen Reiz – oder die es gar wagen, sich seiner ordnenden Kraft zuwidersetzen, dem Homo Economicus einen Homo Nonpekuniarius entgegenzustellen. Einen Homo ich-mach-da-nicht-mit. Ich mach da einfach nicht mehr mit!

Gerade ich wartete im Nachgang seiner ekelhaften Aktion im Hause Brachwitz regelrecht darauf, ihn bei einer ähnlich gearteten Sache erneut beobachten und ihn folglich ins Dezernat für umgehende standrechtliche Erschießungen weiterleiten zu dürfen. Das dürfen wir, untersteht dieses Dezernat, wie auch unsere Organisation, doch dem Verfassungsschutz, der wiederum alles umnietet (oder nebulös umnieten lässt), das politisch zu weit links steht, sich an Marihuana vergreift oder aber, und das sind bekanntlich die widerlichsten aller gesellschaftszersetzenden Subjekte, nicht bei drei ein Girokonto, eine fondsgebundene Altersvorsorge, ein Aktienpaket oder zumindest einen Bausparvertrag besitzt. Ohne Sinn und Verstand die Volkswirtschaft gefährdet und somit eindeutig herleitbar auch für das Abhandenkommen des Volkswohles mitverantwortlich ist. Sich mitschuldig macht an der Destabilisierung unseres von Gott oder Darwin gewollten Gesellschaftspakts. Einfach so daherkommt und alles in Frage stellt, jegliche Sicherheit in Zweifel zieht. Ohne freilich einen Ersatzvorschlag zu haben, ohne konstruktive Alternatividee. Sondern einfach nur so, aus Spaß an der Entmonetarisierung, aus purer Lust auf Geschimpfe. Oder wegen der egomansten aller Anmaßungen: dem krankhaften, triebhaften Verlangen nach Anarchie.

Ja, genau auf sowas spekulierte ich ein wenig bei Frankenfelder, irgendeinen RAF-nostalgischen Zug, irgendeine Mao-Marx-Engels-Geste. Oder auch nur eines dieser Che-Guevara-Massenposter an der Wand. Aber den Gefallen tat mir das Milchgesicht Frankenfelder nicht, sein Haarschnitt blieb gepflegt und kurz, nicht ein Barthaar zierte seine geschmeidigen Wangen und statt Parka und schwerer Boots trug er Pullunder über Hemden, die er sich sorgsam in seine Bundfaltenhose steckte.

Nein, Frankenfelder tat mir einfach nicht den Gefallen, mir einen Grund für eine Überstellung ins Dezernat für standrechtliche Erschießungen zu liefern. Er legte neun oder zehn der von ihm geöffneten Briefe nach einem für mich unentwirrbaren, System, das nur er durchblicken konnte, auf seinem Fußboden aus, stand dann auf, besah sich alles aus der Höhe und machte schließlich – oh, was habe ich diesen Gestentanz über die Jahre zu verabscheuen gelernt – erst den Wickie, dann den *Pan-Tau* und rief schließlich sein *Heureka!* aus. Um am Ende dieser Prozedur alle Briefe zusammenzuraffen und unten in seinen Hausmüll zu befördern. Auf diese Weise leerte sich auch seine Wohnung zusehends wieder bis, ja bis schließlich alle Briefe verschwunden waren. Und Frankenfelder einige Wochen brieflos dort lebte, bis es ihn wieder hinauszog in die Häuserkomplexe, auf Briefbeutetour. Ich habe keine Ahnung, wie viel Ungemach er über die Jahre damit erzeugt hat. Sicher, es reichte nicht, ihn einzubuchten, aber gut vorstellbar, dass es zu einigen Problemen gekommen ist durch sein so gleichermaßen konzentriertes wie kopfloses Handeln.

Jahre später, als er mich zu sehen und zu hören gelernt hatte, sprachen wir über jene Tage, in denen er loszog, seinen Mitbürgern ihre Rechnungen aus den Briefkästen zu klauen. Wir hegten zwar keine Sympathie füreinander, hatten es jedoch zu einer Form von Achtung und Respekt voreinander bringen können, schrien und gifteten uns längst nicht mehr an wie damals, als Frankenfelder mich zum ersten Mal in seinem Wandschrank hocken sah und mich ertappte, wie ich seine Gedanken verschriftlichte und ans Institut faxte. Da hatte es natürlich ein riesiges Gebrüll gegeben, gegenseitige Vorwürfe und Vorhaltungen, wie das halt so geht, wenn gegensätzliche Weltanschauungen aufeinanderprallen und jeder immer nur den anderen, nie aber sich selbst für den personifizierten Untergang des Abendlandes hält. Jahre später hatten wir uns ein wenig zusammengerauft, fast zueinandergefunden, konnten problemlos bei einem Gläschen Wein zusammen auf einer Bank in einem Park sitzen, und Frankenfelder konnte herrlich amüsante Sachen sagen, die mich zum Schmunzeln brachten, während auch mancher meiner Einwürfe, ich konnte es genau sehen, ihn nicht kalt gelassen hat.

Was zum Teufel, so sprach ich also zu Frankenfelder in jenen friedfertigen Tagen, was zum Teufel sollte denn der Mist mit den Briefen?

Nichts, antwortete er.

Nichts?, fragte ich. Mir schien die Antwort ein wenig lapidar für den immensen Aufwand. Inklusive zu vermutender Erklärungsnot im Falle eines Erwischtwerdens.

Einfach einmal das tun, was man nicht tut, fügte er schließlich noch hinzu, betont lustlos die Schultern zuckend.

Und wenn einem Mieter, spekulierte ich, durch deine Aktion, sagen wir, der Strom abgestellt worden ist?

Der Strom?

Ja, verdammt, der Strom, Frankenfelder! Du klaust ihm zehnmal die Stromrechnung aus dem Briefkasten, bis es dem Stromversorger zu bunt wird, er den Mann oder die Frau für renitent oder doch zumindest hochgradig zahlungsunfähig hält und – zack – ist die Stromzufuhr gekappt!

Frankenfelder legte seinen Kopf in den Nacken, nippte an seinem Weinglas, atmete einmal tief ein, dann genauso tief wieder aus. Und legte seine Stirn in Falten.

Tja, sagte er, was wäre denn dann?

Was dann wäre? Mensch, Frankenfelder, spiel hier nicht den Blockierten! In seiner Bude wär's zappenduster und im Winter würde der natürlich erfrieren.

Warum erfriert denn der?

Weil es kalt ist in Deutschland, Frankenfelder. Bitterkalt.

Frankenfelder schmunzelte, nahm einen weiteren Schluck von dem Billigfusel, den er sich zu trinken angewöhnt hatte, und sah mich verschmitzt an.

Na, dann soll er halt Feuer machen, wenn ihm kalt ist, sagte er dann.

Nun nahm auch ich einen beherzten Schluck von dem nach Kork und abgestandenem Wasser schmeckenden Wein.

Feuer? Man kann nicht einfach Feuer machen, Frankenfelder.

Wieso kann man nicht einfach Feuer machen? Ging früher doch auch.

Wann früher?

Na früher halt. Ganz ganz früher.

Das Milchgesichtige hat er auch in seinen späteren Jahren nie ganz ablegen können, es war ihm Fluch wie Segen zugleich, wusste man doch nie so recht, woran man war bei ihm. Grenzenlose, fast schon kindliche Naivität konnte sich im Gemüt Frankenfelders problemlos mit satirischem Spott paaren. Chancenlos sah sich ein jeder Zuhörer Frankenfelders knappen Ausführungen ausgesetzt, verunsichert, ob Frankenfelder in den Arm genommen, über den Kopf gestreichelt oder doch eher mit Hieben und Tritten aus der Stadt gejagt gehörte.

Früher war früher, heute ist heute, sagte ich also. Und ergänzte, um selbst nicht allzu eindimensional zu wirken: Stell dir vor, jeder würde einfach so Feuer in seiner Wohnung machen.

Dann würde jedem warm sein und jeder könnte was sehen, rief Frankenfelder. Und wie er das sagte, klang sein Tonfall fast wie jenes *Heureka!*, dem ich so oft habe beiwohnen müssen.

Na, da werden sich aber einige bedanken, wenn ab jetzt jeder Bürger einfach so ein Feuerchen in der Wohnung entzündet, wenn ihm kalt ist!, rief ich lachend aus, mir meiner intellektuellen und moralischen Überlegenheit in dieser Sache durchaus bewusst.

Frankenfelder legte sein Milchgesicht erneut in Falten und fragte derart naiv, dass es aufrichtig klang: Wer würde sich denn da bedanken?

Wer sich bedanken würde, wenn jeder von heute an ein Feuer

in seiner eigenen Wohnung anmacht? Die Vermieter zum Beispiel. Und die Polizei. Und die Stromkonzerne auch, da hängen doch überall Arbeitsplätze dran!

Ich ahnte selbst, dass ich mir diesen letzten Satz in taktischer Hinsicht besser hätte sparen sollen, biss mir vorsichtshalber schnell auf die Zunge, um nicht auch noch ein Statement über unsere Versicherungssysteme zu verlieren, deren Effizienz darauf fußt, dass nicht alle, sondern nur einer und der auch nur höchst selten einen Brand in der eigenen Bude verursacht. Das wusste aber nicht nur ich, nein, ich wusste, dass auch Frankenfelder das selbstredend wusste, er aber offenbar wieder einmal Lust hatte, sich selbst als revolutionären Geist, mich hingegen als risikoarmen Spießer hinzustellen. Also verkniff ich mir den Verweis auf unsere ehrwürdigen Versicherungssysteme und zog es vor, ihm auf die moralische Tour zu kommen.

Und auch du würdest dich herzlich bedanken, wenn dein Nachbar nebenan Tag für Tag ein Feuer entzündet.

Und wie ich mich bedanken würde, lachte Frankenfelder daraufhin. Dann bräuchte ich es bei mir nämlich nicht mehr zu tun.

Und ich saß neben ihm, nippte am korkigen Billigfusel, sah und hörte ihm beim Lachen zu und erinnerte mich an das Bild, dass er damals im Hause Brachwitz erzeugt hatte. Und das mir seither folgt, immer wieder ungefragt vor meinem geistigen Auge aufploppt und mir auf die Nerven geht: Frankenfelder, halb stehend, halb hockend, mit dem nackten Gesäß direkt über diesem sündhaft teuren Bauhaus-Stuhl.

Es ist ja nicht so, dass ich so gar kein Gespür für Frankenfelders diffuse Sehnsüchte und sein Gefühl von Ohnmacht gehabt hätte. Selbst im darwinistischen Banker stecken eine Menge sozialromantischer Ideen, tummeln sich zwischen heißen Träumen von Dividenden und steigenden Aktienkursen auch wohlige Gefühle, die entstehen, wenn er der Schönheit und Reinheit der Natur begegnet, wenn eine liebevolle Frauenhand ihn streichelt, wenn er selbst Vater wird oder sein eigener alter Herr das Zeitliche segnet. Und ihnen gegenüber stehen Utopisten, Moralisten, Naturalisten, heben den Finger mahnend oder legen ihn in Wunden – und kommen dennoch nicht umhin, beizeiten schlechte Väter, fiese Ausbeuter, gnadenlose Hetzer und

Weltverkomplizierer zu sein. Ob gewollt oder nicht, spielt dabei keine Rolle, sobald der Mensch sich auch nur einen Zentimeter zu bewegen wagt, tritt er auch schon einem anderen Menschen ungebührlich auf die Füße, da kann er ehrlich und aufrichtig, aufopferungsvoll und sanftmütig sein wie er möchte. Packe 20 gutherzige Menschen in einen kleinen Raum und packe 20 hartherzige Menschen in einen weiteren Raum. Schließe zu beiden Räumen die Türen ab, vergittere die Fenster, kehre erst nach 3 Monaten zurück, siehe nach was sich getan hat in dem einen, was in dem anderen Raum. Wollen wir wetten, dass im Raum mit den hartherzigen Menschen weniger Tote und Verletzte zu verzeichnen sind als im Raum mit den Gutherzigen?

Ich weiß das, der Generalmajor weiß das – und ich schätze, auch Frankenfelder hat es immer gewusst, dass es so einfach nun einmal nicht ist mit den guten und den schlechten Menschen, mit den Tätern und den Opfern. Und dass er, anstatt wie die meisten von uns, die sich einfach ihre eigene Realität, ihre eigene Selbstgerechtigkeit zurechtzimmern, zerbrochen ist an der Aufgabe, sich eine tragfähige Existenz zu bauen. Sich ein Lebenskonstrukt zusammenzustellen, nötigenfalls auch zusammenzulügen, indem es sich, würdevoll und voller Respekt vor sich selbst, Tag für Tag existieren lässt.

Abwarten, Ruhe bewahren – das war alles, was mir der Generalmajor in den frühen Jahren meiner Beschäftigung mit Frankenfelder aus dem Institut zurücktelegrafierte, wann immer ich ihn anflehte aus dieser Beschäftigung mit Frankenfelder endlich eine Arbeit an Frankenfelder werden zu lassen.

Doch der Generalmajor mahnte mich zur Zurückhaltung, offenbar ahnend, dass nicht nur Frankenfelder, sondern auch unsere eigenen Persönlichkeiten noch nicht gefestigt genug waren, um es auf eine frontale Begegnung von Angesicht zu Angesicht ankommen zu lassen. Und so ahnte der Generalmajor, dass mit jedem Beschattungstag meine Lust anstieg, jäh hinter dem Vorhang oder unter dem Bett hervorzuspringen, Frankenfelder zu packen, zu schütteln, zu würgen und ihn zu fragen, was zum Teufel er sich eigentlich denke, ja ob er sich überhaupt was denke, so wie er sich verhalte. Zwar gäbe es schlimmere Menschen als ihn, doch wohin solle das alles denn führen, wenn ein

Mann mit Anfang zwanzig erste Anzeichen von Sonderlichkeit aufweist?

Deswegen lernen wir unsere *Eliminationskandidaten* in früher Kindheit kennen. Nicht erst im Alter von 18 Jahren. So besehen bildete Frankenfelder eine Ausnahme. Denn wenn wir handeln, so handeln wir frühzeitig. Unverzüglich. Nicht spät. Und schon gar nicht über einen Zeitraum von neunzehn Jahren hinweg.

Ob ich Fehler gemacht habe? Mit Sicherheit. Was sonst sollte der Grund dafür sein, dass ich kein Auge mehr zutue in der Nacht, dass ich verdränge, wohl wissend, dass der Versuch eines bewussten Verdrängens per se sinnlos ist. Und warum sonst fühlt es sich durch all dieses bewusste Verdrängen hindurch an, als würde mich etwas auffressen.

Frankenfelder ist tot. Zwar nicht so, wie geplant, sondern anders und überraschend, doch ihn zu eliminieren, das war mein Auftrag. Und ich habe ihn zu Ende gebracht. Werfe mir dahingehend nichts vor. Und doch liege ich Nacht für Nacht in meinem Bett, starre mit schreckensweiten Augen in den stockdunklen Raum. Und wähne mich als einer, der bei lebendigem Leibe verspeist wird.

Dabei bin ich noch immer stolz. Stolz auf mich, auf uns, unsere Beweggründe, unsere Vorgehensweisen. Die vielen erreichten Ziele. Schließlich haben wir ein System für gesellschaftliche Problemfälle entwickelt. Ein Auge für Missstände führen alle Menschen mit sich. Ein Auge ist aber eben nur ein Auge, es kann schauen, aber nicht handeln, ist somit der Ausgangspunkt einer jeden Ohnmacht.

Wir haben ein System für gesellschaftliche Problemfälle entwickelt. Für Menschen, die alles kaputtmachen. Wobei das nicht sauber formuliert ist. Es ist ein System für Menschen, die alles kaputtmachen *werden*. Die Antizipation, wir haben sie erst systematisiert. Und dann vervollkommnet. Zeig mir deinen Blag, so können wir einer jeden jungen Mutter entgegenrufen, und wir sagen dir, was in dreißig Jahren noch übrig sein wird von all dem Niedlichen, all dem Süßen, all dem Naiv-Freundlichen. Was noch da sein wird, sobald Babygehopse und Babygetapse und Babygegluckse – dieses ganze überschätzte Babygehabe sich verflüchtigt hat.

Wir wissen kleinste Zeichen zu deuten, analysieren die anscheinend wahllosen Bewegungen Neugeborener und die ebenso wie wahllos aus dem Mund gestolperten Halbsätze von Kindergartenkindern. Und machen uns unseren immer zutreffenden Reim daraus. Schreit ein Baby nach der Mutterbrust, so halten wir unser Ohr in diesen Schrei und wissen: wird ein Nazi, wird eine Frau vergewaltigen, wird Menschen ausbeuten.

Uns entgeht nichts, auf Knopfdruck erhalten wir jede Information. Über einen jeden Menschen. Aus diesen Informationen den Menschen zu berechnen, der ein vor sich hin sabberndes Kleinkind in drei Jahrzehnten sein wird, nun, das stellt keine Herausforderung mehr dar. Nicht in unseren modernen, digitalen Satellitenzeiten.

Menschen mit einem desorientierten Moralverständnis mögen das zweifelhaft finden, ethisch nicht vertretbar. Sollen sie doch. Auch sie werden eines Tages erkennen, dass Ethik und Moral weitaus künstlicher, konzipierter und ausgedachter sind als ein jeder vorsätzliche Eingriff in unsere Genetik. Und weitaus mehr Schaden anrichten.

Sie sagen, wir pfuschen und manipulieren am *echten Menschen* herum. Als wenn es den überhaupt geben würde. Und als wenn gerade dieser echte Mensch irgendwem wirklich gefallen würde. Dafür sind sie ja Moralisten und Ethiker geworden. Um, ebenso wie wir, eine große Menschenänderung voranzutreiben. Eine Menschenoptimierung. Blindwütig stochernde Eiferer sind jene, die uns *unsere Methoden* vorhalten. Dabei machen wir letztendlich nichts anderes als Wirtschaftsinstitute oder Wahlforscher, Demoskopen: Wir prognostizieren. Aufbauend auf den sich immer gleichenden und immer wiederholenden Zirkeln menschlichen Lebens und gesellschaftlichen Miteinanders schauen wir, was war und was darum mit Sicherheit sein wird. Stochern dabei aber eben nicht wild und chaotisch in einen Nebel hinein wie jene, die die Moral auf einem großen Pappschild um den Hals spazieren tragen. Und bedienen noch viel weniger eine von Unternehmen, Konzernen oder Parteien gekaufte Erwartungshaltung. Sondern akzeptieren mit größtmöglicher Nüchternheit den reichhaltigen Daten- und Erfahrungsschatz, mit dem zweitausend Jahre Menschheitsgeschichte uns versorgen. Er kommt von der Stange, der Mensch. Und wie im Großen, so wiederholt sich Geschichte auch im Kleinen.

Ist das neu? Nein, das ist alt, bekannt und abgestanden. Darum stehen sie ja auch auf verlorenem Posten, all die sich notorisch Aufregenden und sich Echauffierenden. Die, die uns vorhalten, wir wären gar nicht die Guten, sondern die Bösen, da wir Gott spielten, sie drehen sich im Kreis. Fordern permanent das Gute im Menschen, doch kommt einer und räumt den ganzen Sauladen einmal auf, also wirklich und von Grund auf, argumentiert sauber daher, zieht glasklare Grenzen zwischen den Menschen und ihre Verhaltensweisen, stellt Töpfchen für die einen und Kröpfchen für die anderen bereit, so werden sie fuchsteufelswild. Verheddern sich in ihrer eigenen Widersprüchlichkeit, ihrer Hilflosigkeit. Und werden irre daran.

Brüllen: Verschwörung! Brüllen: Unterwanderung!

Brüllen: Scientology! Nachrichtendienst! Faschisten!

Machen sich zum Affen. Machen sich verdächtig.

Und wir? Wir beschauen und belauschen diese Aufregung in aller Ruhe. Und machen uns Notizen. Treiben die längst erkannte Vervollkommnung einer Menschenvoraussage zur Perfektion.

So fürchterlich kompliziert oder gar nebulös ist unser Treiben gar nicht. Mit ein wenig gutem Willen sowie einer kleinen Portion Verstand kann jeder teilnehmen. Und gemeinsam mit uns erkennen, was nicht zu übersehen ist: Die Kleidung und die Haarschnitte der Menschen, ihre Marotten und Hobbys, alles das mag sich ändern, einem steten Wandel unterworfen sein. Die Gründe aber, warum Menschen töten, vergewaltigen, ausrauben, brandschatzen, diskriminieren, pervertieren, die sind seit zweitausend Jahren deckungsgleich. Warum, die Frage muss erlaubt sein, sollte das nicht prognostizierbar sein?

Wie oft lesen wir, dass ein Adolf Hitler hätte verhindert werden können. Lassen Sie mich Ihnen sagen: Nein, hätte er nicht. Und warum nicht? Ganz einfach: Weil es uns und unsere Menschenerfassung damals noch nicht gab. Hitler kam als große böse Überraschung über die Welt. Obschon er gar keine war. Sondern eine logisch vorauszuahnende, geradezu erwartbare Zwangsläufigkeit. Hätte es uns und unsere Sicht der Dinge bereits gegeben, er wäre nicht einmal ein übles laues Lüftchen geworden, der Hitler. Wir hätten ihn mit Anfang 20 aus dem Verkehr gezogen. Das mag Ihnen als unwahrscheinlich und spekulativ erscheinen. Als eine ungehörige nachträgliche Schlaumeierei. Doch es ist nicht spekulativ. Es ist Malen nach Zahlen.

Darum funktioniert es.

Ja, wir berechnen menschliche Irrläufer voraus, prognostizieren gesellschaftliche Störfälle. Und nehmen sie zeitig aus dem Verkehr, lange bevor sie der Gesellschaft einen Schaden zufügen können. Denken Sie wirklich, der europäische Frieden, den wir seit so langer Zeit genießen dürfen, wäre ein Werk menschlicher Vernunft oder menschlicher Liebe? Denken Sie das wirklich? Nein, er ist ein Werk von Leuten wie uns. Leuten, die bereit sind, ein Doppelleben zu führen. Schließlich ist die Welt noch nicht bereit, sich dieses Eingreifen einzugestehen, noch immer regiert die Scheinheiligkeit, die Mär von der Menschlichkeit, die Legende vom uns alle qua Geburt einenden Band der Liebe. Und das obschon wir weiterhin den menschenfeindlichsten Systemen treu die Stange halten, bevorzugt den korruptesten und marktschreierischsten und durchtriebensten Blendern hinterherlaufen. Anstatt ihnen allen mächtig in den Hintern zu treten, befördern wir sie, wo immer wir können. Machen sie zu unseren Königen und Führern, gaffen und schwänzeln ihnen hinterher.

Wohin hat er uns also geführt, unser angeblicher Anstand? Geradewegs in die Selbstgerechtigkeit. Und damit: die Blindheit. Zum Teufel also mit alledem.

Gesellen wir uns zur Evolution und werkeln kräftig mit am neuen Menschen.

Wie gelähmt ist der Mensch. Sprachlos. Schaut sich gleichsam selbst dabei zu, wie er jene hofiert, die ihn überflüssig machen. Und weil er seinem eigenen Untergang entgegenstolpert, weil er einfach nicht mehr weiß, wo er ansetzen soll, steht er diesen von ihm selbst hochgezüchteten Amokläufern wehrlos gegenüber. Lässt sich abschlachten, schaut ihm verwundert hinterher. Anstatt ihn zu antizipieren.

Entmündigt gehört der Mensch in seiner Fahrlässigkeit. Oder gleich gekeult.

Natürlich agieren wir im Untergrund. Als Guerilla-Kämpfer. Denn da wir nicht alle Menschen entmündigen lassen können, so nötig und überfällig es wäre, tarnen wir unsere Aktionen. Polieren undercover am aktuellen Menschenbestand herum. Bis es eben passt, bis der Mensch als solcher *gut* ist.

Wir lassen es also niemanden bemerken, dass das Verschwinden eines Menschen, dass die geplante und schließlich generalstabsmäßig durchgeführte Ausradierung eines kompletten Lebens von uns allen gewollt und zu unser aller Bestem ist. Lassen es mal aussehen wie einen Unfall, mal wie einen pubertären Suizid, begangen in der provinziellen Einöde eines perspektivlosen Landstrichs.

Dann wieder, wenn sich einer unserer Eliminationskandidaten als unerwartet hartnäckig erweist, greifen wir zum Äußersten, lassen ihn mit Haut und Haar verschwinden. Spurlos, rückstandslos, restlos.

Lautloses BÄMM-BÄMM! für Fortgeschrittene, so nennen wir es. Ebenfalls nur hinter vorgehaltener Hand, ebenfalls nur auf den Fluren unseres Instituts, dafür durchaus amüsiert. Morgens macht sich unser als zukünftiger Schandfleck und Missetäter antizipierter Eliminationskandidat auf den Weg zur Schule, verlässt das Elternhaus – und kehrt einfach nicht zurück. Ob ausgerissen, entführt oder ... der Fantasie unserer Organisation sind in dieser Paradedisziplin des *BÄMM-BÄMM!* keine Grenzen gesetzt. Wichtig ist lediglich, dass Vater und Mutter hernach Rotz und Wasser heulend auf dem hässlichen Plüschsofa einer hässlichen Fernsehsendung hocken und um Rückkehr winseln. Zu der es selbstredend nicht kommen wird. Einige Monate wird es noch billig kopierte Blätter geben, die mit Reißzwecken an Baumstämmen oder mit Tesafilm an Ladenfenstern angebracht sind. Darauf das Gesicht unseres Eliminationskandidaten, der natürlich schon lange kein Kandidat, sondern längst eliminiert und somit *unwiederbringlich* ist. Und eine Zeit wird noch nach ihm gesucht. Ein ganzes Dorf ist in Aufruhr, zunächst wirklich aufgebracht, danach nur noch geschauspielert entsetzt, schlussendlich nur noch uninteressiert und genervt. Abgestoßen von den Eltern, die einfach nicht gutseinlassen können, die nach Meinung aller etwas übertreiben mit der Suche nach ihrem verlustig gegangenen Kind. Ja sich überhaupt ein wenig verdächtig machen in ihrer einfach nicht abebben wollenden Suche.

Womöglich mehr wissen als sie auf dem Plüschsofa einer Fernsehsendung haben preisgeben wollen.

Doch auch das gibt sich schnell, unsere Verlorenes-Kind-Diagramme zeigen den immergleichen Verlauf gesellschaftlicher Anteilnahme, egal in welchem Land, egal zu welcher Zeit. Mitgefühl für andere, womöglich fremde Menschen unterliegt einer hohen Abnutzung. Steigt bei aus der sicheren Ferne beobachteten Schreckensszenarien expotentiell an, kühlt sich dann jedoch flugs ab, schleicht sich über die Gewöhnung zur Hintertür hinaus, um sich dort der Gleichgültigkeit in die Arme zu werfen.

Und in gebückter Haltung schlurfen die Eltern eines verlorenen Kindes durch die Gassen ihres Dorfes, eine zunehmend gelblichere Färbung nehmen die Suchblätter an den Baumstämmen und Ladenfenstern an. Bis jemand mit einem kräftigen Schwarzstift kommt und dem verlorenen Sohn ein Hitlerbärtchen und einen strengen Seitenscheitel malt oder der verlorenen Tochter eine dritte Brust und eine Vagina, die sich durch die Jeans quetscht.

Was Frankenfelder betrifft, so fand all das jedoch nicht statt. Denn als Frankenfelder eines Tages auf unserem Radar auftauchte, da war er bereits 18. Genetisch verkommen, unwertes Leben von Geburt an, kam er uns dennoch vor wie ein Kind. Weich sein Gesicht, scheu sein Blick. Wenn nicht sogar unsicher. Mir schien, er wusste tatsächlich nicht, was er tat. Und was an seinen Taten – und folglich an ihm selbst – in gesellschaftsmoralischer Hinsicht schon nicht mehr zu beanstanden oder zu heilen, sondern nur noch auszumerzen war. Nein, während wir dank unseres Menschheitswissens jeden Tag wussten, was er am nächsten Tag tun würde, schien er selbst von nichts derart überrascht werden zu können wie von sich selbst. Vielleicht, so denke ich inzwischen, kann der junge Frankenfelder sogar mit dem simplen Begriff der Naivität bereits umfassend charakterisiert werden. Unfähig nach vorne oder nach hinten zu schauen, unfähig auch nur simple Sachverhalte antizipieren zu können. Erfrischend dumm gewissermaßen. Und zugleich einem Asperger nicht unähnlich, hochintelligent und in sich gekehrt.

Diese sich mitunter diametral gegenüberstehenden Eigenschaften waren es, die uns unser Augenmerk auf ihn richten ließen. Schließlich sind es selten die eingängig zu dechiffrierenden Charaktere, die den größten Menschheitsschaden anrichten. Sondern die, die mit sich selbst im allergrößten Widerspruch liegen.

IM Krebs über Cristina und Frankenfelder

Cristina liebt Frankenfelder, Frankenfelder liebt Cristina. Sagt zumindest Frankenfelder sich, da die Plattheit dieses Gedankens Nachfragen und Zweifel abzutöten versteht. Frankenfelder mag nicht negativ über die Liebe denken und daher mag er es auch noch viel weniger, negativ darüber zu sprechen, denn die einfachen und platten Gedanken beziehen ihren Reiz aus ihrer Fähigkeit, Totschlagargumente zu sein. Du sagst: Liebe ist alles – und erstickst damit jede Diskussion im Keim, sagst: Liebe rettet die Welt – und bereitest damit einem jeden Nachdenken ein Ende.

Und doch liebt Frankenfelder, wie Cristina ihn liebt, denn liebten sie sich nicht und sagten sie es einander nicht am Morgen, am Mittag, in der Nacht, es fehlte was. Was genau es ist, das dann fehlen würde, Frankenfelder weiß es gar nicht. Ein Gefühl, so seine Vermutung, eine Wärme würde fehlen. Doch das stimmt nicht, das ist Schlagerlied- und Telenovelavokabular. Liebe ist ein Konstrukt, was der Mensch sich irgendwann ausgedacht hat. Weil er beim Betrachten eines Gesichts, bei der Berührung einer Haut Gefühle in sich wahrnahm, die er sich nicht erklären konnte und für die er keinen Begriff hatte. Hass kannte er bereits, der Hass, das kann jeder Anthropologe bestätigen, ist älter als die Liebe. Hass ist der Urgrund von allem Miteinander, ist er doch in uns angelegt als Teil des Arterhalts und Überlebensinstinkts. Ja, der Hass ist keine solche Kopfgeburt, er ist wir, wir sind er. Die Liebe aber ist eine fixe Idee, mit der wir warme Gefühle einzuschalten versuchten, weil es doch ganz praktisch ist, sich zumindest kurzzeitig etwas vorzumachen, um sich wenigstens temporär vor diesem Hass in uns und all den anderen verstecken zu können, denkt Frankenfelder, während er Cristina sanft das Gesicht streichelt.

Liebe ist Psychopharmaka für Angsthasen, die sich der Realität nicht stellen wollen, dass der Mensch nicht lebt und überlebt und überhaupt noch lebt, weil er die Wärme so mag, sondern weil er mit der Kälte umzugehen weiß. Doch er verliert dieses Talent. Jahrhunderte der Lyrik, Jahrzehnte des Schlagers und Jahre unter der Fuchtel von Soap Opera und Telenovela haben den Menschen in die Verweichlichung getrieben und in die irrige Meinung, der Hass sei die perverse Kopfgeburt und die Liebe der Ursprung.

Als Frankenfelder im Fernsehen sah, wie nunmehr sogar Fußballer nach dem Erzielen eines Treffers mit ihren Daumen und Zeigefingern ein Herz formten, da wurde ihm klar, dass er da nicht mehr mitmachen wollte, dass es eine Frage des darwinistischen Anstands war, dieser grassierenden Idee von Liebe den Kampf anzusagen.

Und Cristina sagte zu Frankenfelder, dass sie ihn liebt und Frankenfelder drückte sie an sich, wusste er doch, dass sie es ehrlich so meinte, dass sie das wärmende Gefühl, das entstand, wenn sie beieinander waren, tatsächlich für eine Lösung hielt, dass sie wirklich glaubte, dass sie, ineinander versunken, etwas bewerkstelligen konnten, ein Bollwerk sein konnten gegen das Draußen, das immer lauert. Frankenfelder drückt Cristina, als ihm klarwurde, dass er nur aus Mitleid zu lieben imstande war.

Cristina war ihm zugeneigt, da sie ihn damals, als er in die Hotellobby getreten war, von dem Gefühl überwältigt wurde einen Menschen retten zu können, wie auch er, als er dann an der Rezeption, nichts Anderes mehr im Kopf gehabt hatte als diese so eigentümlich starkschwache Frau retten zu wollen. So wie seit Jahrtausenden Frauen und Männer einander zu retten trachten. Der Mann, dem Frankenfelder Cristina ausspannte, war auf stromlinienförmige Art in Takt gewesen, ein gutgeratener Fels in der Brandung auf klar vordefiniertem Lebenskurs. Cristina war, ungeachtet der Tatsache, dass die bestgeratenen Menschen stets auch die langweiligsten Menschen sind, angezogen worden von diesem Mann. Bis sie gemerkt hatte, dass ihn in den Arm zu nehmen keinen Sinn ergab, da er nicht gerettet werden musste, dass Begriffe wie *gestern* und *draußen* in seiner Welt nicht negativ belegt waren. Und muss einer nicht gerettet werden, wozu dann Liebe, so hatte sich Cristina gedacht, bestenfalls als Zeitvertreib. Wie sollte dieser Mann sie je verstehen? Frankenfelder aber musste gerettet werden, das sah man sofort, auch aus großer Entfernung schlug es Frauen mit Rettergenen ins Gesicht.

Als Frankenfelder 2008 ins Hotel ein- und schließlich auf sie zutrat und nach einem freien Zimmer fragte, dass er nicht bezahlen könne und wolle und für das er auch keinerlei Verwendung habe, da hatte Cristina sich zunächst erschrocken. Draußen vorm Eingang, über die Kamera auf ihrem kleinen Bildschirm betrachtet, hatte Frankenfelder kein Stück abgedreht ausgesehen, auch wie er so vor ihr stand, wirkte er mehr wie ein BWL-Student. Dass sie so etwas nicht führen, hatte sie ihm etwas zu formvollendet und steif geantwortet, woraufhin Frankenfelder sich mit dem Zeigefinger unter der Nase entlanggerieben und dann eine schwungvolle Bewegung vor der Stirn vollführt hatte, an deren Abschluss er sich mit dem Zeigefinger auf die Schädeldecke getippt hatte. *Na, wenn's der Wahrheitsfindung dient!* hatte er dann ausgerufen und Cristina hatte sich, da bereits, wie ihr später klarwurde, in ihn verliebt.

Da Frankenfelder nicht weiter nachgeschoben hatte und auch Cristina nichts eingefallen war, was sie noch hätte sagen oder fragen können, waren sie ziemlich lange stumm voreinander herumgestanden. Cristina, weil sie intuitiv merkte, dass vor Frankenfelder niemand Angst haben musste und sie neben allem, was ihr ihre Angst vorm Leben erträglicher gestalten konnte, auch alles mochte, was ihr die bedrohliche Einsamkeit und Langeweile einer Nachtschicht vertreiben konnte. Und Frankenfelder, weil er es nicht leiden konnte, bei einem gegenüber so gar keine Änderung in der Mimik feststellen zu können. Dass er sich sofort in Cristina verliebte, nein, das konnte er gewiss nicht behaupten, doch Cristinas stoischer Gesichtsausdruck verzauberte ihn, er war einiges an Gesichtsentgleisungen von Frauen gewohnt, das hier aber war neu. Der Trieb, Cristina impulsive Reaktionen abtrotzen zu wollen, sie zum Lachen, zum Weinen, zum Schreien oder kreischen zu bringen, sie in die

Flucht zu schlagen und wieder anzulocken, er wurde in jener Nacht geboren.

Frankenfelder – Publikum hatte er seinerzeit noch keines – sehnte sich nach einer permanenten Projektionsfläche, Cristina nach einer Möglichkeit, sich zu retten, indem sie einen anderen Menschen, fortan also Frankenfelder, zu retten versuchte. Ein Verhaltensphänomen, für das ebenfalls der Begriff der Projektionsfläche erfunden wurde, ein jeder sucht im anderen zuvorderst sich selbst. Und es wäre ein keinesfalls tragisches Verhaltensphänomen, wenn es nicht unter dem Decknamen „Liebe" derart grassieren würde, dachte Frankenfelder (aber erst später) und dachte auch Cristina (wesentlich später erst als Frankenfelder, aber keinesfalls zu spät, um sich, im Gegensatz zu Frankenfelder, gerade noch in Sicherheit bringen zu können vor, wir ahnen es: sich selbst).

Nachdem die beiden also schweigend eine Weile voreinander herumgestanden hatten, dort an der Rezeption, hatte Frankenfelder gesagt, vielmehr gerufen, obschon keine zwei Meter von Cristina entfernt: Ich bin Künstler!

Aha, hatte Cristina gesagt und dann gefragt: Verdient man damit Geld?

Und Frankenfelder hatte gesagt, vielmehr immer noch gerufen: Andere schon! Ich nicht!

Wie, gar nichts?, hatte sie gefragt. Null!!, hatte er gebrüllt. Wie schade, hatte sie da geraunt und gefragt, ob er male – Nein! – ob er schauspielere – Nein! – ob er schreibe – Nein! – oder singe – Nein! Und schließlich, als ihr langsam die Fragen ausgingen, ob er denn schonmal aufgetreten sei oder etwas veröffentlicht habe: Nie und Nix! Das sei ja nun nicht so viel an Kunst, hatte Cristina vor sich hingeflüstert, worauf Frankenfelder zurückbrüllte, dass das ja wohl die größte Kunst überhaupt sei, ein Kunststück, das kaum ein Künstler hinbekomme, Aktionismus durch Verweigerung, laut sein durch leise sein. An diesem Punkt musste Cristina dann doch lachen, woraufhin Frankenfelder sich genötigt sah, sie brüllend zu fragen, ob sie etwa ein Problem mit leisen Menschen habe, was sie, wie sie Frankenfelder deutlich zu verstehen gab, keineswegs hatte, woraufhin Frankenfelder das Brüllen einstellte, sie für den nächsten Tag zum ersten Date in den nächstbesten „Raum der Stille“ einlud, wofür sich Cristina schon wenig später mit einer Einladung revanchierte, sich ein paar Euro als Nachtportier im Hotel zu verdienen, so könne er die Tage für das effektive Nichtmalen von Bildern oder Nichtschreiben von Romanen nutzen und wäre nach drei bis vier Schichten finanziell in der Lage, sich für eine Nacht ein Zimmer im Hotel leisten zu können, was er sich dann praktischerweise gleich selbst einbuchen könne.

Wir merken, der Unsinn stand in der Beziehung zwischen Cristina und Frankenfelder schon von Beginn an Pate. Und auch wenn Frankenfelders späteres tatsächliches künstlerische Wirken dem Anschein nach eine aus dieser Unsinnigkeit hervorgegangene Sinnhaftigkeit darstellt, so ist auch das selbstredend nur ein Trugschluss. Ein auftretender und veröffentlichender Künstler wurde Frankenfelder wie die meisten anderen Künstler auch, aus Feig- und Hilflosigkeit.

Frankenfelder allein in seiner Wohnung, 2016

Und nun verlässt du deine Wohnung überhaupt nicht mehr. Befindest dich auf dem Weg in ein anderes Blau. Hockst mit angezogenen Knien auf deiner Matratze, entscheidest dich gegen eine Zigarette, entscheidest dich gegen einen Kaffee, entscheidest dich gegen ein Buch. Entscheidest dich, keine Entscheidungen mehr zu treffen. Zu einem entscheidungslosen Menschen zu werden. Aufzubegehren gegen diesen allgegenwärtigen Aufruf zur Entschiedenheit, diese allgegenwärtig propagierte Entschlussfreude. Du magst kein Aufheben mehr machen um dich selbst, um deine viel zu vielen Worte, um deine viel zu langen Sätze, deine Adjektive, deine Prädikate und um das unentrinnbare Subjekt – du möchtest das alles loswerden, es ein für alle Mal streichen. Willst niemand mehr sein und nichts mehr tun. Nicht mehr teilnehmen. Sterben willst du nicht, nein, das hattest du schon. Der Wunsch zu sterben war gestern. Längst erscheint er dir pubertär.

Was du anstrebst, ist Gedankenlosigkeit. Wonach du dich sehnst, ist Stumpfheit und Lethargie.

So, denkst du, könnte es sich leben lassen.

Noch bist du wütend. Dein Zorn, er bebt noch immer in dir, lässt sich nicht so einfach vertreiben. Dass du dich nicht länger mitschuldig machen willst am ökonomischen, ökologischen und ethischen Desaster der Menschheit, denkst du. Dass du keiner sein willst, von dem es eines Tages heißen könnte, er sei dabei gewesen.

Na, Donnerlittchen, denkst du. Kriegst nicht einmal eine Beziehung zu einem anderen Menschen auf die Reihe, erdreistest dich aber weiterhin, die ganze Welt penetrant zu maßregeln.

Du willst nicht teilgenommen haben. Und dabei gewesen sein willst du auch nicht. Aha. Soso. Das ließe sich als felsenfester Entschluss eines disziplinierten Geistes durchaus akzeptieren. Könntest du doch nur nachreichen, wo exakt du nicht dabei gewesen sein willst.

Aber nicht einmal das weißt du. Beim Massaker auf dem Tiananmen-Platz vielleicht, damals, Peking 1989? Sind das die Größenordnungen, in denen du denkst? Sind das die desaströsen Auswüchse, von denen zu behauptest sie würden dir den Lebenssaft aus den Venen quetschen? Tapfer, tapfer! Und so edel. Du auf deiner Matratze, prangerst mal eben so die ganze Welt an. Die einen, weil sie etwas getan haben, die anderen, weil sie es nicht zu verhindern wussten. Du machst es dir einfach. Oder halt, nein: Warum nur machst du es dir so schwer? Wir leben im Zeitalter der Globalisierung. Aber bedeutet das auch, global denken zu müssen? Mal unter uns, Matratzen-Mann: Was geht dich die chinesische Demokratiebewegung an? Seit du Cristina zwangst, von dir zu gehen, hast du erkennbar Schwierigkeiten damit, deine eigene Bude sauber zu halten. Aber in ganz China aufräumen willst du! Frankenfelder, du Hund, lass den Scheiß! Für blitzblanke Verhältnisse in China sorgen wollen, hier aber mit fettigen Haaren und Schmutz unter den Fingernägeln durch die Gegend strolchen, das ist ekelhaft. Gar nicht hinsehen mag man da, so widerwärtig ist das. So wie diese Leute, die sich von Berlin oder Baden-Württemberg aus für Tibet einsetzen. Weil sich das so gut anfühlt, wenn man schon Fan von

Joan Baez ist. Und weil der Vorteil an einem Engagement pro Tibet der ist, dass man nicht sonderlich viel zu verlieren hat dabei. Pfui Teufel, Frankenfelder, willst du eine solche unaufrichtige, feige Type sein?

Nein, willst du nicht. Also lass die Finger von Dingen, die dich nichts angehen. Wenn die Chinesen oder Tibeter ihr eigenes Leben ankotzt, dann müssen sie sich selbst ändern. Und nicht von dir geändert werden. Am besten noch von deiner weichen Matratze aus.

Also downgrade dich, Junge. Schalte mal ein paar Gänge runter. Historische Verantwortung? Du hast keine historische Verantwortung. Du bist Frankenfelder und du hockst hier im 6. Stock auf einer Matratze. Das ist kein großes Ding. Also mach auch keines daraus. Oder ist es die verkappte Sehnsucht, an etwas Großem beteiligt zu sein, Frankenfelder? Schlage dir das mal schön aus dem Kopf. Geschichte lässt sich nicht aktiv aufsuchen. Allenfalls passiv gefunden werden kann man von ihr. Ob du nun hier auf deiner Matratze verrottest oder mit einer Machete durch Guangzhou rennst und kommunistischen Knalltüten die gelben Köpfe von den gelben Hälsen schlägst, ist doch sowas von Einerlei.

Kleinen Lebenstipp gefällig, Frankenfelder? Strecke deinen Arm aus. Soweit du kannst. Genau so, so ist's gut. Und nun drehe dich einmal um die eigene Achse, Arm weiter ausgestreckt lassen. Super. Das, Frankenfelder, ist dein Lebensradius. Alles was du mit ausgestrecktem Arm nicht erreichen kannst, entzieht sich deiner Handhabe. Geht dich also nichts an. Du kannst es nicht spüren und darauf einwirken auch nicht. Dir als komplexes Theoriegebilde in den Schädel stellen kannst du es. Und dich dann wundern, dass es deine Gedanken beschwert, so sehr, dass sogar dein Gang schleppender wird. Mensch, Frankenfelder, du Holzkopf!

Wenn du der chinesischen Demokratiebewegung oder Tibet helfen willst – zieh hin. Werde Chinese oder Tibeter. Ganz einfach. Aber zerschinde dir nicht den Schädel, nicht als Deutscher und schon gar nicht hier von Deutschland aus. Das ist so feige, dass es nicht einmal mehr Eskapismus, sondern nur noch charakterlos ist.

In den Tagesthemen berichten sie von einem fiesen Militärputsch in Mittelamerika? Tu dir und der Welt den Gefallen und lass den Militärputsch dort, wo du ihn gefunden hast. In den Tagesthemen. Du musst nicht jede Ekelhaftigkeit, die du auf der Straße findest, gleich in die eigene Bude schleppen, platt drücken, einrahmen, an die Wand hängen. Sowas zu tun, ist bäh! Hat deine Mutter dir das nie beigebracht, Frankenfelder?

Eine jegliche Weltpolitik kann dir getrost und geflissentlich am Hinterteil vorbeigehen. *Weg* sei keine Richtung sagen die Menschen zwar – aber auch nur, weil sie es nie versucht haben, nie wirklich weg gewesen sind. Also bleib du mal schön hier hocken und belehre sie eines Besseren. Los, Frankenfelder, go Frankenfelder! Bauklötze staunen wird die Menschheit, wenn sie mitbekommt, dass du der erste bist, der fortan nichts mehr mitbekommt. Natürlich ist auch das ein wenig selbstverliebt. Deine Sehnsucht nach einer vollkommenen Abkehr, das ist keine verantwortungsvolle, sondern eine bestenfalls fahrlässige Sehnsucht. Man hat Menschen schon wesentlich differenzierter in den mentalen Sonnenuntergang trotten sehen, Frankenfelder. Doch du ahnst, dass es schlichtweg nicht lohnt, detaillierter zu werden, ist dieser allgegenwärtig vorherrschende Drang nach Differenzierung und Feinjustierung doch das Problem. Der ständige demokratische Austausch, die Debatten, das Vor und Zurück – das alles ist so vernünftig, dass es kein Wunder ist, dass nichts und wieder nichts vorangeht.

Es ist das Schicksal des Homo Demokraticus, viel zu quatschen und wenig auf die Reihe zu bekommen. Verglichen mit dem Homo Sapiens ist der moderne Homo Demokraticus ein absurdes Wunderwerk an Ineffektivität. Gab es für den Homo Sapiens ein Problem, so schnappte er sich seine Keule, trottete hin und schlug es aus der Welt.

Nicht so der Homo Demokraticus. Der versucht, seine Probleme aus der Welt zu quatschen. Das ist lustig anzusehen, durchaus. Führt jedoch bekanntlich an guten Tagen zu wenig. Und an schlechten zu nichts. Am Nordpol schmelzen die Polkappen vor sich hin und am Amazonas wird munter der Regenwald abgeholzt? Schön, dass wir schiedlich friedlich drüber geredet haben. Beim Kaffeeklatsch im Parlament. Oder vor der

UN-Vollversammlung. Zivilisiert gehen wir politisch korrekt in den wohlgeordneten Untergang.

Diese verdammte Demokratie wird uns alle auslöschen. Wie menschenfeindlich muss einer sein, dass er sich selbst freiwillig *Demokrat* zu nennen bereit ist? Nimm dich selbst, Frankenfelder. Du bist noch keine vierzig Jahre alt und doch hast du die Welt schon oft in Diplomatie erstarren, an Diplomatie verrecken sehen. So sehr zu einem Synonym für Fahrlässigkeit ist dir der Begriff Diplomatie geworden, dass in dir längst der Entschluss gereift ist, der Menschheit einen Dienst zu erweisen. Nach New York zu reisen und diese ganze vermaledeite UN-Vollversammlung in die Luft zu jagen. Damit es endlich mal weitergehen kann mit dem Planeten. Damit die feinen Herren mal spitzkriegen, dass Gewalt Missstände sehr wohl besser löst als Worte.

Bisher bist du aber nicht nach New York gereist. Und in die Luft gejagt hast du auch niemanden. Und so geht nichts voran. Schäm dich, Frankenfelder! Die Welt braucht einen wie dich. Du aber dümpelst hier auf deiner Matratze herum und spielst den Abseitigen. Dabei bist du nicht die Spur abseitig. Wütend bist du.

Hast du vorhin noch gedacht, dass es sinnlos ist, Macheten schwingend durch China zu laufen? Denk noch mal darüber nach, Frankenfelder! Sicher, weit wirst du nicht kommen, vier oder fünf Köpfe wirst du abschlagen, dann wird dir ein sauberer Genickschuss ein rühmliches Ende bereiten. Aber hey, effektiver und zielführender als die UN-Vollversammlung in ihrer über siebzigjährigen Geschichte wirst du allemal gewesen sein. Vor Neid erblassen werden die feinen Herren Diplomaten, wenn sie mitbekommen, was ein einzelner Mann mit Machete zu bewerkstelligen in der Lage ist.

Nein, es braucht keinerlei Differenzierung. Es braucht auch keine Feinjustierung. Was es braucht, ist die große, die überbordende Lösung. Du bist nicht stolz darauf, nach Jahrzehnten emsigen Zeitungsstudiums über das Seufzen und das Augenrollen zu einem Faible für Diktatoren, Genozide, Atombomben und Epidemien gelangt zu sein. Du hättest gerne darauf verzichtet, hättest lieber auf Gandhi, John Lennon oder Mutter Theresa geschworen wie all die anderen heuchlerischen Lackaffen da draußen. Da hätten sie aber eben auch mal was voranbringen müssen. Gandhi hat gewaltlos Indien befreit. Und nun? Nun gehen acht Inder auf eine Frau los. Und John Lennon hat nackt mit Yoko Ono rumgelungert, sich dabei fotografieren und filmen lassen. Und wäre es nicht John Lennon gewesen, wir hätten es *Porno* und *widerwärtig* genannt. Aber nichts da, *Give Peace A Chance* und *Imagine* hat John Lennon trällern und dabei ganz sämig aus der Wäsche glotzen dürfen. Derweil Cynthia Lennon sich die ganze Scheiße anhören und ansehen hat müssen und gar nicht wusste, wo anfangen und wo aufhören mit Kotzen.

Wie, das muss man alles differenzierter sehen? Einen Scheiß muss man! Klar, Cynthia hätte sich das alles ja nicht ansehen und anhören müssen. Hätte den Beatles- und Lennon-Songs konsequent aus dem Wege gehen können. So wie die vergewaltigte und dutzendfach brutal penetrierte Inderin ebenso gut den Indern aus dem Weg hätte gehen können. Mitten in Bombay. Schonmal in Bombay gewesen und versucht indischen Männern aus dem Weg zu gehen? Schonmal Radio eingeschaltet und versucht, John Lennon aus dem Weg zu gehen?

Zum Teufel mit der Differenzierung, die Briten hätten nie aus Indien verschwinden sollen. So wie die Römer nie aus Palästina. Sind sie aber und alles, was danach kam, wurde Scheiße. Außer für kurze Zeit, da nämlich waren die Briten auch in Palästina. Wann sind sie weg aus Palästina, die Briten? Richtig, Mai 1948. Was kam danach und dauert bis heute an? Richtig, Scheiße, Scheiße und nochmal Scheiße.

Ich vermisse die alten Briten. Und ich vermisse auch die alten Römer. Den Globus aufteilen, die eine Hälfte britisch, die andere römisch machen, bisschen Machiavelli drüberstreuen, fertig ist die perfekte Gesellschaft. Und wäre es nicht perfekt, so wäre es gewiss besser als das, was wir stattdessen heute haben.

Nein, von dieser neu erwachten Vorliebe für schnittige Politsysteme und holzschnittartige Machtapparate hat dich niemand mehr abbringen können. Und so hast du unter den despektierlichen Blicken deiner Freunde, begonnen radikale Ansichten zu entwickeln. Aus Notwehr. Und aus einer Verzweiflung heraus, da du weißt, dass sie unwiederbringlich sind. Die alten Römer genauso wie die alten Briten.

Dabei wäre es so wichtig, dass endlich etwas passiert. Eine Ordnungsmacht auf den Plan tritt. Schließlich muss er doch auch mal ein Ende haben, dieser ganze bilaterale Wahnsinn.

Erst Trümmer. Dann Aufbau. Das ist das politische Programm, das du dir zurechtgelegt hast in deinem Kopf. Kannst du etwas nicht ändern, so musst du es kaputtmachen. Ganz simples, über Jahrtausende gut und erfolgreich erprobtes Hausmittelchen.

Dummerweise bräuchte es dafür Mitstreiter. Und die hast du nicht. Wozu sich also tiefergehende Gedanken machen, wozu haarspalterisch differenzieren. Um sich als gebildeter Schnösel aufspielen zu können? Irgendwann den Nobelpreis für fortgeschrittenes Lackmeiertum abgreifen zu können? Toll, dass du in Tübingen, Harvard, Peking studiert hast, obersteil, dass du fünf Sprachen fließend sprichst, man mit dir an keinem arabischen Restaurant vorbeilatschen kann, ohne dass du vor dem Ladenschild stehenbleibst und den Mann von Welt raushängen lässt. Alles klasse – hilft nur leider nicht weiter. Denn je studierter einer ist, desto mehr verschließt er sich für klare Lösungswege. Blockiert angesichts seiner eigenen Kleinteiligkeit.

Nein, es spielt keine Rolle, woran du nicht teilnehmen willst und wo du nicht dabei gewesen sein willst. Markiert eine explizitere Überlegung mitsamt detaillierterer Darstellung doch bereits den Anfang deiner Mitschuld. Draußen vor der Tür verreckt die Welt an ihrem heillosen Durcheinander. Und du, mein Freund, bist einer ihrer Totengräber, wenn du dich weiterhin beteiligst. Wenn du noch einen Tag länger Mitglied bist im demokratisch-anthroposophischen Zeitvertrödelungs- und Debattierclub. Allen den Arsch aufreißen oder aber sich verpfeifen – diese beiden Optionen bleiben.

Und da du diese ständig in dir gärende Wut satthast, es nicht mehr erträgst, sie zu analysieren, zu hinterfragen und schlussendlich für logisch nachvollziehbar, verständlich und berechtigt zu halten, muss nun die Abkehr her. Der polnische Abgang. Ohne Verabschiedung, zack, zur Hintertür raus.

Du verweigerst dich fortan den Menschen und der Welt und markierst gerade dadurch die Fortentwicklung deines Geschlechts. Den Übergang vom törichten handlungswütigen Esel zum friedenstiftenden Blatt im Wind.

Und so hast du, in einem letzten Akt von Konsequenz und Aufrichtigkeit dir selbst gegenüber, beschlossen dich fortan abzuwenden. Abzuwenden nicht nur von allem draußen, nein, auch von allem drinnen. Du bist nicht besser als alle anderen, das weißt du, die Ehrlichkeit, dir genau das einzugestehen, besitzt du. Mitmachen und teilnehmen willst du dennoch nicht. Zu groß ist deine Abscheu, *dabei* gewesen zu sein. Als Mensch unter Menschen zu gelten. Nichts und wieder nichts ändern zu können, aber wenigstens ausgiebig drüber gequatscht zu haben mit jenen, die genauso wenig ändern können wie du. Warum ihr dieses ziellose Gelaber als konstruktiven Austausch fester Standpunkte empfunden habt, du weißt es selbst nicht mehr, vermutest aber Arroganz, die sich mit Hilflosigkeit vermengt, um – wie immer wenn Arroganz und Hilflosigkeit sich paaren – schließlich im Deckmantel der Intellektualität daherzukommen. Und nun musst du fast darüber lachen, wie oft du damals, vor deiner Radikalisierung, mit Männern deines Schlages zusammengesessen hast. Ihr an einem kleinen Tisch in einer kleinen Eckkneipe in eurem kleinen Provinznest gesessen und die große Weltpolitik durchdiskutiert habt. Ja, die ganze Weltpolitik in einer kleinen Eckkneipe in Bad Oberlippespringe oder Hermannshastehusen. Und nach vier oder fünf Stunden seid ihr nachts dann auf die Straße getreten und wart stolz wie Oskars, in eurem nach oben gereckten Schädel wirbelte der Alkohol, in der stolzgeschwellten Brust die festen Standpunkte. Dieserart wart ihr nach Hause gegangen, um euren politischen Bierdiskurs-Rausch auszuschlafen. Während in Paris ein Penner an die Außenwand der türkischen Vertretung rotzte und damit binnen weniger Sekunden weit mehr lostrat, als ihr Salonpolitiker mit eurem unnützen Wissen und eurem bescheuerten Bekenntnis zur Demokratie es jemals vermocht hättet. Nicht, weil er ein Zeichen setzen wollte, hatte der Penner in hohem Bogen gegen die Mauer des türkischen Konsulats gespuckt, nicht einmal Kurde war er gewesen. Nein, ein Latino war es, der nicht einmal wusste, wo die Türkei liegt und dass er da gerade gegen eine Konsulatsmauer rotzte. Aber einen Aufruhr und ein diplomatisches Gezeter hatte das gegeben! Hätten du und dein Provinzdebattierclub davon gehört, ihr wäret nicht derart selbstgefällig auf die Straße getreten, um euch selbst gleichermaßen anständig wie geil zu finden. Nein, augenblicklich mit einer theatralischen Harakiri-Gebärde selbst erdolcht hättet ihr euch.

Und nun ist es passiert, du musst lachen. Sitzt auf deiner Matratze, hast dir vorgenommen den weltentrückten Asketen zu geben, bist aber erst einmal köstlich amüsiert über dich selbst und die vielen idiotischen Wege, die du in deinem Leben bereits gegangen bist.

Okay, dort wärst du gerne dabei gewesen, beim gemeinsamen theatralischen Harakiri. Oder noch besser: bei einem Parteitag, egal welcher Strömung oder Ausrichtung. Einer dieser überdimensionierten Parteitage, für die selbst Stadthallen zu klein sind und auf dem eine Basis über ein Grundsatzprogramm streitet, drei oder vier Tage lang. Und die sich schließlich gesammelt und Massada-mäßig das Leben nimmt, als die Information durchsickert, in Katschulistan hätte sich eine wunderschöne Taube während einer noch viel wunderschöneren Panzerparade dem Militärführer auf die Schulter gesetzt. Und der hätte sich, nach zwanzig Jahren im Kreuzfeuer internationaler Proteste, dieser Taube wegen entschlossen, seinem Volk nun doch noch die Freiheit zu schenken und zurückzutreten. Nicht der Proteste, nein, der Taube wegen. Und weil das Wetter so schön war und die Panzer so blitzeblank gewichst daher rollten, es sah fast aus, als schwebten sie.

Dieserart funktioniert es doch, das Leben. In China fällt der berüchtigte Sack Reis um und einem Exil-Kubaner in Florida zieht genau das die Schuhe aus. Ausschlaggebend ist neuerdings so ziemlich alles, nur eben nicht mehr das Argument. Hast du Argumente, bist du verloren. Hüte dich also besser davor, rechtzuhaben. Verraten und verkauft wirst du sein, sobald du die Logik zu deinem Anwalt machst.

Du weißt nicht, was du jemandem erzählen würdest, der dir offenen Geistes gegenübertreten und weitere Ausführungen fordern würde. Alles was du weißt, ist, dass irgendwas im System der Menschheit katastrophal schiefläuft. Ja, irgendwas ist kaputt da drin, jeder sieht es, jeder weißt es. Doch wir verfügen über kein Fachpersonal mehr, das derart gut ausgebildet wäre, dieses hochgezüchtete und emporoptimierte Menschmonster noch zu reparieren. Und kannst du etwas nicht reparieren, so musst du es kaputtmachen. Nicht wegwerfen, nein, wegwerfen war gestern, wegwerfen ist was für Misanthropen. So einer bist du nicht, du doch nicht. Du bist einer, der konstruktiv denkt. Also willst du es kaputtmachen. Menschheitstrümmer erzeugen. Um alsdann etwas Neues aufzubauen.

So wie bisher funktioniert es jedenfalls nicht, jeder, den du fragtest, hat dir das bestätigt. So wie bisher geht es nicht weiter. Nicht mit dir. Und noch viel weniger mit den Menschen, ihrem verpuffenden Elan, ihren zerstörerischen Ambitionen. Und da du die Menschen nicht in einem Schwung ändern kannst, musst du eben an dich ran, das ist Aufgabe genug. Dem ewigalten Trott Lebewohl zu sagen, der ewiggleichen Konditionierung zu entrinnen. Auf den Trümmern deiner selbst einen neuen Menschentypus zu erschaffen.

Wie gerne du dir nun die Pulsadern öffnen würdest. Nein, nicht um dich umzubringen, über diesen egoistischen Punkt bist du lange hinweg. Nein, um einen Aderlass durchzuführen, darum willst du sie dir öffnen. Einen guten alten Aderlass, wie er über Jahrhunderte millionenfach durchgeführt wurde. Bis die neue Medizin auf den Plan trat und die Entstehung des modernen Menschen damit fahrlässig mitermöglichte. Warum ihn nicht wiedereinführen, diesen guten alten Aderlass? Himmel, was vermisst du den Aderlass!

Das Blut in deinem Körper hat sich gestaut. So lange schon pulsiert es in dir, wird im ewiggleichen Kreislauf durch deine Venen gepumpt, dass es längst geronnen, längst verdorben ist. Seit Jahrtausenden waten die Menschen doch im mehr oder minder gleichen Saft umher. Und wissen allesamt, dass es kein gutes Ende nehmen wird. Sich die Pulsadern öffnen und sein schlechtes Blut abführen muss der Mensch. Sich literweise den roten Saft abzapfen, sich befreien von dieser allgegenwärtigen Verklumpung und Verstopfung. Ohne unser rotes Blut werden wir alle sterben, sagen die, die vor einer solchen Maßnahme warnen. Das mag stimmen. Doch es ist Argumentation. Und wie jede Argumentation unnütz, unterschlägt sie doch, dass wir auch mit rotem Blut sterben werden.

Nichts zu verlieren hat der Mensch somit.

Und doch meidet der Mensch die Wunde, fürchtet Aufprall und Schnitt, gerät in helle Panik, kaum dass sich seine Haut öffnet und seinen *Lebenssaft* offenbart. Warum das so ist, warum er sein rotes Blut heiligt, es aber ums Verrecken nicht sehen möchte, niemand weiß es. Permanent die Menschlichkeit propagieren möchte der Mensch. Begegnet er ihr jedoch, der Menschlichkeit, so nimmt er Reißaus. Fällt mitunter gar in Ohnmacht. Das menschliche Herz ist wunderbar? Sicher, sicher – so lange es uns stilisiert auf einer Postkarte oder in einem Gedichtband begegnet. Schon einmal ein echtes Herz gesehen? Diejenigen, die je ein echtes Herz zu Gesicht bekamen, sind doch ein Leben lang aus dem Würgen nicht mehr herausgekommen.

Die Vermutung einer großen menschlichen Selbsttäuschung liegt nahe. Geschaffen, um uns den Weg zu uns selbst zu verstellen. Wollen wir unsere eigene Hässlichkeit nicht erkennen oder dürfen wir es nicht? Nur wer sich selbst stilisiert, ist in der beglückenden Lage, den Untergang der Zivilisation auf alles und jeden schieben zu können, nur eben nicht auf sich selbst. Vom ersten bis zum letzten Lebenstag despektierlich seufzend den Schädel über den Gang der Welt schütteln zu können ist das Vorrecht jener, die schön von sich selbst zu denken gelernt haben.

Selig sind die von Selbsthass Vergrämten. Hat schon Jesus gesagt. Wie, hat er nicht? Hätte er tun sollen, wäre zur Abwechslung mal ehrlich gewesen.

Was also spricht gegen einen großen Aderlass? Generalstabsmäßig geplant, von der Regierung per Dekret zwangsverpflichtend einem jeden Bürger aufgedrückt, an öffentlichen Plätzen volksfestartig durchgeführt, im ganzen Land. Hinten spielt die Marschkapelle *Gloria in excelsis Deo*. Und vorne setzen Tausende von Ärzten ihre Schnitte. Sagen wir: Zwei Millionen am Tag. Wären wir in zwei Monaten durch. Wer sich weigert, gilt als fahnenflüchtig. Wird von zivilcouragierten Nachbarn wie mir denunziert, von Spezialeinheiten gejagt, aufgespürt, deportiert.

Wohin? Wen kümmert es. Uns aus den Augen. So könnte es gehen. Ich denke, dort würde ich teilnehmen. Mit flammendem Herzen dabei sein.

Ein Schreckensszenario? 80 Millionen Deutsche lägen blutarm in der Gegend herum, schleppten sich mehr recht als schlecht durch ihren Alltag. Müssten geschwächt nach jedem zehnten Schritt eine Pause einlegen, nach jedem zwanzigsten Handgriff innehalten.

Egal ob Panzer nach Saudi-Arabien liefern oder auf der Autobahn mit 180 Sachen dem Vordermann im Nacken sitzen – Morgen wieder, mein Kind. Morgen kann Papa wieder loslegen, im Namen der Evolution, für Wirtschaftswachstum und willige Frauen, zeigen, was er draufhat. Kräftig austeilen, reichlich einstreichen. Heute aber muss Papa erstmal ausruhen. Sich setzen. Sich legen. Sich dem Zivilisationsschwindel stellen. Eine flockige Runde Ausbluten.

Ja, so könnte es gehen. Doch es ist nur eine schöne Idee, nicht umsetzbar. *Schreckliche Vorstellung* sagen nämlich die dazu, denen das Wohl der Welt seit jeher am Allerwertesten vorbeigeht, welche die überfällige Gesundung von Mensch und Natur boykottieren, weil sie nicht vorbeikommen am Ich oder es mit viel Mühe gerade einmal ins Du schaffen. Da können sie so oft und so vehement von Wir sprechen wie sie wollen. Dieses Wir ist ihnen scheißegal, so scheißegal, dass sie nicht einmal davor zurückschrecken, es zu missbrauchen. Sie vergewaltigen das Wir, um ihre Idee vom Ich zu nähren.

Aber siehst du, so geht es. Deine Ideen sind stichhaltig. Doch gerade ihre Stichhaltigkeit ist ihre Schwachstelle, denn umsetzen lassen sie sich nicht. Zu sehr sind die Argumente auf deiner Seite, um aus deiner Menschheitsrettungsfantasie Realität werden zu lassen. Denn du hast deine Rechnung zwar über die Menschen gemacht, aber eben nicht mit ihnen. Und der Mensch ist bekanntlich nicht fähig, sich als Massenbewegung am eigenen Schopf aus dem Schlamm zu ziehen.

Also zurück zu dir. Denn so, wie du bisher gelebt hast, kannst auch du nicht weiterleben, willst du nicht weiterleben, darfst du auch nicht weiterleben. Bessere Ideen zu haben als alle anderen macht dich noch lange nicht zu einem besseren Menschen. Sträflich unterlassen hast auch du deinen eigenen Aderlass bisher. Und warum? Weil er Übermenschlichkeit erfordert. Und du, du bist noch längst nicht der entrückte Mensch, der du gerne wärst. Sonst würde dein Zorn nicht weiterhin derart erfolgreich an dir nagen. So wie dein tief in dir verwurzelter Zorn dich seit

Jahr und Tag antreibt, regiert, kontrolliert will er auch nun wieder, dass du von deiner Matratze aufstehst, hinaus auf die Straße rennst und dem erstbesten Passanten auf die Fresse haust. Noch viel lieber würdest du Cosmin auf die Fresse hauen, klar, das hätte doch mal Methode. Aber du weißt, dass das nicht geht. Unerreichbar erscheint dir Cosmin an Tagen wie diesen. Also brauchst du ein Stellvertreteropfer, einen Cosmin-Ersatz. Doch nichts ergibt Sinn, kein Opfer deiner Gewalt lässt sich erdenken, das in deiner Situation plausibel, geschweige denn gerechtfertigt wäre. Und fehlt es an Bestimmtheit, so entscheidet der Zufall, das wankelmütige Lebenslos. Also denkst du darüber nach, hinaus auf die Straße zu rennen und einfach irgendwem die Schnauze zu polieren. Dem, der gerade des Weges kommt. Es wäre nicht das erste, könnte aber das letzte Mal sein, dass du so etwas tust. Schließlich geht es genau darum bei einer jeden deiner Aggressionen: auf jemanden zu treffen, der aus dem gleichen Holze geschnitzt ist, der dich versteht wie kein Zweiter. Und der daher in der Lage ist, es dir doppelt und dreifach heimzuzahlen. Da auch du ihm ein erstbester Passant bist. Der erste, dem er begegnete, kurz nachdem er beschlossen hatte, ungestüm auf die Straße zu laufen und irgendwem die Fresse zu polieren. Den Zorn in sich selbst und auch in dir für eine Weile zum Verstummen bringen wird dieser Mensch, der so ist wie du, nur stärker, nur schneller. Konsequenter. Da er womöglich noch nicht diesen Plan von Entrückung im Kopf hat.

Dies ist keine Utopie und es ist auch keine Wahnvorstellung. Es ist Realität, vollzieht sich seit Jahrhunderten, seit Jahrtausenden auf den Straßen dieser Welt. Seit jeher kommen erstbeste Leute aus ihren erstbesten Häusern gerannt, polieren erstbesten Passanten die Fresse, prügeln sich gegenseitig den Verdruss aus dem Leib. So ergeht es seit jeher den Menschen, so ergeht es seit jeher auch dir. Es ist die Formel allen Lebens. Du glorifizierst es nicht, nein, es ekelt dich an. So sehr bist du noch immer gefangen in dem Bild, das du dir von dir selbst zu machen gelernt hast, dem Bild eines friedfertigen Menschen, dem Bild eines auf Ausgleich und Einvernehmen ausgerichteten Menschen. Doch diese gottverdammte Ehrlichkeit lässt sich nicht mehr aus deinem Kopf vertreiben. Und so siehst du dich zwar noch als guten Menschen, als Opfer schändlicher Leute und schändlicher Taten, spürst jedoch längst, wie sehr dir dieses rüpelhafte Verhalten und dieses rigorose Vorgehen zu einem Lebensinhalt geworden sind. Wie sehr die Fähigkeit, unreflektiert und undifferenziert auf die Straße zu rennen und dem erstbesten Passanten kommentarlos die Fresse zu polieren, zu deinem einzigen Überlebensinstinkt geworden ist. Nicht mehr länger darüber nachdenken zu müssen, ob du nun der Gute oder der Böse bist im Spiel der Menschen, ob Unterdrücker oder Unterdrückter, ob Held oder Anti-Held. Die Freiheit, deine eigenen Taten nicht länger hinterfragen zu müssen ist die größte aller vorstellbaren Freiheiten, so denkst du längst. Die Freiheit, dein Handeln nicht länger in emotionale Kontexte und gesamtgesellschaftliche Zusammenhänge einordnen zu müssen, versorgt dich mit der beglückendsten aller vorstellbaren Schwerelosigkeiten.

Ja, auf die Weise lässt es sich zumindest eine Weile aushalten. Als Mann, der nicht einen einzigen Gedanken mehr an sein Gestern und sein Morgen zu verschwenden bereit ist, dem aber auch jegliches Jetzt abhandengekommen ist.

Doch es wird nicht lange gut gehen auf diese Art, so ahnst du, denn eines Tages wirst du an jemanden geraten, der es dir nicht nur doppelt und dreifach heimzahlt, sondern einen, der von exakt jenem Zorn beseelt ist, von dem auch du seit so vielen Jahren durch dein Leben getrieben wirst. Und der sich aus den gleichen Gründen wie du gegen das Durchdenken allen Tuns und für die größte aller Freiheiten, die Gedankenlosigkeit, entschieden hat. Brüder im Geiste seid ihr, vielleicht sogar Brüder im Blute, dein wohlmöglicher Totschläger und du. Denn wie Kain den Abel erschlug, so wird auch er dich erschlagen, seine Faust wird erst deine Eingeweide zu Matsch verarbeiten, dann deine Schädelplatte zerschmettern. *Dank dir, Bruder!* wird dein letzter Satz sein, bevor du dieserart dein Leben aushauchst.

Ja, dieser Mann – du hoffst inständig, dass es zur Aufrechterhaltung eines letzten Restes Würde wirklich ein Mann sein wird – könnte sich anfühlen wie ein Bruder. Nicht wie Cosmin, der auf der Welt zu sein scheint, um dich zu hintergehen und dich mit Problemen zu überziehen, die du ohne ihn gewiss nicht hättest. Alle Nase lang taucht Cosmin in deinem Leben auf, wütet und wühlt herum, haut wieder ab. Entzieht sich dir, wann immer du ihn zur Rede stellen willst, lässt dich allein mit all dem Dreck, den er heraufbeschwört. Heraufbeschwört, weil er Cosmin ist, der schöne, der glänzende, der lebenslustige. Und nicht so ein sich selbst zu Tode reflektierender Spacken wie du. Du weißt nicht, ob du ihn bewundern oder verachten sollst dafür.

Wie oft hast du ihn gepackt, ihn geschüttelt, ihm aufgetragen, sich zu ändern. Und so ihm das nicht möglich ist, sich zumindest fortzumachen aus deinem Leben. Doch Cosmin interessiert sich nicht für deine Meinung, hält sich für unfehlbar, hat es geschafft, seine überbordende Eitelkeit zu einer Stärke und Durchsetzungskraft werden zu lassen, die dir so vollkommen abgeht.

Während du hier auf deiner Matratze hockst und deinen eigenen Abgesang zelebrierst, glänzt Cosmin weiter vor sich hin, verbittet sich eine jede Fehlbarkeit, dreht weiter seine hedonistischen Kreise, entflutscht und entgleitet dir, wann immer du ihn an seine Verantwortung dir und und der ganzen Menschheit gegenüber zu erinnern versuchst.

Wie sehr du ihn hasst dafür. Wie sehr du ihn beneidest darum. Wie gerne du dauerhaft wärest wie er.

Wie sehr du dich nach einem wirklichen Bruder zu sehnen begonnen hast in den vergangenen Jahren. Wie sehr du dich verzehrst nach einem Kain, deinem eigenen Totschläger. Einem, der sich dir stellt, einem, der nicht so schön und perfekt ist wie Cosmin. Was du brauchst, ist ein Bruder, der deine eigene Hässlichkeit, deine Brutalität, deinen Zorn widerspiegelt. Ganz so wie es sich für einen echten Bruder gehört. Gerne willst du ein Abel sein, so du im Gegenzug einen Kain bekommst. Doch so ist Cosmin nicht. Und so suchst du schon so lange nach deinem Ersatz-Cosmin, deinem Stellvertreter-Rivalen. Blickst erstbesten Passanten ins Gesicht, fahndest in den Zügen eines Fremden nach Verächtlichkeit und jenem finalen Hauch von Hass, der auch dich längst zu charakterisieren begonnen hat, weil du die Welt wie sie ist und die Menschen wie sie sind nicht mehr erträgst.

Deshalb hoffst du so sehr ihm endlich gegenüber zu stehen, deinem eigenen Showdown-Bruder. Doch dein Hoffen hat dich noch nirgends hingebracht. Dein mittlerweile jahrzehntealtes

Bangen hat nichts bewirkt. Und so gestehst du dir ein: Du hast deinen Totschläger gesucht. Gefunden hast du ihn nicht.

Und jetzt hast du keinen Bock, länger zu suchen.

Weiterhin wie ein offenes Messer durch die Straßen dieser Stadt laufen wird dich nur vergrämter und verschämter machen. Ja, ist es denn die Schuld der Welt, dass sie dir nicht gefällt, du zwar herzhaft über sie meckern und lästern, sie aber nicht ändern kannst?

Du willst kein böser Mann sein. Willst nicht in Erinnerung bleiben als einer, dem mit Vorsicht zu begegnen war. Der einem Pulverfass glich. Auch wenn das Recht und die Logik auf deiner Seite sind, deine Lust mit einer Knarre durch die Straßen zu ziehen und jeden, der dir begegnet, über den Haufen zu schießen, bis eben einer kommt, der schneller zieht und besser zielt als du, nachvollziehbar ist. Doch allzu eitel erscheint dir der Amoklauf, allzu selbstbezogen der Mord. Und geradewegs zu arrogant der Selbstmord.

Also: Stumpfheit und Lethargie. Das große Abdriften, die generalstabsmäßig geplante Entrückung. Du willst die Welt nicht. Was hast du mit der Welt zu schaffen? Nichts hast du mit der Welt zu schaffen, das ist doch offensichtlich. Also trennst du dich von ihr, lässt sie dort zurück, wo du sie dereinst auch aufgegriffen hast, vor den Fenstern, vor der Tür. Draußen die Welt. Drinnen du.

Ja, so könnte es gehen, überlegst du. So könnte es sich leben lassen.

Frankenfelder in Hönningstrup, 2017

Mit den Nussnougatstullen in der Hand stehe ich vor dem Abfalleimer. Gebe den Hubschrauber. Blase die Wangen auf, lasse die Zunge tief in den Kiefer fallen. Mache *Schrapp-schrapp-schrapp-schrapp!*

Hinter mir: die Mädchen. Sie johlen. Hinter mir ebenfalls: die Frau. Sie kichert. Alle sitzen also am Tisch.

Ich sitze nicht am Tisch, sondern stehe vor dem Abfalleimer. Und denke, ganz im Stillen, nur für mich: Wie bist du hier nur reingeraten, wie hältst du das nur aus und wohin soll das nur führen?

Ich überlege. Und während ich derart nachdenke über mein Hineingeraten und mein Aushalten, halte ich weiter die von den Mädchen verschmähten Nussnougatstullen am langen Arm in der Hand. In luftiger Höhe, über meinem Kopf. Derweil ich mit den bestrumpften Zehen meines linken Fußes den kleinen Trethebel nach unten drücke. Den Mülleimerdeckel hindere, zuzufallen. Gut mache ich das. Zögere auf diese Weise das Ende meiner Darbietung noch ein wenig hinaus. Gönne uns allen eine Pause. Lasse den Mädchen Raum, um ins Johlen, der Frau Zeit, um ins Kichern und mir, wenn auch nur kurz, Luft, um in den verbotenen, den unerwünschten Zustand zu gelangen.

Blickst du in einen Abfalleimer, ist immer Philosophie die Folge. So auch bei mir. Ich stehe dort, blicke hinab in die fauligen Reste, frage mich: woher, warum, wohin. Lasse dabei die Nussnougatstullen eine weitere Runde durch die Luft drehen. Mache zum x-ten Male *Schrapp-schrapp-schrapp-schrapp!* Erzeuge wieder Johlen, erzeuge wieder Kichern. Und komme einfach nicht drauf.

Also überlege ich weiter, überlege heftiger, überlege härter. Zische mir selbst ins Gehirn: *Konzentrier dich, alter Junge! Denke nach! Wo warst du gestern, wo willst du morgen sein – um was in drei Henkers Namen machst du hier gerade überhaupt?*

Doch es ist wie verhext, je intensiver ich, unbemerkt von Frau und Kindern, mit mir selbst ins Gericht gehe, desto ungewisser werde ich mir meiner selbst. Und bemerke, wie mir mein Stand weich und immer weicher wird. Derweil mein die Nussnougatstullen haltender Griff hart und härter, mein *Schrapp-schrapp-schrapp-schrapp!* labial und labialer wird. Zwangsgesteuert pressen sich meine Lippen nunmehr aufeinander wie Feinde. Grimassig gerät mir dadurch die Mundpartie, ein wenig feucht meine Aussprache. Kontrollverlust, alter Bruder, da bist du ja!

Sämtliche philosophische Eleganz verschwindet. Die Damen, die Herren, es tritt hervor: der Narr. Ich halte verschmähte Nussnougatstullen in der Hand, speie und spritze mein

Schrapp-schrapp-schrapp-schrapp! hervor, komme nicht drauf wo ich war, wer ich bin, wohin das alles führen soll.

Fool on the hill? Vielleicht.

Fool at the brink of an Abfalleimer? Gewiss.

Nahezu um vor Johlen kommen nun die Mädchen. Und es verzehrt sich vor Liebe die Frau.

Ich verliere, sauber voneinander getrennt, eines nach dem anderen: Erst die Fassung, dann die Form, schließlich den Halt. Und die Familie dankt es mir mit Szenenapplaus. Denkt, sie hätte den großen Ersatzvaterfang gemacht. Was ja auch stimmt.

Die Kleingeistigen werden die Letzten sein, predigte schließlich schon Jesus. So ergeht es mir, so ergeht es auch anderen. In zu großen Zusammenhängen denkend, werde ich zum Narr. In zu kleinen Zusammenhängend denkend zum Pedanten. Was aber wurde ich kraft meines Nachdenkens noch nie? Auch nur einen Deut schlauer.

Getrieben sind die Nachdenkenden, pflegte Jesus schließlich ebenfalls zu sagen. Doch, sicher, er hat es gesagt. Auf dem Tempelberg. Als gerade Mittagspause war und keiner mehr richtig hinhörte, weil alle die Schnauze voll hatten von Schlaumeiersprüchen.

So also fällt mein Blick in den dreckigen, in den übel riechenden Schlund des Abfalleimers hinab. Ich höre das Johlen der Mädchen, höre auch das Kichern der Frau, spüre wie die allgegenwärtige Sehnsucht nach einem liebenden Vater und Ehemann mir die Schulterblätter zusammenpresst. Und ahne: Was du nun brauchst ist eine Pointe. Einen würdigen Abschluss deines Hoffnung weckenden Aufführungswahns. Doch, doch, ganz sicher, die Nussnougatstullen in der Hand, das *Schrapp-schrapp-schrapp-schrapp!* auf den Lippen, ist es nunmehr eine Pointe, die du brauchst. Einen Knalleffekt, um sie aufzulösen, diese ganze Situation, in die du die Frau, die Kinder und auch dich selbst gebracht hast. Wünschenswert wäre ein Lacher. Doch ich habe keinen Lacher. Zwar bringe ich Mädchen zum Johlen und Frauen zum Kichern, doch nicht, weil ich Humorist, sondern weil ich ein Lügner bin. Und wahrlich nicht der Schlechteste. Ja, ich lüge wie gedruckt. Kaum öffne ich den Mund, so purzeln mir auch schon reihenweise Unwahrheiten zwischen meinen untereinander verfemten Bruderzwistlippen hervor. Doch ich schere mich nicht darum. Was mich wiederum zwar nicht lustig werden, durchaus aber humorvoll erscheinen lässt. Denn hast du erst einmal das ganz große gesellschaftliche und moralische Egal für dich entdeckt, so ist dir nicht nur *nach Schießen*, nein, du bist auch umgehend *zum Schießen*. Nimmst dich selbst derart ernst, dass dich niemand mehr ernst nehmen kann.

Schlimm aber ist auch das nicht, denke ich, während ich verstohlen zu der Frau hinüber schaue, die mir nicht weniger als das Leben gerettet hat. Indem dem sie mir, der seit jeher kraft seiner Gedanken Form und Fassung verliert, einen Rahmen verliehen hat. Und mit diesem Rahmen: das so dringend notwendige Publikum.

Zu ihr schiele ich aus meinen Augenwinkeln, von meinem Standplatz über dem Abfalleimer aus, quer durch die Küche, direkt an den Esstisch. Wo sie sitzt und kichert und sich erfreut. Ein wenig, wie ich schätze, an ihrem Fang. Ein wenig, wie ich ebenfalls schätze, an ihrem Status als Rahmensgeberin. Sie kennt meine Lügen. Sie weiß um die alten und dechiffriert zielsicher und tiefenentspannt die neuen. Das kann sie sich erlauben, weiß sie doch: Als Lügner wird der Mensch geboren. Als Lügner stirbt er auch.

Mit der Darbietung eines völlig übertriebenen und effektvoll in die Länge gezogenen Verzweiflungsschreis startet er ins Leben. Und mit einer pompös in Szene gesetzten Pathos-Performance zu Leichenschmaus und Orgelmusik verabschiedet er sich daraus. Zwischendrin eiert er hilflos umher. Versucht ohnmächtig, das Beste aus seiner Lebensspanne zu machen. Bildet sich ein, für etwas berufen oder geschaffen zu sein. Macht sich vor, über irgendein Talent zu verfügen. Sicher, es gibt auch Menschen, die wissen, dass sie für nichts geschaffen sind. Die wählen dann den wahren, den ehrlichen, den grundaufrichtigen Weg: Sie bringen sich um. Oder werden wenigstens Drogenjunkies. Eine solche Stärke besitzen jedoch die wenigsten Menschen. Die meisten bleiben ein Leben lang, tja, am Leben. Ersinnen sich irgendwas, was diese Unanständigkeit des Weiterlebens rechtfertigt: Nachwuchs, Jesus Christus oder ein öffentliches Amt. Halten sich für talentiert oder berufen.

Machen sich zeitlebens vor, sich nichts vorzumachen.

Willst du einen ehrlichen Menschen sprechen, musst du einen geständigen Lügner fragen. Anders funktioniert es nicht, das weiß ich, das weiß die Frau, das weiß sogar die gottverdammte Nussnougatstulle in meiner Hand.

Und einen solchen hat die Frau sich gefangen und den beiden kleinen Mädchen vor die kleinen Stupsnasen gesetzt. Herüberschauen zu einem sollen die anderen Menschen schließlich. Ist es nicht das, worum es geht im Leben?

Wie, Luft und Liebe? Scheiß auf Luft und Liebe – gesehen und für toll befunden werden will der Mensch, das ist alles, mehr Philosophie, mehr Psychologie, mehr Pädagogik braucht es nicht! Deshalb verrenkt er sich, der Mensch. Auf seiner beständigen Suche nach Daseinsberechtigung, nach Akzeptanz. Stellt sich vor einen Abfalleimer, macht einen auf Hubschrauber, gibt vor, Nussnougatstullen durch die Luft fliegen lassen zu können. Auf dass, so hofft er, der geständige Lügner, ein Kichern und ein Johlen entstehen. Rings um ihn herum. Ihn zunächst einkreist, dann einnimmt. Ihn überwältigt, ihn emporhebt.

Abtransportiert.

MP3

Cosmin, 2015

Du liebst die Nacht nicht der Dunkelheit wegen. Auch nicht der grellen Lichter oder der ungeahnten Möglichkeiten wegen, die dir eine Großstadt wie die, in der du wohnst, bieten kann. Nein, du liebst die Nacht ihrer Schattenlosigkeit wegen. Sicher, in den Bars und Diskotheken, in den Bordellen und an den üblichen Umschlagspunkten, da werfen sie Schatten, die vorbeihuschenden Menschen und die Dinglichkeiten. Doch es sind künstliche Schatten, Zerrbilder, nicht zu vergleichen mit den Schatten des Tages, gefördert vom Lauf der Sonne. Wie Ahnungen umranden sie die Silhouetten umnächtigter Menschen, flackern mit dem Schein einer Straßenlaterne oder einer Diskokugel auf und ab, verbiegen sich, wie lachend, wie tanzend.

Es müssen Geister sein, so vermutest du in deinem Enthusiasmus, Umrisse von Untoten, die es hin und wieder fortzieht vom Menschen, hin und wieder fort, hin und wieder fort.

Wann du aufgebrochen bist, wann du dein Haus verlassen hast, das weißt du schon nicht mehr. Doch es ist auch nicht von Belang. Und wo stehst du hier? Bist du in einem Dorf gelandet oder einer Vorstadt? Klein wirken die Häuser, gehässig die Menschen, die argwöhnisch dich und deinen von allen Zwängen befreiten Schlendergang betrachten. Du siehst es genau, du weißt sogar um die Gefährlichkeit der Situationen, doch du überspielst ihren grimmigen Gesichtsausdruck durch dein Mehr an Ausgelassenheit.

Es ist Nacht, so denkst du. Oder später Abend. Du könntest dich irren, hast du in diesen Momenten doch kein Gefühl für Zeit. Die Geschäfte sind noch geöffnet. Du gehst in einen Laden hinein und gehst wieder hinaus und es kommt dir vor, als wärest du gar nicht drin gewesen. Gab es ein Gespräch? Einen Streit oder einen Flirt? Du weißt es nicht mehr, stehst plötzlich einfach da, auf dieser Straße in einer Vorstadt oder einem Dorf, vor einem Laden in dem du vielleicht warst, zu einer Uhrzeit, die alles sein kann, jetzt, gestern, morgen, heute. Und du lobst die Nacht glas- und flaschenlos prostest du ihr zu. Und schlenderst weiter, folgst dieser sich vor dir ausbreitenden Straße.

Das bist nicht du. Du bist er. Der andere.

Ein Mann umarmt dich, stößt mit dir an, eine Frau keift, stößt dich fort von ihr. Oder ist es andersherum, keift er, umarmt sie, stößt du an? Du weißt es nicht. Und so lachst du, jemand keift, du lachst lauter, jemand keift noch lauter. Grimmige Passantenblicke. Mit fliegenden Mantelschößen rennst du davon, rennst, rennst, rennst. Herrlich, wie schnell du doch bist, wie schnell du doch laufen kannst, wann immer du nicht du, sondern er bist!

Du horchst nach deinem Atem – rennst du noch oder stehst du schon? Du weißt es nicht, schaust hinab, versuchst, deine Beine und deine Füße zu begreifen. Sie sind da, doch sie sprechen nicht zu dir, ergeben keinen Sinn.

Also hebst du den Kopf wieder und siehst die Welt an dir vorbeischreiten. Du läufst, schließt du daraus, in gemäßigtem Gang bewegst du dich durch diesen Ort.

Du nimmst einen Schluck aus deiner Flasche, wo du sie herhast, weißt du nicht. Man gab sie dir oder du nahmst sie dir. Klebrig fühlen deine Finger sich an, es erscheint dir unachtsam, mit einer Flasche in der Hand durch die Nacht zu sprinten, mit einer Flasche in der Hand eine Frau, einen Mann, die ganze Welt anzusprechen. Überhaupt nicht reden solltest du, wenn du er bist und nicht du. Doch wenn du rennst, alternder Junge, wenn du diesem schnell gehenden Atem begegnest, der dir vormacht deiner zu sein, wenn sich wilder Wahn und ungezügelte Lust zu dem verbinden, was du Leben nennst, dann zerhaut es dir die Werte, die Einteilungen, all die Lebenskästen. Eine gute Idee vermagst du von einer schlechten nicht mehr zu unterscheiden, denn du bist nicht mehr du, du bist er, bildest Charisma aus, schließt Freundschaften und verlachst befreit diejenigen, die nicht umzugehen wissen mit deiner allumfassenden Liebe, die du spürst, wenn du nicht mehr du bist, sondern er.

Du weißt um deine Verantwortung, natürlich weißt du das. Und auch wenn du weder Ort noch Zeit dechiffrieren kannst in diesem Moment, so weißt du, dass dein Treiben ein seltsames Treiben ist, dass allem Zuprosten und Umarmen fremder Gestalten zum Trotz am Ende dieser Nacht der erneute, dein kompletter Aufrieb stehen wird. Doch das ist andermal, das ist dann, wenn du nicht mehr er, sondern wenn du wieder du bist.

Und so lächelst du, verspürst in dir den Atem einer anderen Person. Einer, die springt und singt und lacht. Und mit tausend Zungen zu reden versteht.

Du weißt nicht wo, nicht wann du bist. Du bist weit weg, doch nah am Leben wie nie zuvor, verschwindest du hinter dem, der du zu sein beginnst, wann immer die Nacht einsetzt.

Erst wenn das vorbei ist, wenn du wieder du und nicht mehr er bist, wirst du wieder diese Angst verspüren. Diese Angst vor dir selbst. Mit all den Erinnerungen an jene Stunden, als du er warst. Erinnerungen, die du dir nicht verbieten musst, da du sie eh nicht mehr hast, kaum bist du wieder du geworden.

IM Krebs in Hönningstrup, 2017

Manchmal erwache ich des Nachts. Setze mich auf und brauche meinen Moment, um mich zurechtzufinden. Ich schüttel mich kurz, blicke in die Finsternis vor meinem Bett, dann wird mir klar: Frankenfelder hat mich geweckt. Er muss in der Nähe sein.

Niemand muss mich daran erinnern, dass ich saubere Arbeit geleistet habe, schon gar nicht der Generalmajor. Dass ich Frankenfelder derart perfekt eliminiert habe, dass nicht einmal ich ihn wiederfinden könnte, das ist mir bewusst. Und vielleicht ist es genau das. Es ist nicht sehr wahrscheinlich, dass Frankenfelder in der Nähe ist, unmöglich aber ist es nicht. Wenn ich am Tag durch einen Supermarkt laufe, mehr und immer mehr Produkte in meinen Einkaufswagen lege, dann passiert es manchmal, dass ich zwei Regalreihen weiter Frankenfelder stehen zu sehen glaube. Schnell biege ich dann ab, verschwinde aus seinem Sichtfeld, lasse auch ihn aus meinem Sichtfeld verschwinden. Um mich dann, ich kann nicht anders, doch heranzupirschen und durch die Regalreihen zu spähen.

Doch es ist nicht Frankenfelder, er war es noch nie. Und dennoch wittere ich ihn. Wie ein Unwetter liegt er drohend über dem Supermarkt, wie ein Virus hockt er zwischen den einzelnen Produkten. Manchmal, wenn ich spazieren gehe, höre ich etwas Knacken. Ich weiß nicht, ob es vor mir oder hinter mir ist, doch es war da, eindeutig. Ich wende mich um, drehe den Kopf in alle Richtungen, doch wir sind allein. Uneingeweihte würden denken, dass ich spinne, dass ich eine Paranoia ausbilde. Ich hingegen weiß, dass es echt ist, schließlich wurde ich ausgebildet in der Mentalbeschattung anderer Menschen. Ich kenne den Unterschied zwischen einem Knacken und einem Racheknacken. Einem Knacken und einem Vergeltungsknacken. Einem Knacken, das nur für sich steht, ganz ohne vorher und nachher. Und einem solchen, das in einen größeren Sinnzusammenhang einzuordnen ist.

Ich weiß nicht, ob Frankenfelder schon meine Fährte aufgenommen hat. Doch ich weiß, dass er sich längst in meinen

Träumen tummelt, mich aus dem Schlaf reißt des Nachts. Dann sitze ich eine Zeit auf meinem Bett, in der Finsternis, mache Atemübungen, wie sie Hochschwangeren vorbehalten sein sollten. Beruhige mich. Vergewissere mir selbst, dass alles in Ordnung ist, dass alles gut ist, dass mir niemand ans Leder will, dass ich ein rechtschaffener Mann bin, ein zivilisierter und hochanständiger Kontinentaleuropäer. Einer mit Familie und Haus und Beamtengehalt und Garten und Garage, darin ein Auto. Gegen mich liegt nichts vor.

Manchmal hilft das. Manchmal aber nicht, dann stehe ich auf, gehe ins Arbeitszimmer, schalte den Computer an und suche in den Weiten des Internets nach Frankenfelder. Wie mag er heute aussehen, wo sich aufhalten, welchen Namen gibt er sich? Ich surfe und surfe durch den digitalen Kosmos und treffe auf hundert potentielle Frankenfelder, ach, was sage ich, auf tausend. Nur der richtige, der echte Frankenfelder, der ist nie dabei.

Und dann öffne ich mein Word-Dokument. Weil ich mir nicht anders zu helfen weiß. Und ich beginne, mich schreibend zu erinnern, schreibe mir meinen Frankenfelderfrust und ein wenig auch meine Frankenfelderlust aus dem Leib. Versuche, schreibend der schrecklichen Gewissheit Herr zu werden, dass Frankenfelder besser weiß wie und wo er mich findet als umgekehrt.

MP3

3. KAPITEL

IM Krebs über Frankenfelder 1997 und später

Nie hätte ich es seinerzeit für möglich gehalten, dass es mich fast 20 Jahren kosten würde, Frankenfelder zur Strecke zu bringen. Zu deutlich seine Verwirrung, zu klar konturiert seine Verlorenheit. Leichtes Spiel, dachten wir.

Nein, der Starrsinn, der ihn später auf eine auch für mich leidvolle Art und Weise auszeichnen sollte, diese Dickköpfigkeit, diese an der Grenze zur Cholerik entlangtänzelnde Aggression, davon war zunächst nichts zu sehen. All das tauchte erst später auf, als Frankenfelder bemerkte, dass ihm jemand nachstellte, ihm jemand aktiv nach der Existenz trachtete. Und sein insgeheimer Wunsch, jemand möge kommen und ihn eliminieren, konkreter wurde, sich ihm klar und unmissverständlich vor Augen stellte. Als er zu flüchten und Haken zu schlagen begann und den für eine gewisse Zeit lustvollen Versuch unternahm, sich selbst zu entrinnen.

Und dann war doch noch Cosmin, auf den ich, ich will es eingestehen, viel zu spät aufmerksam wurde. Meinen ganzen ausgeklügelten Plan schmiss es um, als ich zum ersten Mal nicht auf, sondern auch neben und hinter Frankenfelder schaute und mit einem Male Cosmin gewahr wurde. Komplett von vorne konnte ich beginnen als hinter dem einen Frankenfelder, den ich nach Jahren der Arbeit dechiffriert zu haben glaubte, plötzlich ein weiterer Frankenfelder hervorsprang. Und ich statt hinter einer nunmehr hinter zwei Personen herzulaufen hatte.

Denke ich heute zurück an Frankenfelder und wie ich ihn aufspürte, ihm tatsächlich nachstellte und ihn schließlich hetzte, bis keinerlei Besinnung mehr anzutreffen war in ihm, so versuche ich stets, jenen speziellen Punkt auszumachen. Den Moment, in dem aus einem verhaltensauffälligen Abiturienten ein wahnsinnig wütender Misanthrop wurde. Ein mentaler Amokläufer. Eine Gesellschaftstötungsmaschine. Frei von positiven Gefühlen, frei von Nach- und Einsicht. Unrettbar.

Was hat Frankenfelder bloß so ruiniert? Wer oder was hat ihn zu dem werden lassen, den wir schließlich zur Strecke bringen mussten, so wie man einen tollwütigen Köter erschießt oder ein verletztes Schwein notschlachtet.

Als wir auf ihn aufmerksam wurden, er war gerade neunzehn Jahre alt geworden, da war er zahm und verletzlich. Das irritierte uns, jagen wir doch nicht jene, die untergehen wollen oder vorgeben, untergehen zu wollen. Nein, wir jagen nur solche, die verstören werden. Treten nur auf den Plan, so ein Mensch kein vollständiges, kein adäquates Bild ergibt. Keinen in sich geschlossenen Charakterkreislauf. Sich Unstimmigkeiten in seinem äußeren Erscheinungsbild offenbaren. Alles das traf auf Frankenfelder fraglos zu. Denn Frankenfelder konnte in seinen späteren Jahren ruhig, ja geradezu bewegungslos an einer Stelle stehen oder auf einem Platze hocken – und doch erschien es, als zerfließe er geradewegs. Beschenkt mit einem harmlosen und netten Äußeren konnte man Frankenfelder keine dreißig Sekunden anschauen, ohne es mit der Angst zu bekommen. Mit einer unerklärlichen, von Uneingeweihten allenfalls intuitiv empfunden Angst, die nur wir, kraft unseres menschenkennerischen Schulterblicks, als prophetische Angst ausmachen konnten. Eine Angst, die unbegründet war, da ihre Begründung noch nicht existierte, wie vergraben in einem Erdloch in der Zukunft lag, nicht einmal für Frankenfelder selbst zu orten. Bei aller Harmlosigkeit, so bestätigten schon damals Weggefährten, war Frankenfelder somit bereits einer, bei dem seine Mitmenschen die unbändige Lust befiel, Reißaus zu nehmen.

Seltsamkeit war die Folge. Empfunden von Menschen, die ihren Umgang mit Frankenfelder pflegten oder zu pflegen hatten. Und nicht zuletzt von Frankenfelder, der just in jenen Wochen begann, sich frei von Eitelkeit selbst stundenlang im Spiegel zu betrachten.

Und ist dann, mit gerade einmal neunzehn Jahren, zum ersten Mal auffällig geworden. Hat im Elternhaus seines Freundes

Brachwitz die Hose runtergelassen. Das muss man sich einmal vorstellen: Hat Abitur, hat Latinum und Graecum in der Tasche, schreibt in seiner Freizeit feingeistige Lyrik. Und schlendert dann einfach so ins Heimbüro von Vater Brachwitz, Architekt. Sieht sich ein wenig um, zieht ein Buch aus dem Regal, dreht ein wenig am Globus herum. Öffnet seinen Gürtel, lässt die Hose herunter. Und scheißt Vater Brachwitz direkt auf den Bürostuhl.

Es sollte nicht die einzige Verfehlung des jungen Frankenfelder bleiben. Doch während man sich in seinen Dreißigern vornehmlich Sorgen um ihn zu machen begann, war die Betrachtung seiner Person und seines Fehlverhaltens in seinen frühen Jahren noch begleitet von Erstaunen und Amüsement. Frankenfelder war unauffällig, betrat er einen Raum, so sah in der Regel niemand auf. Und fragte er jemanden um Hilfe oder bat um eine Gefälligkeit, so musste er für gewöhnlich zwei- bis dreimal fragen, um überhaupt wahrgenommen zu werden. Vielleicht, so einer meiner ersten Gedanken damals, war es gerade diese Unsichtbarkeit, die ihn nicht nur drängte, zunehmend öfter aus der Rolle zu fallen, sondern sein Fehlverhalten regelrecht zu kultivieren.

Ich erinnere mich noch jenes Abends, als Frankenfelder erstmalig eine Frau kennenlernte, die ihn liebte. Frankenfelder sah diese Liebe freilich nicht. Und sah er sie doch, so muss sie ihm zumindest herzlich egal gewesen sein. Ich aber sah die Liebe dieser Frau, unübersehbar erschien mir ihre tiefe Zuneigung zu ihm. Frankenfelder hatte mich seinerzeit noch nicht wahrgenommen, hörte er das Knacken eines Astes, so hielt er es für nicht mehr als eben das Knacken eines Astes. Und spürte er einen kalten Zug im Nacken, so machte er nur den Wind dafür verantwortlich. Ungestört beobachten und studieren habe ich ihn auf diese Weise können in jenen Jahren, als an eine Kompletteliminierung noch nicht zu denken war. Als Frankenfelder jene Frau kennenlernte, die ihn vom ersten Moment, in dem ihre Augen auf ihn trafen, aufrichtig liebte, hatte er das Bekacken des Architektenstuhls im Hause Brachwitz noch nicht so recht verarbeitet, was daran abzusehen war, dass er vor sich selbst wann immer sich diese Begebenheit zurück in seine Gedanken presste, weiterhin alle möglichen Erklärungsversuche aus dem Hut zauberte, angefangen bei akuter Diarrhoe, endend bei Fremdbeschuldigungen.

Er wusste sehr gut, dass die Bekackung des Architektenstuhls weder auf einen zwickenden Darm noch auf eine Form von Verleumdung und Unterstellung zurückzuführen war, sondern es sich dabei stattdessen um die unbedrängte Aktion eines freien Geistes und eines freien Willens handelte. Doch er mochte es sich nicht eingestehen, stellte sich in seiner Wohnung sogar ein ums andere Mal vor den Spiegel und rief laut aus: Ich war das nicht!

Das hatte, ich will es zugeben, schon recht urige Züge, Frankenfelder derart allein in seiner Wohnung sich selbst anschreien zu sehen. Ich nahm es jedoch noch nicht sonderlich ernst, protokollierte zwar alles brav, um es an die Generalstabsleitung weiterzureichen, sah in ihm jedoch weiterhin einen Menschen, der sich unter Menschen bewegt und somit all jene Zerrissenheit mit sich führt, die seit jeher das Gebaren aller ziellosen und desorientierten Menschen kennzeichnet. Das betraf nicht nur sein Verhalten in der Gesellschaft, sondern auch sein intimes Verständnis von Liebe, welches sich in nichts vom Liebesverständnis weniger verloren wirkender Menschen unterschied. Und so kollidierte der Wunsch, aufzugehen in einem anderen Menschen auch bei Frankenfelder mit der Angst, sich selbst aus der Hand zu geben.

Viele Jahre später, als er schon begonnen hatte sich mental derart zu deformieren, dass in unserer Zentrale über eine Notschlachtung nachgedacht wurde, sprach ich ihn auf diesen Vorfall im Hause Brachwitz an. Als junger Mann noch hatte er sich geweigert, sich an diesen Vorfall zu erinnern, war rot angelaufen und hatte gestammelt, dass er sich nicht entsinnen könne, dass doch alle einen über den Durst getrunken hatten, folglich jeder, wirklich jeder dem werten Herrn Brachwitz den Bürostuhl ordentlich eingekackt haben könnte. Doch auf seinen Gesichtszügen machte sich bereits eine Verwirrung breit, er konnte es schon nicht mehr verheimlichen, dieses Erschrockensein vor sich selbst, diese Angst vor dem Beginn eines schleichenden Kontrollverlusts. Viele Jahre später aber, längst gezeichnet von den vielen Entgleisungen seines Lebens, hatte er Flucht durch

Trotz ersetzt, mich auf meine Frage hin also geradezu angestiert und gerufen: Na und? Dann hatte er eben einen vollgeschissenen Stuhl, der feine Herr Architekt Brachwitz. War doch eh nicht daheim, der werte Herr Architekt Brachwitz. Hätte er halt irgendeine Geisteswissenschaft studieren müssen, irgendwas, wo er beständig daheim bleiben und sich seinen werten Bürostuhl mit dem eigenen werten Hinterteil selbst warm halten kann, der Herr Architekt Brachwitz! So habe ich es eben getan, habe ihm seinen Platz mollig warm und weich gehalten! Und dann lachte er.

Als die Frau, die Frankenfelder liebte, erstmalig auf ihn traf, da war sie noch die Frau eines anderen Mannes. Nicht verheiratet, aber doch seit Jahren standhaft an der Seite eines wohlsortierten, zukunftsorientierten Mannes. Es mag ein wenig klischeehaft klingen, doch der Mann jener Frau, die Frankenfelder zu lieben begann, hatte sich Ziele gesteckt, die er mit einer Art von Masterplan strebsam verfolgte. Sprach man ihn an, so reagierte er gelassen und freundlich. Und fragte man ihn etwas, so gab er durchdachte und wohlkonstruierte Antworten, angefüllt mit Scharfsinn und Empathie. All das konnte Frankenfelder im Alter von Mitte zwanzig schon nicht mehr vorweisen, sein Abitur war allenfalls noch schemenhaft als Teil seiner Vita anzufinden, derweil seine Immatrikulationsbescheinigung der Universität zerknickt und flatterhaft im Portemonnaie lag, wie verschluckt zwischen Kassenbelegen, die Frankenfelder allesamt hortete, um wenigstens ab und an das Gefühl zu erhaschen, ein scharf kalkulierender Mensch zu sein, die er sich dann aber doch nie wieder besah und in dick aufgestauten Papierbündeln alle Jubeljahre unter lautem Fluchen entfernte, wie auch die Visitenkarten anderer Menschen, die er ebenso hortete, ohne so recht zu wissen warum. Fragte man Frankenfelder im Alter von Mitte zwanzig irgendwas, so antworte er auch einfach irgendwas, um hernach selbst dem Klang seiner eigenen Worte nachzuspüren. Und bat man ihn um einen Gefallen, so wiegelte er kategorisch und unter der Zuhilfenahme von enigmatisch betonten Floskeln – er sei noch nicht bereit *dafür*, es gebe gewiss Menschen, die *das* besser bewerkstelligen könnten als er – ab. Kurzum: Frankenfelder hatte sich in den Monaten und Jahren, die auf seine

Kackaktion im Hause Brachwitz folgten, zu einem windigen Charakter entwickelt. Einem Mann, der einen nur solange nicht enttäuschte, so man eh nicht vorhatte allzu große Erwartungen und allzu viel Vertrauen in ihn zu stecken. Oh, mit ihm ließ es sich in jenen Jahren prima um die Häuser ziehen, seine Gefährten jener Jahre priesen Frankenfelders überbordende Unternehmungs- und Ausgehlust und einige wenige sprachen gar von *Feierwütigkei*t, einer Formulierung, bei der ich mir seinerzeit jedoch noch nichts zu dachte. Immer für eine Unberechenbarkeit gut war er, so sagten seine Gesellen, mit denen er in seinen Studentenjahren durch die Stadt zog. Und sie sagten es in einem Tonfall, der unterstrich, wie sehr sie von Frankenfelders Sprunghaftigkeit und seinem Wankelmut zehrten, sich zugleich aber, wenn auch nur insgeheim, davor fürchteten, hatte er einem von ihnen am helllichten Tag und vollkommen nüchtern doch einmal aufgelauert und war, als dieser eilenden Schrittes an seinem Versteck vorbeischritt, mit einem Male hervorgesprungen, unter infernalischem Wolfsgeheul, mit einer fiesen Fratze im Gesicht und zu allem Überfluss einem langen Küchenmesser in der Hand. Wie es sich gehörte war der Kumpane ordentlich zusammengezuckt, hatte entsetzt *Mein Gott, Frankenfelder, was geht denn mit dir?* geflüstert und die blitzende, von Frankenfelder hin und hergeschwungene Klinge beschaut. Woraufhin der eine entspannte Körperhaltung eingenommen und auch die entsetzliche Fratze aus dem Gesicht getilgt und gesagt hatte: Nur mal sehen, was sich so tut, wenn man tut, was man nicht tut. Der Geselle hatte ihm daraufhin einen Vogel gezeigt und war davon geschritten, hatte sich entschieden nicht weiter über diesen Vorfall nachzudenken, sodass es an mir gewesen war, eine Notiz anzufertigen und diesen Vorfall unserem Institut zu melden.

So, in etwa war er also, der Frankenfelder, mit Mitte bis Ende zwanzig. Als jene Frau ihn kennenlernte, die ihn in der Folge wahrhaftig und aus reinstem Herzen heraus lieben sollte. Und die beschloss für einen windschiefen Charakter wie Frankenfelder sogar ihren langjährigen, so anständigen, so zielorientierten, so bemerkenswert geruhsamen Partner zu verlassen. Warum Frauen, ohne Zweifel das intelligentere und weitsichtigere der beiden menschlichen Geschlechter, zu derlei unverständlichen

Lebenswendungen fernab einer jeglichen Plausibilität fähig sind, nun, es müsste in einer eigenen, vermutlich sehr langwierigen Erzählung einmal erörtert werden. Was Frankenfelder betrifft, so ist lediglich zu verzeichnen, dass ihm mit Ende zwanzig erstmalig die Liebe begegnete, die auf den Namen Cristina hörte und vermutlich das schönste und sanftmütigste und allem voran geduldigste Wesen war, das je über die Erde gewandelt ist – und das gerade durch diese drei gemeinhin als wunderbar klassifizierten Persönlichkeitszutaten, nämlich Schönheit, Sanftmütigkeit und Geduldigkeit, zu meiner unverzichtbaren Komplizin bei der späteren Eliminierung Frankenfelders wurde. Zu meiner Sister-in-Crime.

Frankenfelder allein in seiner Wohnung, 2016

Cristina ist fort. Eure Liebe hat euch nicht retten können. Du könntest nun mitleidig zu jammern beginnen, das Recht dazu hättest du, in gewisser Weise. Doch dir ist nicht nach Jammern. Denn Cristina ist fort und der Schmerz, den du verspürtest, als sie ging, ist das einzig warme Gefühl, an das du dich überhaupt noch erinnern kannst. Bald 40 Jahre Kontakt mit Menschen liegen hinter dir und das einzig halbwegs positive Gefühl, dass noch in dir steckt, das ist dieser Schmerz, als Cristina ging. Und du sofort kapiertest: Du sinnierst nunmehr nicht nur nach, wie es wäre zu zertrümmern. Nein, du zertrümmerst. Wirklich.

Vorbei dein Leben als Quatscher. Du hockst auf deiner Matratze und machst gar nichts mehr. Nein, du solltest nicht unter Menschen sein. Du solltest dich nicht mit ihnen treffen, nicht mit ihnen reden. Niemand sollte das. Sich allein in einer kleinen muffigen Bude verbarrikadieren sollten sich alle. Mit einer abgespackten Matratze als Lebensbühne. Und sich selbst als Darstellender und Zuschauender zugleich. Das wäre doch mal echte Kunst. Nein, es gibt keinen Grund vor die Tür zu treten und sich der Welt zu präsentieren. Wie sich auch niemand auf eine echte Bühne stellen sollte, sei es als Politiker, als Künstler oder als Heilsbringer. Es geziemt sich nicht. Nichts gegen engagierte Menschen. Aber öffnet sich ein Mensch und spricht dabei in ein Mikrofon und steht oder sitzt dabei auf einer Anhebung, knapp einen Meter fünfzig über allen anderen, so wird aus etwas, was einmal als Aufarbeitung tief in ihm sitzender Komplexe und Ängste begann, zwangsläufig Arroganz und Besserwisserei. Menschenschelte. Begibst du dich als Mensch vor die Menschen, so mutierst du zum Untier. Du kannst gar nicht anders. Denn da ist kein Publikum, zu dem du sprichst. Niemand, den es wirklich interessiert. Nur mitgebrachte Zeit, die es totzuschlagen gilt.

Es liegt eine große Menschentradition darin. Diejenigen, die mit sich selbst nicht im Reinen sind, die lassen wir seit jeher an unsere Mikrofone, in unsere CD-Player, in unsere Fernsehapparate, an die Schalthebel der Macht. Lauschen gebannt ausgerechnet jenen, die am allerwenigsten aus sich herauskönnen, lassen uns bevorzugt belehren gerade von denen, die am allerwenigsten begriffen haben. Stilisieren zerrüttete und lebensunfähige Gestalten wie einen Kafka, einen Schopenhauer, einen van Gogh oder einen Hemingway zu Ikonen, während wir selbst im Publikum auf unseren Plätzen hocken, vortrefflich die Schnauze halten und lieber die Kaputten und Vergrämten schreiben, quatschen, malen lassen.

Du weißt, wovon du sprichst. Du warst schon vor und du warst schon auf der Bühne. Warst Quatschender und Glotzender.

Die guten, die reinen Menschen – das sind die hinterhältigsten, die widerlichsten aller Menschen. Du solltest nicht unter ihnen sein. Es macht dich krank. Du wirst immer lauter und dein eigenes bühnenreifes Quatschen und unabdingbares Besserwissen plustert sich auf. Längst hast du begonnen, in Form und Beschaffenheit einem Heißluftballon zu ähneln. Nützlich bist du nicht. Amüsant durchaus. Von putziger Gestalt.

Aber du willst nicht putzig sein, du willst Veränderung herbeiführen, auf der Bühne, auf der Straße. Also schreist du lauter, wann und wo immer du auf von deinem Unwesen faszinierte Zuhörer triffst. Bist längst bereit, alles und jeden zu übertönen. Und je besser dir das gelingt, je mehr dein Geschrei die Aufmerksamkeit der Leute weckt, desto weiter verlierst du dich aus den Augen, wird doch auch das Geschrei schnell zum

Selbstzweck. Ein Leben lang strebt der Mensch danach, gesehen und gehört zu werden. Doch kaum richten sich die Köpfe der Menschen nach dem Gang eines Einzelnen aus, schon beginnt der, sich zu verformen, zu einem Interessensklumpen zu werden. Weshalb beliebte Menschen stets zu den charakterlosesten aller Menschen zählen.

Ja, andere haben begonnen dich anzuglotzen. Du hast begonnen, dich wichtig zu nehmen angesichts dieser Drecksbrut, die irgendwann begonnen hat, auf dein unheilvolles Gesabbel zu hören, sei es auf der Bühne, sei es auf der Straße. Hält selbst vortrefflich die Schnauze, diese Drecksbrut. Weiß schließlich, dass du beizeiten schon irgendeinen neuen zornerfüllten Quark von dir geben wirst. Du unterhaltsamer, putziger Mensch, du!

Diese Scheißwut, denkst du. Diese Scheißwut, die dich zerfrisst. Weil die Welt eine Lüge ist.

Nein, die Menschen sollten weder untereinander sein, noch vor- oder gar hintereinander herlaufen. Keiner sollte sich vor die anderen stellen und die Klappe aufreißen, niemand auf einer Bühne stehen, erst recht sich keiner davorsetzen. Der Mensch als solcher, er sollte bestenfalls gar nicht mehr das Haus verlassen. Damals beim Militär, als Soldat auf dem Truppenübungsplatz, so erinnerst du dich, das war womöglich der einzige Ort auf Erden, wo das alles halbwegs Sinn ergab, dass sich einer vorne hinstellt und das Schreien beginnt und alle anderen stehen erst stramm, geraten ins Marschieren, und dann eine Sirene oder ein Horn und – zack! – ab in den Panzer oder ins nächste Erdloch, das gute alte G36 im Anschlag. Himmel, du vermisst das gute alte G36!

Nachgestellte Wirklichkeit war es, aber immerhin besser als alles, was außerhalb eines Truppenübungsplatzes abgeht. Zwar Wirklichkeit und Wahrheit genannt wird, de facto aber nichts anderes als auf Bedeutung getrimmte Theatralik ist. Nein, für den Krieg bist du nicht geschaffen, niemand ist das. Aber damals auf dem Truppenübungsplatz, den Stahlhelm auf dem Schädel, das G36 im Anschlag, da ging es dir gut. Wie geschaffen war diese Szenerie, um diesen in dir erwachten Zorn zu kanalisieren. Mögen Soldaten auch agieren wie Schauspieler, den Anweisungen eines Regisseurs Folge leisten, der hier Kommandant oder Generalmajor heißt, ja mögen sie sich sogar herausputzen für Ihren Einsatz, sich die Gesichter schminken, die Helme mit Blättern und Gezweig verzieren – theatralisch ist hier nichts. Soldat ist der einzige Beruf, in dem sich ein Leben frei von Bigotterie leben lässt. Schießen oder erschossen werden. Gefangennehmen oder gefangengenommen werden. Beschützen oder selbst überrannt werden. Ehrlich, sprach schließlich bereits Jesus zu den Zeloten, sind nur die, die da morden.

Nein, das stimmt natürlich nicht. Jesus hat zwar viel gequatscht, wenn der Tag lang war, das aber hat er nicht gesagt. Zwar ist von seinem Jünger Simon überliefert, dass der ein solch gewaltbereiter Zelot war, derweil es beim grundehrlichen Judas zwar nicht belegt, aber für sehr plausibel erachtet wird. Die Zeloten aufgestachelt, den Römern ordentlich in den Arsch zu treten, hat Jesus aber wohl nicht. Und so stehen wir heute, zweitausend Jahre später, vor unserem Heiland, sehen hinauf – immer hinauf! – in sein leidendes Antlitz. Und flüstern: Danke, oh Herr. Danke, dass du die Botschaft von Frieden und Nächstenliebe über die Welt gebracht hast. Deine Idee von der anderen Wange, die wir einem Schläger bereitwillig hinhalten sollen, nicht aus Passivität oder Opferbereitschaft, sondern um uns dieser Eskalation von Gewalt zu verweigern, war grandios. So grandios, dass sie von Anbeginn an dazu verdammt war, auf ewig nur Idee zu bleiben.

Zu den Menschen sprechen konnte der Heiland wie kein Zweiter. Mit den Menschen sprechen war nicht so sein Ding.

Ja, vollkommen du selbst sein konntest du sein, damals, auf dem Truppenübungsplatz. Konntest diesem irgendwann und irgendwo in dir erwachten Zorn, diesem berechtigten Zorn auf jeden und auf alles ein Gesicht geben. Ach Frankenfelder, du kleiner, du wutentbrannter, du chancenloser Zelot. Aber halt – du stilisierst dich selbst. Das ist die Entfremdung. Du willst doch gar kein Zelot sein, schließlich liebst du die alten Römer. Wie du auch die alten Briten liebst. Und hast du nicht erst neulich mit sehnendem Blick nach Osten geschaut? Vom Westen erwartest du nichts mehr, was soll aus dem Westen schon noch kommen? Allenfalls schneller am Arsch als du selbst ist der Westen. So schnell wie der Westen sich selbst zerlegt, kannst nicht einmal du dich selbst zerlegen. Aber aus Ost-Nordost, da kann noch was kommen. Es braut sich was zusammen dort.

Nein, du bist nicht depressiv. Das System, in dem du lebst, das ist depressiv. Es ist krank, die ganze Gesellschaft fault und eitert vor sich hin, aber nicht du, du doch nicht! Du stehst voll im Saft, befindest dich im allerbesten Mannesalter, fähig, Bäume erst zu pflanzen und dann auszureißen! Ganze Parkanalagen und Alleen anlegen könntest du, dein Adrenalin und deine Muskeln genauso gut aber auch nutzen, erst den Berliner Tiergarten, dann den New Yorker Central Park einem Kahlschlag zu unterziehen, einen Stamm nach dem anderen mitsamt Wurzelgeflecht aus dem Grund zu ziehen. *Flupp-flupp-flupp-flupp* würde es machen. Und niemand könnte dich abhalten davon. Putin vielleicht. Aber warum sollte der das tun. Wodka reichen würde der dir.

Ja, dazu wärst du fähig. Doch es bringt nichts, und genau das ist das Problem, der stärkste Mensch der Welt könntest du sein, es gibt nichts, wo es sich gewinn- oder nutzbringend anwenden ließe. Machtlos bist du angesichts dieses von dir als allgegenwärtig empfundenen Niedergangs, dem mit Gewalt schon nicht einmal mehr zu begegnen ist, so pervertiert kommt er daher. Und da du so machtlos bist, deine eigene Hilflosigkeit spürst, wird dein Zorn immer größer. Es ist der nachvollziehbare Zorn der Ausweglosigkeit. Der berechtigte Zorn des an und für sich zu guten Taten fähigen Menschen. Des angesichts der herrschenden Verhältnisse zu Sinn- und Nutzlosigkeit, bestenfalls Kopfschütteln verdammten Menschen.

Du bist dir dieses tief in dir sitzenden Zornes eine lange Zeit gar nicht bewusst gewesen, bist bei seinem erstmaligen Auftreten noch ganz abwesend gewesen. Und hast seinem Entstehen somit schlichtweg nicht beigewohnt. Über dich gekommen wie ein Schatten ist dieser Zorn. Und steht einer eh schon im Dunkeln, so mutmaßt du, tappt dauernd nach einem Lichtschalter, findet aber keinen, so kann er einen solchen über ihn kommenden Zorn geflissentlich übersehen. Ist es nicht genau so passiert? Damals, als du dich entschlossen hast zur Rettung deiner Würde dein Menschsein abzustreifen und stattdessen zum Untier zu werden?

Und wer weiß, vielleicht wärst du längst Amok gelaufen, hättest deinen Zorn nicht nur mit Worten, sondern auch mit Taten über diese Drecksbrut von Menschengeschlecht gebracht. Wärest zu einem geworden, der sich in einer Einkaufspassage selbst in die Luft sprengt oder sich einen Vollbart wachsen lässt, einen auf gläubig macht und sich nach Syrien oder in den Irak absetzt, da sich dort noch leben lässt wie auf einem Truppenübungsplatz. Sogar von der UNESCO zum Weltkulturerbe hochstilisierten Statuen den Kopf abschlagen dürftest du dort. Und ein abstruses Lächeln bemächtigt sich deiner, wie du es dir vorstellst, dass du da stehst in einer antiken Stätte, Gott bejubelst und zeitgleich den Vorschlaghammer schwingst und der Menschheit ihren kulturellen Unterbau zertrümmerst.

Ja, du hättest dich vermutlich längst dieserart außer Landes geschafft, radikalisiert bist du schließlich schon. Doch wozu in die Ferne streifen, hattest du doch eines Tages in deinem Fernsehgerät jene Werbung gesehen, in der ein Mann auch hier, mitten in Westdeutschland, einen Hammer in seiner Hand hält, etwas zu seinem Projekt macht. Und dabei so ruhend in sich selbst aus der Wäsche glotzt. Du sahst diese Werbung in deinem Fernsehgerät und standst sofort auf, liefst vor einen Spiegel, betrachtetest dein bartloses Gesicht und hieltst es neben das Gesicht des bärtigen Mannes aus dieser Werbung. Und stelltest sogleich eine große Ausdrucksdiskrepanz fest. Schreckhaft, offen wie ein Klappmesser – du. Fokussiert, gusseisern verschlossen wie sein Hammer – er.

Du bist kein Handwerker, bist nie einer gewesen. Und doch fandst du dich schon am nächsten Morgen im Baumarkt wieder. Standst mit glühenden Augen und Ohren an der Kasse, ausgestattet mit einem Hammer, dem größten und schönsten Hammer, den du hattest finden können zwischen all den vielen Verlierer-Hämmern. Vor dir in der Reihe standen ein junger Mann und eine junge Frau, schoben einen Kinderwagen vor sich her und direkt dahinter du, den großen, den prächtigen Hammer in der Hand, beständig dein *Drecksbrut, Drecksbrut, Drecksbrut* vor dich hin denkend. Oder hast du es bereits geflüstert?

Gerne hättest du es noch ein wenig mehr gedacht oder gezischt, doch du kamst nicht dazu, denn der verkommene junge Mann und die verkommene junge Frau spürten offenbar ein Unbehagen ihnen den Nacken hinaufkrabbeln, sahen sich mit Angst im Blick nach dir um und entschwanden mitsamt ihrem durch und durch perspektivlosen Balg auf die schnellste Art und Weise, auf die du je Menschen vor dir und deinen Gedanken hast flüchten sehen. Still lächeltest du in dich hinein, hieltst den wuchtigen Eichenholzgriff deines Hammers fest umklammert, strichst sanft mit deiner Fingerspitze über den gusseisernen Hammerkopf. Und dann geschah es: Wärme und Vertrauen durchdrangen deinen Körper. Und eine Selbstsicherheit nahm von dir Besitz, eine Festigkeit wie du sie nie zuvor erfahren hattest in deinem seit Kindheit schluderigen, hin- und herpendelnden Wackeldackel-Körper. Und du dachtest an all die Situationen in denen du mit diesem und jenem aneinandergeraten warst, Situationen in denen schnell alles außer Fugen geraten und du zu einem wild umherbrüllenden Rumpelstilz geworden warst. Vollkommen ausgelaugt hatte dich deine Streit- und Kampfeslust, sodass eine große Leere ein jedes Mal die schreckliche Folge gewesen war. Wie viel besser dran wärest du in jenen Situationen gewesen mit einem schweren gusseisernen Hammer in der Hand, so dachtest du dort an der Kasse. Und du lächeltest bereits so zufrieden vor dich hin wie der Mann in der Werbung. Und du hattest ja auch allen Grund dazu! Denn hat ein Mann erst einmal einen Hammer, so streift er die Theorie von sich und bemächtigt sich der Praktik. Emanzipiert sich. Ja, er wird ein richtiger, ein pflichtbewusster, ein verantwortungsvoller Mann. Und ein richtiger Mann, der braucht keine Worte mehr, hat er ja einen Hammer, mit dem sich jedes Problem binnen Sekunden und mittels Hammerschlag aus der Welt schaffen lässt. Insofern man irgendeine Form von *es* zu seinem Projekt zu machen imstande ist.

Dass du kein Mensch für einen Hammer bist, hast du dein ganzes bisheriges Leben lang gedacht. Doch das stimmt nicht, einem Irrglauben bist du erlegen, als du dich als handwerklich unbegabten Menschen abgestempelt hast. Denn richtig ist zwar, dass dir der konstruktive Grundgedanke eines jeden Handwerks seit jeher verwerflich und geradezu arrogant erscheint. Falsch ist aber, dass ein Hammer ein auf Konstruktivität festgelegtes

Instrument sei. So sehr geekelt hast du dich vor der Vorstellung etwas Tragfähiges zu erschaffen, dass du gar nicht richtig hingeschaut hast, sich eine Klischeevorstellung vom Nutzen eines Hammers in deinem Kopf festgesetzt hat. Dann aber sahst du erst diese Werbung, in der ein Mann einen Hammer trägt, etwas zu seinem Projekt macht. Und begegnetest kurz danach in einer Nachrichtensendung erstmalig den bärtigen Schergen eines wie auch immer gearteten einziges Gottes, wie sie mit eindrucksvollen Hämmern in der Hand in einer antiken Weltkulturerbestadt antike Weltkulturerbestatuen zu Staub droschen.

Ist das behämmert, so rauntest du dir zu. Erfreutest dich ein wenig an deinem der Situation angepassten Wortspiel. Und schobst dann, als sich dieser Gedanke ein wenig gesetzt hatte, flugs hinterher: Aber gar nicht doof. Aber gar nicht doof.

Und so standst du wenig später also im Baumarkt an der Kasse, blicktest der Kassiererin in die Augen. Und sagtest: Einen schönen guten Tag, mein Name ist Frankenfelder, ich erwerbe dieses traditionelle Schlagwerkzeug, denn wissen Sie, genau das hätte ich vermutlich schon viel früher tun sollen.

Doch sie äußerte sich nicht dazu, wie Frauen sich nie zu Männern äußern, die es verstehen, das Leben aufs Wesentliche zu reduzieren. Und so nahmst du dein frisch erworbenes Handwerksinstrumentarium an dich, zischtest – oder dachtest vielleicht auch nur zu zischen – Drecksbrut-Kassiererin, Drecksbrut-Kassiererin, Drecksbrut-Kassiererin! Und schlendertest alsdann, seit langer Zeit zum ersten Male wieder fröhlich und ausgelassen, deiner Wege.

In deiner Wohnung angekommen standest du zunächst ein wenig ratlos in deinem Wohnzimmer herum. Du warst bereits sehr fürs Hammertragen, vertratst bereits die Ansicht, dass ein Mann, der keinen Hammer an seinem Gürtel hängen hat, genauso gut im Schi-Schi auf einer tuckigen Kabarettbühne auftreten, Chansons oder Lyrik schreiben, sich arsch-, sinn- und nutzlos zugleich geben kann. Als zu Recht zu verlachende Narrennummer, hofiert von einer Drecksbrut an Publikum. Es gab eine Zeit, da konntest du das nachvollziehen, auch du hattest einmal intensiv auf dem Gedanken herumgekaut vielleicht ein Künstler zu sein. Weil du spürtest, dass du nach einer

Vervollkommnung deiner selbst und einer Optimierung der Menschheit strebtest, obschon sich beides bekanntlich nirgends so schlecht realisieren lässt wie auf einer Bühne. Und am allerwenigsten von just den Gestalten, die permanent auf eine solche streben, die es ins Scheinwerferlicht zieht, die es geradezu drängt, ein öffentlicher Mensch zu werden. Denn ein öffentlicher Mensch, der hat noch nie etwas erreicht, öffentliche Menschen sind Projektionsflächen, willfährige Missbrauchsobjekte derer, die sie begaffen. Willst du aber wirklich etwas ändern, willst du einer wie auch immer gearteten Gesellschaft einen Stachel ziehen oder ein Bein stellen, so musst du ein geheimer Mensch sein und es auch bleiben. Jene bärtige Burschen aus den Handwerkerwerbespots und auch jene bärtigen, jene Statuen zerstörenden Burschen im Irak und in Syrien, die hatten das gerafft. Hatten verstanden: Niemand darf deinen Namen kennen und niemand Bescheid wissen über deine Pläne und Beweggründe. Deinen Zorn zu kaschieren musst du lernen, nach außen lächeln und Gott preisen, klammheimlich aber dekonstruieren. Keinesfalls aber darfst du ein Künstler auf einer Bühne werden, verhält es sich bei jenen doch exakt andersherum, geben vor, die Menschheit aufrütteln zu wollen, können aber, kommt es hart auf hart, nichts anderes verrichten als die Saiten ihrer Gitarren nachzuziehen. Derweil du, immerhin, dein G36 in gestoppten 98 Sekunden auseinander- und wieder zusammenbauen kannst. Auch wenn du es zu deinem eigenen Verdruss schon allzu lange nicht mehr getan hast, es geradezu an der Zeit wäre das mal wieder zu tun. Nicht in einer Erdkuhle auf einem Truppenübungsplatz, nein, über diese Entwicklungsstufe des Zorns bist du lange hinweg.

In deiner Wohnung solltest du es tun. Solltest dir ein G36 besorgen und es in deinen eigenen vier Wänden auseinander und wieder zusammenbauen. Wieder und immer wieder, bist du es in 60 Sekunden schaffst, so wie jene arabischen Burschen in jenen Internetvideos, deren logische Verzweiflung und nachvollziehbarer Zorn ihnen die weltweit flinksten Hände verliehen haben. Bauen in Nullkommanix eine Bombe, bauen in Nullkommanix auch das G36 auseinander und wieder zusammen. Doch, doch, du hast es gesehen, es war ein G36, mitten im

Gaza-Streifen baute es ein beneidenswert bärtiger Bursche grinsend auseinander und wieder zusammen. Und während er das tat in diesem Internetvideo, fragtest du dich, wie es denn sein kann, dass ein deutsches G36 in die Fänge eines arabischen Aufrührers gelangt, dort unten, in Gaza-Stadt. Und du warst schon bereit, dir die abenteuerlichsten Schmugglergeschichten auszudenken, wahrliche Räuberpistolen. Liest es dann aber sein, da du bereits wusstest, dass das hervorstechende Merkmal der Realität die Langeweile ist. Die deutsche Waffe also auf dem offiziellsten aller offiziellen Wege und mit Regierungsgenehmigung dorthin gelangt war. Und dass vielleicht sogar in gerade diesem Moment ein Regierungsvertreter just dieses Internetvideo betrachtete, sah wie ein arabischer Aufrührer das deutsche G36 in nullkommanix zwar auseinanderbaute und dann wieder zusammen. Aber, nachweislich: Nicht schoss. Denn das hätte massig Ärger gegeben. Nicht für die Israelis, die dank dieser deutschen Waffe in den Händen eines Arabers früher ins Gras beißen als vom Weltenschöpfer vorgesehen. Sondern für den Wirtschaftsminister, dessen Selbstlegitimation bekanntlich darauf fußt, dass er Waffen nur an Menschen liefert, die gar nichts anzufangen wissen damit. So wie Araber, die – das Internetvideo belegt es – keine wirkliche Verwendung für deutsche Waffen haben, sondern einfach gerne spielen damit.

Heil dir Wirtschaftsminister, heil dir Wirtschaftsminister, heil dir Wirtschaftsminister! – so riefst du also gleich mehrfach aus, in die Stille deiner Wohnung hinein. Derweil der Araber im Video munter das G36 auseinanderbaute. Und dann wieder zusammen.

Ja, du sehnst dich noch immer nach einem solchen G36, an das der putzmuntere Araber aus Gaza-Stadt trotz Embargo und israelischer Abriegelung scheinbar spielend und legal gekommen war. Während du hier, in deiner bundesdeutschen Wohnung in einer bundesdeutschen Großstadt, vermutlich eine Straftat begehen müsstest dafür. Wert wäre es dir durchaus, das Begehen einer solchen Straftat zwecks Erlangung eines G36. Denn hat einer eine Wohnung, so hat er in der Regel auch ein Fenster. Und wohnt er dann noch direkt unterm Dach, im sechsten Stockwerk und geht dann mit seinem G36 in der Hand zu besagtem Fenster, schaut hinab auf die Menschen und ihr Treiben, so läuft alles, was dann folgt, eindeutig unter Notwehr. Heckenschütze ist in dieser Welt schließlich kein Schimpfwort, sondern ein Beruf.

Es gibt nicht einen Grund, Künstler zu werden, abgesehen von Selbstverliebtheit, Geltungsdrang und Feigheit. Und feige bist du lange genug gewesen. Und weil du derart feige gewesen bist, wolltest du Künstler werden. Da war dein Zorn aber noch kein Zorn, sondern allenfalls eine helle Aufregung gewesen. Du hattest deine Füße schon nicht mehr still und deine Fresse schon nicht mehr geschlossen halten können, welch perfekte Grundvoraussetzung, um Musiker oder Dichter zu werden! Ranntest auf jede Bühne, die dir geboten, an jedes Mikrofon, das dir bereitwillig hingehalten wurde. Doch du deutetest alles falsch, dachtest für eine Zeitlang ein tätiger, ein Dinge anstoßender und verändernder Mann zu sein, denn du bekamst Zuspruch, die Leute klopften dir auf deine Schulter und applaudierten, lobten diesen oder jenen Gedichtzyklus, diese oder jene politische Streitschrift, diese oder jene gelungene Melodie. Dabei hattest du das alles in deiner Wohnung geschrieben, einsam und keineswegs im Clinch mit irgendeiner Gesellschaft, sondern allenfalls mit dir und deiner Hilflosigkeit, mit deiner Unfähigkeit, ein handfest zupackender Mann zu sein, stattdessen in einer grotesken Künstlerexistenz gestrandet zu sein, die vorgibt, sich alles zu trauen, sich aber einen Scheiß traut, bei verriegelter Haustür und heruntergelassenen Jalousien in der eigenen Bude hockt, dort irgendwas runterschreibt, was sich reimt oder eine Pointe hat und damit die eigene Ohnmacht und die eigene Handlungslosigkeit reinzuwaschen versucht. Und du wolltest dich schon freuen darüber, wolltest deinen Zuhörern danken, jedem Besucher glückselig um den Hals fallen. Doch es wurden immer mehr! Du warst keine große Nummer, nein, ein Hanswurst warst du. Erst kamen drei, dann kamen zehn, ab und an kamen vierzig. Und du warst schon bereit, das als Fortschritt zu deuten, dir eine Optimierung deiner selbst und der Gesellschaft anhand der langsam aber stetig ansteigenden Besucherzahlen herbeizudeuten. Doch dann standest du eines Abends auf einer kleinen Bühne eines kleinen Theaters, voll besetzt waren die ersten zwölf Reihen, es wurde an den richtigen Stellen gelacht und ausgiebig applaudiert. Und mitten in deine Freude hinein, wie rund das alles läuft, mitten in deine beginnende Selbstzufriedenheit hinein, preschte die Erkenntnis, dass da gerade alles falsch läuft. Dass du auf der Jagd nach Applaus und Bestätigung bist, angewiesen darauf, dass die Besucherzahlen steigen. Und während sie steigen, verformst du dich. Und da eines der wenigen Talente des Menschen die Entfremdung und Verformung sind, warst auch du gut darin, was dazu führte, dass sie wahrhaftig weiter stiegen, deine Besucher- nein: deine Zugriffszahlen.

Willst du fünfzig Menschen gleichzeitig unterhalten, so musst du zum flexiblen Rollenspieler werden. Offenbar klappte das, denn sie kamen in stetig steigender Zahl, um dich bei deinem Rollentanz zu erleben. Saßen auf ihren fetten Hinterteilen auf gepolsterten Stühlen, hielten ein Sektglas in der Hand, nippten alle paar Minuten daran. Fühlten sich aufrührerisch, wie auch du dich aufrührerisch fühltest. Als Rückgrat der Gesellschaft, als aufrechtes Gewissen der bundesdeutschen Nation gebärdeten sich du und dein Publikum. Doch ging man draußen am Theater vorbei, während du und dein Publikum sich dort drinnen zwischen Scheinwerferlicht und Stockdunkelheit der Illusion hingaben, sitzend und sektnippend kraft intellektueller Gedanken, die Welt zu einem besseren Ort zu machen, so bekam man nichts mit davon. Kein Laut drang nach außen, kein Lichtstrahl schaffte es hinaus auf den Gehweg. Und so herrschtest du dein eigenes Publikum eines Abends an, krakeeltest, dass es sich verpissen soll. Du wolltest wirklich, dass es sich verpisst, denn steht einer auf einer Bühne, hat aber kein G36, so bleibt ihm nur die verbale Gewalt. Deinem Publikum gefiel das, es mochte dich auch deines Geschreis wegen. Also lachte es erfreut, einige applaudierten und johlten gar, als du sie auffordertest sich zu verpissen, bevor du dich vergisst, bevor du für nichts mehr garantieren kannst. Doch diese Drecksbrut bewegte sich nicht und du sahst es in ihren speckig glänzenden Gesichtern, wie sie sich vornahm, beim nächsten Mal gewiss wiederzukommen und ebenso gewiss viele Freunde mitzubringen. Also brülltest du erneut, dass sie sich verpissen sollen, dass jeder Moment in einem Musikkonzert oder bei einer Theateraufführung ein verschenkter Moment ist, könnte man sich doch viel besser mit Fackeln und Heugabeln ausstatten und in der Dämmerung durch die Stadt ziehen!

Ja, genau das brülltest du und dein Publikum war deiner Meinung, applaudierte noch lauter, lachte noch lauter, nahm sich noch fester vor, wiederzukommen, beim nächsten Mal Freunde mitzubringen. Und du, du standst dort oben, kaspertest dir die Seele aus dem Leib und ahntest, dass es kein gutes Ende nehmen wird mit dir und deinem Publikum.

Welch bittere Erkenntnis das war: Intellektualität, die zur Erzeugung von Applaus führt. Ausgerechnet Applaus. Bekanntlich die mithin schwächste Form der Luftdruckerzeugung. Weil man Regierungen und Systeme und Eliten ja so prima wegklatschen kann! Nenne man mir nur einen Herrscher, der aus dem Amt oder vom Thron geklatscht wurde! Nur einen!

Wer verändern will, muss sich auf die Erzeugung von Luftdruck verstehen. Aber richtigem Luftdruck, Männerluftdruck. Nachzuschauen und Handgriff für Handgriff zu erlernen bei meinen arabischen Freunden aus den Internetvideos.

Künstler sein, Applaus zu erzeugen, führt zu nichts. Man wird gedruckt und veröffentlicht, man wird verkauft und wird ins Regal eines Käufers einsortiert. Deine feige Künstlerhoffnung ist, dass dieser schließlich für dich loszieht und etwas unternimmt gegen den Wahnsinn der Welt. Weil du es selbst nicht bringst! Wie verkommen muss ein Mensch sein, der seine Geistesblitze in einem Essay, einem Bändchen oder einem Roman veröffentlicht und alsdann, kommerziell aufbereitet, schön weiter an der Welt verzweifelt. Weil es ja so bequem ist, wenn die eigene Intellektualität, ach sagen wir doch gleich: die eigene Genialität einfach nur gelesen, hier und da vielleicht bestaunt – schlussendlich aber in ein heimisches Regal einsortiert wird, wo nichts mehr passiert. Sicher, du hättest dir gewünscht, dass einer kommt, deine Lieder hört, deine Texte zitiert und danach losmarschiert und das Springer-Gebäude in die Luft sprengt oder ins Kanzleramt stürmt und Geiseln nimmt. Aber das hat niemand getan, niemand hat dir den Gefallen getan und ist für dich durchgedreht. Und warum nicht? Weil sie alle fest davon ausgegangen sind, dass du es bald tun wirst! Ist das nicht ein Irrsinn?

Du hast Lieder und Texte geschrieben, um Leute aufzustacheln. Und diese Leute erfreuten sich daran, blieben aber auf ihren fetten Hinterteilen hocken, bewegten sich nicht einen Zentimeter! Deinetwegen! Du hast sie davon abgehalten! Jeder, der dich auf einer Bühne gesehen oder eines deiner selbstgerechten Bücher gekauft hat, hat sich derart verlassen auf dich, dass er dachte: Na, wenn der mal noch lange stillhält! Wenn der Frankenfelder nicht bald mal explodiert! Wenn der Frankenfelder da vorne nicht mal das Zeug hat, uns die Welt zu retten!

Du und dein Publikum, Frankenfelder – ihr habt euch gegenseitig außer Gefecht gesetzt!

Dein Publikum hat deine Texte gelesen, deine Lieder gehört, einem deiner Bühnenauftritte beigewohnt und sofort begonnen, täglich begierig die Presse zu durchwühlen. Nach deinem Namen wurde gesucht. Ja, genau, Frankenfelder: nach deinem Namen! Hatten sie nach deinem rebellischen Auftritt oder deinem revolutionären Lied mit ihren rebellisch-revolutionären Sektnipper-Freunden zusammengesessen und derart anerkennend über dich und deinen öffentlichkeitswirksam inszenierten Affentanz gesprochen, dass es in Wetten ausgeartet war, wie lange es dauert, bis Frankenfelder endlich das Springer-Gebäude in die Luft sprengt. Oder aber für sie ins Kanzleramt stürmt und Geiseln nimmt.

Auf dich gebaut haben deine Hörer und Leser, Frankenfelder! Haben gedacht, dass es sich auf gepolsterten Stühlen sitzend doch ausnehmend prima Revolution machen lassen müsste, *ha!* Hast bei deinen Auftritten fleißig die *ich weiß was, ich weiß was*- Keule geschwungen und den Leuten vorgemacht du hättest Lösungsansätze parat, hättest Ideen wie dieses ganze depressive System, diese ganze auf Selbstzerstörung geeichte Gesellschaft doch noch auszuhebeln sei. Auf dich vertraut haben deine Zuhörer, Frankenfelder! Auf dich gesetzt! Und was hast du gemacht? Bist du los und hast endlich dieses verdammte Springer-Gebäude in die Luft gejagt, was nicht nur überfällig, sondern deine gottverdammte heilige Pflicht gewesen wäre? Oder bist du ins Kanzleramt gestürmt und hast den ganzen Psychopathen Dolche an die Kehlen gehalten? Sag, Frankenfelder, hast du das?! Nein, hast du nicht. Was hast du stattdessen getan,

Frankenfelder? Los, Butter bei die Fische, als alle Welt alle Hoffnung in dich steckte, auf Gebäudesprengung und Geiselnahme hoffte, da hast du stattdessen *was* getan? Du hast ein neues Buch veröffentlicht. Ein Buch, Frankenfelder! Blätterware mit Buchstaben drin. Hübsch gesetzt. Nicht einmal Kommafehler sind drin, Frankenfelder! Weißt du, wie dein Buch aussieht, wenn es in einer Regalwand aus Buche steht, eingeklemmt zwischen irgendwas aus dem Hause Klett und irgendwas aus dem Hause Beck? Gut sieht es aus, Frankenfelder! Es macht sich gut! Ach Frankenfelder, du bist ein guter Mensch, ein reiner Mensch. Und nicht zu vergessen: putzig. In deinem Zorn. In der Tiefe deines Herzens willst du doch niemandem etwas Böses, gib es doch einfach zu.

Derart dachtest du, damals über dich. Und derart denkst noch immer über dein damaliges Ich. Also bist du nie wieder aufgetreten, hast nie wieder eine Zeile veröffentlicht. Hast begonnen, dich nach und nach zurückzuziehen. Und dich nach der Zeit zurückzusehnen, als du noch Soldat warst. Ein G36 halten durftest.

Und so erkanntest du: Selbst für dich gibt es einen gangbaren Weg. Du müsstest dich lediglich verabschieden von der Person, die du bisher gewesen bist. Die Kommunikation und das Denken einstellen, den Austausch und den Diskurs vermeiden. Dich downgraden. Die heiße Luft aus dir selbst herauslassen, aufs Essentielle zusammenschrumpeln. Weniger quatschen, mehr handeln.

Nimm die Zeit mit Cristina. Wieder und wieder zu denken, dass du Cristina liebst und es ihr wieder und wieder zu sagen, das war ein feiner Zug, Frankenfelder. Doch dieser feine Zug war nichts im Vergleich zu dem, was du mit den Innenflächen deiner Hände auf ihren Oberschenkeln oder mit deinen Fingerkuppen auf ihren geschwungenen Augenbrauen vollbringen konntest. Als du Cristina sagtest, dass du sie liebst, da ahnte sie lediglich, dass dem so sein könnte. Doch den wirklichen Beweis für deine Liebe, den hast du stumm erbracht, mit den sanft kreisenden und streichelnden Bewegungen deiner Finger, ihrem Tippeln und Tänzeln auf ihrem Körper. Dass du Cristina geliebt hast, damals, in jener anderen Zeit, das wusste sie nicht, weil du es ihr gesagt hattest. Sie wusste es, weil du bei deinem wirklichen Liebesbeweis Worte nicht nötig hattest, um deinem Gefühl und deiner Ehrlichkeit zusätzlichen Nachdruck zu verleihen. Und war nicht das die eigentliche große Revolution deines bisherigen Lebens? Du hast nie einen Text und nie ein Gedicht über die Liebe geschrieben. Und warum nicht, Frankenfelder? Weil du jeden Morgen neben Cristina aufwachen durftest und nicht reden musstest. Gab es ein Wort, kam es zu einem Gespräch, so war das schön, dann setztet ihr euch hier in deiner Wohnung an den kleinen Küchentisch, der damals noch existierte, und plaudertet vor euch hin, unbeschwert und ziellos. Nutztet eure Worte nicht zur Überbringung bedeutungsschwangerer Botschaften, sondern einzig und allein, um die sanfte Stimme des anderen zu vernehmen, neben dem zärtlichen Beweis, den ihr euch mit euren Händen Tag für Tag gabt, auch einen klanglichen Beweis zu erhalten, euch hineinzulegen in die Stimmlage des anderen. Und den Worten des anderen – so federleicht und frei von Bedeutung – bei ihrem Flug durch den Raum nachzuspüren, sie als von einer Wand oder der Zimmerdecke zu euch zurückgeworfen zu erahnen. Und so saßt ihr beide an manchem Morgen an dem damals noch existenten kleinen Küchentisch. Cristina nippte an ihrer kreisrunden, henkellosen Kaffeetasse, Milchschaum verfing sich auf ihrer Oberlippe – und sie war überall. Ja, die ganze Welt war Cristina.

Nun aber ist Cristina nicht mehr überall, Cristina ist gar nicht mehr. Lebt bei einem anderen Mann, vielleicht ist es Cosmin, wirklich dieser verdammte Cosmin, aber du glaubst, eher nicht. Und du blickst hinüber zu der Stelle, wo einstmals der Küchentisch stand. Cristina war bereits fort, da stand der Küchentisch noch dort. Fort ist er erst, seit du einen Hammer zu bedienen weißt. Als er aber noch dort stand, der Küchentisch, und Cristina schon nur noch eine Erinnerung war, da setztest du dich schon nicht mehr an ihn. Auch das Trinken von Kaffee stelltest du kurz nach Cristinas Weggehen ein, sahst weder Sinn noch Sinnlichkeit mehr im morgendlichen Schlürfen aufgekochter brauner Brühe. Fandst dafür aber Gefallen an jener Werbung, in der ein Mann *es* zu seinem Projekt macht. Und der, so wie auch du zu jenen Zeiten, als Cristina noch bei dir war, nicht durch Worte, sondern Taten zu Zufriedenheit und Wahrhaftigkeit gelangt. Denn trägt ein Mann ein Hämmerlein an seinem Gürtelein, so ist er im Reinen mit sich selbst, braucht gar keine Bühnen- und Kunstsituation mehr, ist groß, ist Manns genug.

Und so standst du also in deinem Wohnzimmer, an jenem Tag, nach deiner Rückkehr aus dem Baumarkt. Hattest noch keinen Hammerschlag getan, begriffst dich jedoch bereits als Ritter und als Recke. Fühltest zum ersten Mal im Leben, was es bedeuten könnte, Mann zu sein. Gott ist allmächtig, Gott ist allmächtig, Gott ist allmächtig! – so riefst du laut in die Stille deiner Wohnung hinein. Nicht, weil du plötzlich an den Nicht-Existenten zu glauben begonnen hattest, sondern weil du dich nach einem Gefühl von Eifer auf deinen Lippen sehntest. Dann zerlegtest du, brachial und ungelenk, deine Schrankwand. Nicht gerade fachmännisch und durchdacht gingst du dabei vor, ein Handwerker wird aus dir in diesem Leben wahrlich nicht mehr. Doch fürs Kaputtmachen bist du geschaffen wie kein Zweiter, so radikal und ehrlich wie du dir selbst gegenüber jüngst geworden bist. Und so rissest du zunächst den widerlichen Goethe und den widerlichen Schiller und den an Widerlichkeit kaum zu überbietenden Grass – diesen ganzen eitlen selbstreferentiellen Deutschenpopanz – heraus, brülltest noch einige Male dein *Gott ist allmächtig!* und donnertest alles in die Mülltüten. Natürlich glaubtest du weiterhin nicht an Gott, nicht die Bohne glaubtest du an ihn. Doch du hattest deine vollbärtigen arabischen Freunde in den vielen Videos etwas ganz ähnliches rufen hören und ganz glücklich dabei aus der Wäsche glotzen sehen, sodass du es einfach einmal versuchen wolltest. Und tatsächlich, kaum hattest du es nun einige Male gerufen, schon hattest du eine kleine lodernde Flamme in deinem Inneren bemerkt. Nicht die Flamme der Liebe und des Glaubens, natürlich nicht, aber doch: ein Flamme. Klein, lodernd, dich wärmend. Früher, so stelltest du fest, hättest du deine Aktionen mit Flüchen begleitet, nun lobtest du stattdessen den nicht existenten Erschaffer der Welt und stelltest fest, um wie viel einfacher dein Zerstörungswerk doch gleich von der Hand ging. Richtiggehend in Fahrt warst du geraten, kaum hattest du Gott ins Spiel gebracht. Und einmal in

Ekstase, zerhiebst du auch die vielen Bilderrahmen und die vielen Fotografien deiner sogenannten *Lieben*, die sich so zerschlagen und zerdeppert zu deiner Nicht-Verwunderung ebenfalls als Drecksbrut zu erkennen gaben.

Schließlich verarbeitetest du die ganze Schrankwand zu Brennholz. Na ja, eigentlich den Inhalt der Wohnung zu Restmüll, denn man glaubt gar nicht, wie viel Trödel, Tand und Tüll sich in und um den Möbeln auf 35 Quadratmetern einfinden können. Ganze Heerscharen braucht es, um den zivilisatorischen Dreck eines einzelnen Menschen zu Staub zu verarbeiten. Und je belesener, je zivilisierter er ist, der Mensch, desto mehr zu tun hat man, denn umso vollgestellter ist sein Quartier. Auch bei dir musste so einiges zu Staub verarbeitet werden, kein Wunder, so viel, wie du jahrelang von dir selbst gehalten hast. Aber hat ein Mann erst einmal einen Hammer, so braucht er kein Mobiliar mehr, um dort lauter Gedanken- und Emotionalienballast ablegen zu können. Vollkommen in sich ruhend und organisiert sind daher Männer, die von Kindesbeinen an einen Hammer adäquat zu bedienen wissen. Haben vermutlich keinen Kierkegaard und keinen Sartre gelesen, zucken bei Kant und Kafka nur unwissend und ahnungslos die Schultern, und kennen doch immer den Weg. Überallhin kennen Hammermänner den Weg, wie Hammermänner auch die einzigen Menschen sind, die *geht nicht, gibt's nicht* sagen können und mittels dieser vier kleinen Worte gleich einen ganzen Berg an Zweifeln und Komplexen aus dem Weg schieben können.

Ein kleiner Dübel für die Wand, ein großer für die Menschheit, so mag man Hammerträgern von früh bis spät, dankend und ehrfürchtig entgegenrufen.

So vergingen die Tage. Du zerlegtest in deiner Wohnung noch dieses und jenes, erkanntest mit dem Hammer in deiner Hand mit einem Male die Klarheit einer auf das Nötigste, auf das Elementarste reduzierten Welt und warfst hemmungslos alles raus, was nicht niet- und nagelfest war. Denn ist etwas weder niet- noch nagelfest, so ist es unnütz in den Augen und im Leben eines Hammerträgers, zu dem du längst geworden warst. Einem Sheriff gleichend schrittest du breitbeinig durch die von dir angerichtete Trümmerwüste, verlachtest deine bisherige, so verworrene Existenz und machtest nahezu alles dem Erdboden gleich, hämmertest dich kraft deiner eigenen Hände zurück in exakt jenen kathartischen Zustand des Tabula rasa, den du dir insgeheim immer ersehnt hattest, den dir aber dein widersinniges akademisches und philosophisches Herumdenken auf der Welt nie ermöglicht hatte.

Und es wurde Tag und es wurde Nacht. Und du beschautest, welche Zerstörung du über deine eigene Wohnung gebracht hattest. Und du sahst: Es war gut.

Der natürliche Feind des Heimwerkers ist die eigene Wohnung. Und still und versonnen lächeltest du in dich hinein.

MP3

Frankenfelder in Hönningstrup, 2017

Der Gedanke, ein Notnagel zu sein, keimte früh. Und ließ sich dann auch nicht mehr tilgen. Vergessen ließ er sich ab und an, für kurze Zeiträume. Um dann jedoch, mit Vehemenz und mit Sicherheit, jäh und brutal zurückzukehren.

Im Auto sitze ich hinten, neben der Kleinsten. Die Frau fährt, auf dem Beifahrersitz: die Große. Das war weder geplant, noch hat es sich eingeschlichen und dann gar eingebürgert. Nein, es war bereits fest im Alltag der Frau und der Kinder implementiert, als ich in ihrem Leben auftauchte. Und sie in meinem.

Ich selbst fahre nie, habe zwar den Führerschein, fahre aber nicht. Es ist besser so. Für mich, für die Familie, die ganze Welt.

Fahren wir zu viert los, so sitze ich immer hinten links, hinter der Frau. Sie gibt vor im Rückspiegel den Straßenverkehr hinter sich zu beobachten, aber das stimmt nur bedingt, in erster Linie behält sie mich im Blick. Rechts neben ihr, die Große, ist angeschnallt. Schräg hinter ihr, rechts neben mir, die Kleine, hockt sicher vertäut im Kindersitz. Eher gehen wir alle gemeinsam hoch, fliegen mit der Karre unterm Hinterteil als Familie in die Luft, weil wir zur falschen Zeit am falschen Ort an einer Tankstelle über einem Ölfleck stehen – als dass einem der Mädchen allein was passiert.

Doch was mit mir ist, der ich weder angeschnallt, noch vertäut, noch in einer anderen speziellen Vorrichtung einfach so dasitze, das ist unklar. Und so schaut meine Frau auch in den Rückspiegel, ignoriert lässig den 20-Tonner hinter uns, hebt jedoch nervös eine ihrer so entsetzlich schönen Augenbrauen.

Es gibt Typen, so sagt ihr durchaus verliebter Blick, die willst du ums Verrecken nicht hinter dir sitzen haben. Es gibt Typen, so sagt mir ihr noch immer heiß durch Mark und Bein pulsierender, mich binnen Sekunden in sexuellen Furor versetzender Blick, die sind ja ganz praktisch, lassen sich gut integrieren in einen längst bestehenden Haushalt, ein längst existierendes und auch für sich klarkommendes Familienkonstrukt. Äußerst zweckmäßig sind diese Typen, so zweckmäßig, dass es eine Borniertheit der Natur sein muss, dass Frauen diese Zweckmäßigkeit stets erst erkennen, wenn die Kinder längst da sind.

Erst kommt die Sehnsucht nach Kindern, danach die Sehnsucht nach Zweckmäßigkeit, so scheint es den Frauen in die Gene geimpft worden zu sein. Und es liegt mir fern mich zu beschweren, denn gäbe es ihn nicht, diesen weiblichen Paradigmenwechsel, Typen wie ich säßen nicht als konstruktiver Familienbestandteil auf dem Rücksitz eines Kombis, sondern lägen längst in der Gosse, verreckt an der eigenen Nutzlosigkeit.

Und so kam er früh auf, dieser Gedanke, ein Notnagel zu sein. Mit Treffen in Cafés hielt meine Frau sich nicht auf, für unser erstes Date beorderte sie mich gleich in ihre Küche. Küsste mich bereits nach zwei Minuten, sah mich schon zwei Wochen darauf erstmalig in Gegenwart ihrer Mädchen mein *Schrapp-schrapp-schrapp-schrapp!* machen. Und heiratete mich umgehend. Nachdem ich sie gefragt hatte, ob sie das tut. Was ich wiederum tat nach einer unserer Autofahrten, als ich hinter ihr gesessen und ihren Rückspiegelblick gedeutet hatte. Hatte gesehen wie sie einen 20-Tonner hinter uns lässig ignoriert, mich mit ihren geschwungenen Augenbrauen dafür umfängt, und hatte sofort gespürt, dass es grüner nicht wird. Hatte dann aber – wir hatten gerade geparkt und waren aus dem Wagen geklettert – nicht *Grüner wird's nicht* gesagt, sondern: *Heirate mich*.

Frankenfelder allein in seiner Wohnung, 2016

Und nun betrachtest du die nackte Glühbirne, die nur wenige Meter über dir aus der Decke ragt. Du betrachtest die vier kahlen grauweißen Wände, die dich umgeben. Die eine links, die andere rechts, eine hinter, eine vor dir. Und dann: die Holztür, massiv, alt. Nichts wird diese Tür in den kommenden Tagen so einfach aufschließen, aufhebeln, aufstemmen. Komme was oder wer da wolle, sei es von innen, sei es von außen. Hier kommt nichts mehr hinein. Und hier kommt auch nichts mehr heraus. Zu einer Symbiose aus dir und der Welt darf es nicht mehr kommen. Du musst es nur konsequent durchsetzen. Und schon wird es nichts mehr wie von selbst in diesen Raum drücken. Wie auch du nicht länger wie von selbst hinaus auf die Straße gezogen werden wirst. Denn diese Tür, auf die du nun bewegungslos starrst, ist massiv. Solides Handwerk, vor Urzeiten geschreinert, um zu versperren, um abzuhalten. Das Innere vom Äußeren zu trennen. Hab ein wenig Vertrauen in den ursprünglichen Zweck dieser Tür. So oft hat dich ihr Quietschen und ihr Knarren aufgeregt, wie oft hast du ergebnislos versucht, sie zu ölen oder an entscheidenden Stellen abzufeilen. Bis dir klargeworden ist: Keine Tür der Welt quietscht und knarrt, wenn man sie pfleglich behandelt. Also: geschlossen hält. Misshandelt man sie jedoch, öffnet sie fortwährend, dann darf man sich nicht wundern, dass sie morsch und mürbe wird. Nein, diese alte Tür kann stärker sein als du. Du musst nur lernen, klein und immer kleiner beizugeben, still und demütig zu werden. Sollte dir das gelingen, so steht dir eine glänzende Zukunft bevor, ein erfülltes Leben. Versagst du, wirst du weiter das Leben eines Tantalos führen. Frevel auf Frevel begehen. Und mit Recht abgestraft werden dafür.

Das aber willst du nicht, so viel Liebe zum Leben trägst selbst du in dir, um das Entfachen und das Erleben von Leid nicht zu deinem Daseinszweck werden zu lassen. Und so braucht es, ab heute und ab hier, mit Stumpfheit und geistiger Umnachtung als neuem Ziel, schon verdammt gute Argumente, einen Plan oder eine Strategie, um überhaupt noch durch diese Tür hindurchzugehen. Sie zu öffnen und hinaus in die Welt zu treten. Die Hand zum Gruße zu erheben. Zu sich, aber auch zu allen anderen Menschen zu sagen: *Hallo, hier bin ich. Ich bin bereit. Ich nehme teil.*

Doch eine solche Strategie hast du nicht. Argumente, diese Tür zu öffnen und durch sie hindurchzugehen sind dir, ab heute und ab hier, keine mehr bekannt. Wie dir auch eine Person, die mit einem ähnlich gearteten Ansinnen von außen kommen, dich mit List und Tücke aus deinem 35 Quadratmeterloch ziehen könnte, nicht bekannt ist. Nein, du hockst hier und ohne deinen Willen wird gar nichts mehr geschehen. Denkst lediglich noch in Schlagworten, reihst eine radikale Parole an die nächste, machst dabei jedoch keinen einzigen Finger krumm. Hockst nur da und denkst radikal, handelst aber nicht, bist also passivradikal.

Du hast genug gehandelt. Erst viele Jahre lang, konstruktiv. Das war schlecht. Und dann, seit kurzer Zeit erst, dekonstruktiv. Das war gut. Hast mit deinem Hammer die ganze Wohnung zertrümmert, bis nahezu nichts mehr übrig war. Und konntest nichts Schlechtes im Akt der Zerstörung deines Eigentums finden. Nun aber muss es weitergehen, nun muss die nächste Stufe deiner Vervollkommnung erklommen werden. Der materiellen Welt hast du bereits Lebewohl gesagt, so gut und so radikal es eben ging. Nun geht es ans Organische. Nun geht's an dich. Du selbst bist es, dem du nun auf den Pelz rücken musst. Suizidversuche hast du schon vor vielen Jahren unternommen, wie du dir vor vielen Jahren auch selbst Narben beigebracht hast, manche mit glühenden Zigaretten, andere mit scharfen Klingen. Doch all das führte zu nichts, außer der Feststellung, dass du dich auf perfide Art und Weise selbst heroisierst dadurch. Und das willst du nicht mehr. Und schwupp bist du wieder begeistert, obschon du Enthusiasmus und Begeisterung doch längst abgelegt zu haben glaubtest, da es bekanntlich zu nichts führt, Feuer und Flamme für eine Sache oder eine Idee zu sein, da eine Idee gar nicht anders kann als künstlich zu sein, wie alle Künstlichkeit das Scheitern und Zerbröseln somit von Anbeginn an mit sich führt. Überhaupt ist das doch der Kern einer jeden Idee, vor allem aller guten Ideen, dass sie sich im Handumdrehen zerlegen, zerbröseln und in ihr Gegenteil verkehren lassen. Denn gute Ideen, die haben Inhalt, die haben Substanz – und genau darin liegt ihre Schwäche, denn wo Substanz ist, da ist auch Angriffsfläche. Und wo Angriffsfläche ist, da ist auch die Möglichkeit einer Zerstörung durch Draufhacken, durch daran Herumzerren, durch Brechen. Nur substanzlose Ideen sind unzerstörbar.

Also sitzt du begeistert da und denkst an deine Tür und deine eigene Passivradikalität. Denkst nicht, *ich müsste mal dies* und *ich müsste mal das*, sondern denkst: *Sag alles ab!* Denkst: *Zum Teufel mit der Bildung!* Denkst: *Zum Teufel mit der Erwerbsarbeit!* Und befragt dich eines Tages doch jemand nach den Gründen für deine neuentdeckte Verweigerung, so schiebe es auf die Tür. Sage: Die Tür ist schuld. Nichts kam mehr hinein und ich, ich kam nicht mehr hinaus! Dies, so ahnst du, ist ein solcher Quatsch, dass niemand tiefergehende Fragen stellen wird, gibt es hier doch keine tiefergehenden Überlegungen anzustellen, so bescheuert wie die Idee ist, fortan alles deiner Tür in die Schuhe zu schieben.

Du weißt nicht, ob es sonderlich schlau oder doch eher endlos blöde ist, derartiges Zeug zu denken, doch du spürst eine große Erleichterung in deiner neuentdeckten Passivradikalität, in deiner Abwehrhaltung allem gegenüber, was zwanghaft von außen durch diese Tür gebracht wurde. Wenn die Welt dort draußen nicht länger nach rational erfassbaren Maßstäben funktioniert, dann kannst du einen ebensolchen Popanz auch in deiner eigenen Wohnung veranstalten. Aber zumindest wissen, dass du Herr deiner eigenen Situation bist. Je gefährlicher, anstrengender und gesundheitszermürbender ein Beruf ist, desto schlechter wird er bezahlt. Das ist nicht logisch, mit Mitteln der Vernunft schon lange nicht mehr zu erklären. Wenn die Menschheit aber so offensichtlich beschlossen hat, absurd zu sein und sich absurd zu verhalten, dann kannst das auch du, hier drin. Kannst beschließen, dich nie wieder zu bewegen und ab jetzt nur noch auf eine Tür zu starren, die so alt wie die Menschheit ist. Denn das, so ahnst du, ist ein derart absurder Scheiß, dass es draußen gewiss funktionieren würde, dass du Erfolg hättest damit. In Talkshows würde man dich mitsamt Matratze und Tür gewiss einladen. Doch, ganz sicher würde man das, wurde doch über alles schon berichtet, ist alles schon mal vorgekommen in den Medien. So sehr vorgekommen ist alles schon einmal in den Medien, dass man begonnen hat die Belanglosigkeit zur Wichtigkeit hochzustilisieren. Und die Gewöhnlichkeit zum Skandal. Sagt der eine Politiker: Mehrwertsteuer hinauf! Und antwortet sein Parteifreund daraufhin: Hm, ich denk mal drüber nach! – so titeln die Zeitungen und Internetmagazine nicht: *Über Mehrwertsteuererhöhung wird nachgedacht*, nein, sie titeln: *Affront! Zerreißprobe! Fehde!*

Und fragen knapp unter der Headline, in etwas kleineren Buchstaben ketzerisch: *Partei vor dem Aus? Regierung am Ende? Binnenwirtschaft im Arsch?* Derweil der bundesdeutsche Alltag gepflastert ist mit echten, mit richtigen Skandalen, nur dass dafür keine Titelseite geräumt, keine Fettschrift und keine Ausrufezeichen verwendet werden. Die wirklichen Skandale finden sich in einem kleinen Kästchen auf Seite 5 oder 6. Wie belanglos unten rechts in die Ecke geklatscht. Nein, es ist nicht zu leugnen: Das Gewöhnliche wird zum Skandal, der Skandal zur Gewöhnlichkeit. Und für eine solche Scheiße bist du nun bald vierzig Jahre lang aus dem Haus gegangen, hast alle Institutionen durchlaufen, die ein gesellschafts- und gemeinschaftsfähiger Mensch in diesem Land gemeinhin zu durchlaufen hat. Um nun zu erkennen, dass es nur zwei Möglichkeiten gibt: Entweder sind alle Menschen blöd und Armageddon steht unmittelbar bevor. Oder aber eine kleine Elite verarscht die große Masse nach Strich und Faden. Andere Möglichkeiten gibt es nicht.

Aber ohne dich, du machst da nicht mit. Freiwillig auswechseln lässt du dich, schlenderst lustlos vom Feld, schindest noch ein wenig Zeit, applaudierst höhnisch dem Schiedsrichter, als er dir für dein schlechtes Betragen nachträglich noch eine Gelbe Karte hinterherschickt.

Sollen sie dich doch zuschmeißen mit ihren roten und gelben Betragensfoulkarten. Du hast die Regeln nicht gemacht, also musst du dich auch nicht halten daran. Es sind Drecksbrutregeln, gemacht für eine Drecksbrutwelt.

Alles, was dir in deiner Kindheit und Jugend beigebracht wurde, hast du schon vor vielen Jahren nach und nach zu verachten begonnen, all diese Automatismen aus Lernen und

Funktionieren und beständiger Selbstoptimierung. Seit du denken kannst, wirst du durchleuchtet, wird deine Leistung in Werte umgerechnet, wirst du vermessen und beurteilt und durch Workshops und Develop-your-Strengths-Kurse geschleift, um es irgendwie auf jene blumige, jene mirakulöse, jene luftleere 0 oder 100-Prozent-Performance zu schaffen. Ja, genau, die 0 oder die 100 Prozent musst du erreichen, in der einen Branche das eine, in der anderen Branche das andere. Entweder sollen alle JA zu dir sagen oder aber niemand mehr NEIN, denn nur wenn niemand mehr NEIN zu einem sagt oder zumindest jeder, also auch der hinterletzte Arsch, JA zu dir sagt, dann läufst du rund, dann schnurrt dein Motor wie ein Kätzchen, dann darfst du Teil dieser Gesellschaft sein. Was noch anginge, wäre die 0 oder die 100 ein Wert für vollbrachte Werke. Doch das sind sie nicht, es sind verblödete und verkrüppelte Zahlen, die ersonnen wurden, dich anzutreiben. Nicht dich zu fördern, nein, würden sie dich fördern, sie hätten was mit dir zu tun. Haben sie aber nicht, denn würdest du, so wie noch vor einigen Jahren, vor deinem Arbeitsrechner sitzen und dir deine *negative Performance Value* beglotzen, die in der vergangenen Woche von 13,75 % auf 11,25 % gesunken ist, so wärst du zwar erfreut, doch nur einen kurzen Moment. Denn du wüsstest, dass dieser sinkende Wert bedeutete, dass zunehmend weniger Leute was auszusetzen haben an dir. Und du kotzt bei dem Gedanken, wie immer weniger Menschen Anstoß nehmen an dir, weil du in Optimierungskursen sie einzunehmen, einzuwickeln, zu manipulieren gelernt hast.

Ein Arschkriecher vor dem Herrn bist du geworden. Erst an der Universität, dann als Künstler und auch später dann, als du das Künstlertum aufgegeben hattest, um näher am Menschen zu arbeiten, in deinem Kundenservicejob. Nur bei der Armee, da bist du lustigerweise nie ein solcher Arschkriecher gewesen.

Und so saßest du dort, beglotztest dir deine auf 11,25 % gesunkene *negative Performance Value* und wusstest, dass gleich dein Chef kommen wird. Dir auf die Schulter klopfen, dir seinen erhobenen Lob-Daumen fast in die Pupillen stechen, in plötzlich beste Freunde-Manier *Mönnnsch Fränkenfälder, elfkommazweifüüüüüünnef* brüllen wird. Und, da Erniedrigung per se keinen Anfang und kein Ende kennt, er auch später vor versammelter

Mannschaft mit ausgestrecktem Donald Trump-Finger noch einmal auf dich zeigen und *Das ist mein Maaaann* rufen wird. Und deine Kollegen werden dich ansehen, mit vor Neid, vielleicht auch vor Hass erblassten Gesichtern. Und du ahnst: Während diese Anfänger, die dich nun so missgünstig anstarren, ihren Kunden noch rektal in die Hintern kriechen, bist du längst einen Schritt weiter: Du gleitest bereits hinein. Es macht flutsch und schon bist du drin im Darm des Kunden, mit dem Kopf voran, immer mit dem Kopf voran. Nichts wird einem geschenkt, schon gar nicht eine 11,25. Auf nuttenehrliche Art verdienen muss man sich im Kundendienstgewerbe eine solche 11,25.

Und je länger du darüber nachdenkst, umso weniger weißt du zwar, was dieser Wert eigentlich aussagen soll, aber das macht dir nichts aus. Dir vor lauter Gesellschaftsekel den Finger in den Rachen schieben und ausgiebig kotzen kannst du ja später noch, wofür hat man schließlich ein Zuhause, wenn nicht, um sich über die Kloschüssel zu beugen, nach Herzenslust den Finger in den Rachen zu schieben und hemmungslos erbrechen zu können. Weil dein Boss vor allen Kollegen *Das ist mein Maaaannn* gerufen und mit dem Zeigefinger auf dich gedeutet hat, während die erblassenden Kollegen um dich herumgestanden und hemmungslos auf dich einapplaudiert haben. Und du, der nie zuvor einer Massenvergewaltigung beigewohnt hat, kniest am Abend deiner gloriosen 11,25-Performance in bester Blowjob-Haltung vor dem Klo, bläst aber nicht, sondern reiherst dir die Eingeweide aus dem Leib. Vor Scham, vor Ekel, vor Abgegriffenheit. Bist du Arbeitnehmer, bist du Dirne, denkst du, als du den Klodeckel nach deiner Reiherarie kraftlos zurück auf den Sitz fallen lässt.

Aber das war einmal, ist lange her. In jenem Moment, als du im Baumarkt standest und dir den Hammer besorgtest, hatte diese gottverdammte Arschkriecherei, dieses Rumgenutte vor Kontostand und Kapital und Applaus ein für allemal ein Ende gefunden. Sicherlich, du hättest es schon noch drauf. Schließlich hast du das gelernt, abgesehen von deiner Zeit beim Militär wurde dir in jedem verdammten Job deines Lebens beigebracht, den Leuten mehr und mehr in den Arsch zu kriechen, die größten Penner dazu zu kriegen dich sympathisch zu finden. An der Uni, im Hotelgewerbe, in den Immobilien, im Call-Center, als Künstler auf der Bühne – immer ging es darum, jemandem das zu bieten, wonach er sehnend verlangt. Und genau das stellt immer – immer! – den Anfang von Prostitution dar, anders geht es doch gar nicht. Du hast dermaßen viele Workshops und Optimierungskurse besucht, dass du sogar jene zu umgarnen verstehst, denen du am liebsten mit den Stiefeln voran direkt ins Gesicht springen würdest, anstatt ihnen mit dem Gesicht voran den Dickdarm entlangzuwandern. Jeder darf dich ankreischen und doof von der Seite anmachen, sei es berechtigt oder unberechtigt, du stehst da mit deinem roten Torrerotuch in der Lebensarena und gleitest zunehmend galanter von links nach rechts. Und die Masse ruft *Olè*, weil du so ein schmieriges Arschloch geworden bist, ein geleckter Fuzzi, der gelernt hat, mit einem aufgesetzten Grinsen im Gesicht sogar aus einem stolzen Stier eine Lachnummer zu machen. Feige bist du, natürlich bist du das! Vom obersten Rang der Lebensarena aus kann man es noch sehen, was für ein feiges Arschloch du bist. Doch anstatt dich zu pfählen, wie es sich für Menschen deines Schlages gehört, wirst du gefeiert. Ja, man feiert dein Können, gut dabei auszusehen, wenn du der Masse zu gefallen trachtest, obschon du dein Opfer, durch dessen Dickdarm du gleitest, doch genaugenommen immer nur von innen her ausnimmst, es von dort drinnen aus verhöhnst.

Also saßt du dort in deinem Büro und blicktest auf deinen Bildschirm und sahst, dass dein Performance-Wert auf 11,25 % gesunken war, was daran lag, dass nicht mehr nur sechs von zehn, nein nunmehr siebenkommanochwas von zehn Menschen bereit waren laut *Olé* zu rufen, wenn du in die Lebensarena tratest. Doch noch während du dich darüber freutest, ahntest du auch hier, dass der gute Wert ein beschissener Wert ist und das Lob deines Teamleaders ein weiterer Schritt gen Charakterlosigkeit und Entfremdung. Du fickst die Leute und die Leute ficken dich, je eher einer nichts mehr spürt bei all der Fickerei, umso besser ist es vielleicht. Da ergeht es dir wie allen Menschen, so dachtest du damals und so denkst du noch immer. Natürlich, bist du doch unterwegs als Mensch unter Menschen. Also schautest du auf deinen Performance-Wert, hattest noch den schamlosen

Applaus der Kollegen im Ohr, bautest aber schon gar keine Verbindung mehr zu dieser abstrakten Zahl auf, die nach irgendwelchen Formeln berechnet und mit modern und fortschrittlich klingenden englischen Namen belegt wurde, sich NRR (Negative Response Rate), CPH (Contacts per Hour) oder AHT (Average Handling Time) nannten. Und so saßt du dort vor deinem Laptop als vollwertiges, konstruktives Mitglied der Gesellschaft – und während die Freude über deine Wertsteigerung allmählich verflog, fiel dir erstmalig wieder dein G36 ein. Vor deinem geistigen Auge sahst du es vor dir. Sahst es heroisch in der Sonne glänzen, frisch herausgeputzter Stahl, in dem sich das Licht eines heißen Tages bricht. Auch dort, auf dem Truppenübungsplatz, hatte es eine Zahl gegeben, aber natürlich. In deinem Fall war es die 98, brauchtest du doch so viele Sekunden, um dein G36 auseinanderzubauen und dann wieder zusammenzusetzen. Auch dort ging es darum, den Wert zu mindern, schneller zu werden. Doch, immerhin, hatte man was in der Hand dabei, einen konkreten Gegenstand. Und das Wissen darum, dass es im Gefecht einen wahren Unterschied ausmacht, einen Unterschied von Leben und Tod, ob du dein Gewehr nun nach 60 oder aber erst nach 98 Sekunden wieder zusammengebaut hast.

Nie wieder hast du dich so lebendig gefühlt wie damals, auf dem Truppenübungsplatz. Und nun sitzt du in deiner leeren Wohnung auf deiner Matratze, starrst auf die Tür, die so alt ist wie die Menschheit und rufst: *Gott ist allmächtig, Gott ist allmächtig, Gott ist allmächtig!*

Einfach weil dir danach zumute ist.

Und du befühlst dein Kinn, merkst, dass du noch immer keinen Vollbart hast, und fragst dich: Warum eigentlich nicht? Als ob Männer mit Vollbart irgendwas kaputtmachen könnten, das nicht eh längst im Eimer ist. Und du ahnst: Gewalttätige Bartträger kommen immer erst dann über die Welt, wenn jene, die keinen Bart tragen und sich gegen Gewalt aussprechen, längst alles kaputtgemacht haben.

Doch nicht einmal ein Bart könnte dich nun noch retten. Und wieder denkst du mit Genuss an die Zeit zurück, als du noch bei der Deutschen Armee warst, sehnst dich zurück nach der Einfachheit jener Tage. Denn wenn du nach deinem

25-Kilometer-Marsch dreckig und stinkend in die Kaserne zurückkehrtest, dein ganzer Körper schmerzte, du kaum noch laufen konntest, dann kamen deine Kameraden und auch deine Vorgesetzten auf dich zu, klopften dir anerkennend auf deine vom Gewehrgurt zerschundene Schulter, waren schließlich gelaufen wie du und hatten geschwitzt wie du. Und während ihr lachtet und euch gegenseitig auf die Schultern klopftet, wusstet ihr: Wir spüren zwar kaum noch unsre Knie und schon gar nicht mehr unsere Füße. Doch eben weil wir nichts mehr spüren von uns, spüren wir uns. Wissen um die Wahrheit, die wir durchschritten haben. Und um die Kostbarkeit eines jeden lebendigen Momentes.

Ja, ihr fühltet etwas, damals, bei der Deutschen Armee. Es waren nicht unbedingt gute Gefühle, denn es ist das Leben und das Leben darf beschissen und wunderbar zugleich sein, darf sich aufteilen lassen in Freund und Feind.

Doch das ist lange her, wie abgeschafft ist die Deutsche Armee inzwischen, als nicht mehr zeitgemäß wegrationalisiert. Bewerben könntest du dich immer noch dort, bei der abgespeckten Variante, die sie deinem Land inzwischen als vermeintliche Beschützerinstanz hingestellt haben.

Doch sie würden dich nicht mehr nehmen, selbst wenn man raunt, dort nähmen sie jeden. Dich nähmen sie garantiert nicht. Auf dein Alter würden sie es schieben und dass es ihnen vom Gesetzgeber verboten sei, selbsternanntes Kanonenfutter einzustellen. Wenn es ganz hart käme, würden sie wohl auch wieder deine 98 Sekunden ins Feld führen, mit denen sich gar nichts beschützen ließe, nicht einmal ein Altersheim. Eine Tätigkeit in der Administration könntest du eventuell noch übernehmen. Da aber würdest du ablehnen, denn du bist vielleicht eine zornige Gestalt, keineswegs aber eine traurige. Und das, so ahnst du, wäre überhaupt der hauptsächliche Hinderungsgrund, dich dort noch einmal einzustellen: dein irrer Blick. Du weißt, dass du ihn hast und je näher du einer Kaserne und damit einem G36 kommst, desto unmöglicher wird es dir, ihn abzustellen. Im Bewerbergespräch würden sie dich fragen, warum du denn so gerne zurück in die Armee möchtest, was dich dorthin zieht. Und noch bevor du einen Satz zur Antwort gegeben hättest, wärst du auch schon disqualifiziert und abgelehnt qua Gesichtsausdruck.

Nein, deine deutsche Armee, an die du derart wohlige Erinnerungen hast, die gibt es nicht mehr. Berater marschierten ins Verteidigungsministerium, errechneten, so vermutest du, den Performance-Wert deiner Deutschen Armee und erhielten ein derart desaströses Ergebnis, dass sie binnen weniger Monate einfach so abgewickelt wurde, plötzlich einfach weg war. Und alle jubelten, sogar du jubeltest, denn anfangs fühlte es sich auch gut an, kam es dir doch vor, als wärest du ein friedfertiges Geißlein, tanztest um den Brunnen herum und riefest: *Der Wolf ist tot, der Wolf ist tot!* Weil du wirklich so dachtest, weil du dachtest, dass die Gesellschafts- und Persönlichkeitsoptimierer eine gute Tat vollbracht, die jungen Männer kommender Generationen vor einem Zwangsdienst und somit einer Ungehörigkeit bewahrt hätten. Doch das genaue Gegenteil trat ein, so wahnwitzig es auch ist, die Menge charakter- und profilloser Arschkriecher nahm nicht ab, nein, sie nahm zu. Die befohlene Matschkriecherei hatte ein Ende, die freiwillige Lackmeierei nahm ihren Aufschwung.

Und mittendrin: du. Mitgetragen hast du alles, nicht ein einziges Mal richtig aufbegehrt hast du. Dabei muss man nicht alles mögen. Man muss nicht alles ändern wollen. Wenn man sie kennt, darf man getrost die Regeln brechen. Weil die meisten doof sind, fällt es auch gar nicht schwer. Aber du hattest noch keinen Arsch in der Hose, damals. Mitgeschwommen bist du, untergetaucht und eingetaucht. Hattest die Sales- und Performance-Werte deiner CallCenter-Immobilien-Hotellerietätigkeiten und zuvor auch den Applaus deiner künstlerischen Ambitionen zu deinen Leitwerten gemacht. Hattest begonnen beides anzubeten wie Götzen.

Jetzt aber kannst du nicht mehr, jetzt willst du nicht mehr, diese Welt stinkt, bei aller Vertracktheit spürst du immerhin das. Sie stinkt, diese Welt. Nicht einmal anderen Menschen in die Därme kriechen musst du dafür, nein, wie der Prophet nicht zwangsläufig zum Berg latschen muss, so muss der Idiot sich auch nicht zwangsläufig mit dem Gesicht voran eigeninitiativ in den Darm anderer Leute begeben. Suchst du es nicht aktiv auf, so findet es dich. Ausweichen unmöglich. Trittst du also vor das Haus, schon stehst du bis zum Hals im Menschheitsmief. Und du hältst diesen Gestank am Leben, reicherst ihn an mit deinem eigenen Schweiß, weil du machst und tust, rennst und flitzt und umherwieselst, getrieben von dieser Angst, dass der Applaus abebben, dass dein Performance-Wert sinken könnte. Nichts gegen die Anstrengung, nichts gegen die Fähigkeit des Menschen zu Engagement. Doch ist es wirklich so, dass es dort draußen so viele Dinge gibt, die du unbedingt willst? Die du wirklich benötigst? Nicht die Bohne. Zugemüllt ist die Welt, kaum trittst du vor dein Haus, schon rumpelt dir mit einem Affenzahn die Lawine der Nichtigkeiten entgegen, schlägt über dir zusammen, begräbt dich unter sich. Nein, nicht weil es lauter Dinge gibt, die du willst, strengst du dich seit Jahr und Tag so an. Sondern weil es so viel gibt, von dem du denkst, dass du es wollen musst. Weil dir seit jeher eingeflüstert wird, dass das Wollen von diesem und jedem das Leben sei.

Du willst mal auf die Malediven? Warum willst du auf die Malediven? Du fährst auf die Malediven und kaum bist du dort, atmest und schwitzt und schmatzt du wie immer. Du schnarchst, du juckst dich zwischen deinen Pobacken, du furzt und wer weiß, wenn die Sonne scheint, vielleicht spielst du sogar an dir herum. Nichts ändert sich, nur weil du plötzlich auf den Malediven bist, nachdem dir jahrelang alle Welt erzählt hat, dass du dringend mal hinmüsstest. Sicher, sicher, die Landschaft ist eine andere. Anstatt dir vorm Brandenburger Tor den Schmalz aus den Ohren zu pulen, stehst du eben in Malé und vollbringst diesen Akt der Menschlichkeit. Stehst dort, pulst dir in den Ohren herum und erfreust dich daran, dir selbst zu erzählen, was für ein kulturell aufgeschlossener, was für ein völkerverbindender Mensch du doch bist.

Derweil die Malediver dir jeden Eingeborenenscheiß als sehenswert verkaufen, sich insgeheim aber ins Fäustchen lachen, selbst nicht wissen, warum Westeuropäer so versessen darauf sind, für viel Geld um die halbe Welt zu jetten, wo es sich doch auch daheim gewiss ganz wunderbar schwitzen und schmatzen lässt. Nichts hast du mit den Malediven zu schaffen, nichts hast du auf den Malediven zu schaffen. Genau das aber scheint dich und deine kontinentaleuropäischen Kulturgenossen derart zu wurmen, dass ihr euch zuraunt, dass man dringend mal hinmüsse.

Du musst da hin, so zischen die Kollegen. Also fährst du hin. Und gleich der erste Malediver, dem du begegnetest, macht bei deiner Ankunft dort gleich einen Satz nach hinten, so erschrocken ist er. Schaut dich mit großen Augen an, nimmt zwar gerne deine Scheine, fragt sich aber offensichtlich: Was um Himmels willen willst denn du hier?

Recht hat er, der Malediver! Ein kluger Menschenschlag, diese Malediver!

Schön, aber unnötig – das sind die Malediven. Und deine bornierte Ansicht, dass du dringendst mal hinmüsstest, der beste Beweis dafür, dass auch du dein eigenes Leben längst aus der Hand gegeben hast, ein Befehlsempfänger der Konsumindustrie geworden bist. Einer, dem dringend auf die Sprünge geholfen werden muss. Denn hilft man ihm nicht auf die Sprünge, gibt man ihm nichts an die Hand, was da dringend noch zu erledigen oder zu haben ist, so steht er einfach nur dort, der von künstlich erzeugten Sehnsüchten befreite Mensch.

Und droht in einen Zustand der Zufriedenheit abzudriften.

Nein, das aufoktroyierte Wollen ist nicht das Leben, es ist perfides Funktionieren, mehr nicht. Du selbst hast es gespürt, als du im Baumarkt standst und darüber nachdachtest, ob der Kauf eines Hammers nun dein eigener Wille oder doch eher der Wille der Werbung ist, die du gesehen hattest. Und du musstest dir eingestehen, dass es die Werbung war, die dich in den Baumarkt getrieben hatte. Und für einen Moment warst du kurz davor zu verzweifeln daran, denn du wolltest diesen Hammer unbedingt, wolltest jedoch nicht zugleich ein opferbereites Rädchen im Kommerzgetriebe sein. Und du warst schon kurz davor, dich ganz fürchterlich zu grämen, so sehr zerriss es dich zwischen *unbedingt haben wollen* und *zutiefst von diesem Wollen angeekelt* sein. Bis dich ein Geistesblitz rettete. Denn kaum hattest du beherzt nach deinem Hammer gegriffen und ihn fasziniert ein wenig hin und her geschwungen, schon war dir in den Sinn gekommen, dass die mithin letzte Möglichkeit zivilisatorischen Ungehorsams in der Zweckentfremdung liegt. Einen jeden konstruktiven Gedanken mittels Dekonstruktion zu torpedieren. Nicht einen Hammer kaufen, um ebenfalls gekaufte Regale und frisch erworbene Schrankwände aufzubauen. Sondern um die eigene Wohnung zu Brennholz zu verarbeiten. Die Möglichkeit einer möbellosen Existenz einfach mal in der Praxis auszutesten. Steht ja schließlich nirgends geschrieben, dass der Mensch Möbel braucht. In Möbelhauskatalogen steht es geschrieben. Aber Möbelhauskataloge sind nicht ohne Grund leicht entflammbar. Wären Möbel von grundlegender Wichtigkeit für den Menschen und eine regelmäßige Anschaffung selbiger gleichzusetzen mit atmen, essen oder schlafen – Möbelhauskataloge kämen aus Stein oder Stahl daher. Kommen sie aber nicht, wodurch die Möbelindustrie sich selbst demaskiert. Wir geben uns wichtig, sagt die Möbelhausindustrie uns durch ihre Kataloge. Aber halte mal einer eine Flamme unter einen solchen Katalog und schaue was passiert.

Zweckentfremdung. Um sich endlich wieder seiner selbst zu bemächtigen. Sogar auf die Malediven reisen lässt sich auf diese Weise ganz wunderbar. Anstatt dort dann aber am Strand abzuhängen, wäre es empfehlenswert, einfach mal Geiseln zu nehmen. Da würden sie aber Augen machen, die feinen Damen und Herren von der lokalen Reiseleitung. Wenn du, so wie von ihnen bezweckt, in Bermudashorts und mit Schlappen an den Füßen, dort auftauchst in ihrer Malediven-Zweigstelle. Alle nett begrüßt, deine Umhängetasche öffnest, erst eine Strandmatte und die Sonnenmilch hervorkramst und dann – na hoppala, was haben wir denn da? – deine G36 zum Vorschein kommt. 98 Sekunden später ein paar Schüsse in die Decke, alle in einen Raum, keine Polizei!

Obwohl, nein, halt: Unbedingt Polizei. Sonst ist es ja sinnlos. Und sollten die gewiss ganz furchtbar unterentwickelten Malediver keine unsichtbaren roten Alarmknöpfe unter ihren Tischplatten haben, tja, dann musst du nötigenfalls selbst anrufen bei der Polizei. Sie herbitten, sagen wer du bist, wo du bist und was du vorhast. Zweckentfremdung. Die Presse würde berichten, das Auswärtige Amt eine Reisewarnung herausgeben. Ein definitives Ende hätte diese penetrante Du-musst-mal-auf-die-Malediven-Vorgaukelei. Auf die Malediven? Ich? Ts, ich bin doch nicht bescheuert! – so würde der wieder zu Sinnen und Würde gelangte deutsche Bundesbürger künftig sagen.

Ist das alles ein heilloser Quatsch? Vielleicht. Du sitzt auf deiner Matratze, starrst auf eine Tür, die allenfalls zwanzig Jahre alt ist, keinesfalls aber so alt wie die Menschheit. Und beginnst, ein wenig irre zu werden. Vielleicht sogar schon zu halluzinieren. Immerhin isst du nichts mehr. Und frische Luft kommt auch keine mehr herein. Und dennoch: Wenn es plausible und logisch durchdachte Ideen waren, die die Welt dort draußen so haben werden lassen wie sie ist, und wenn der Versuch, sie mit ebenso plausiblen und logischen Gedanken zu bessern, derart fraglos gescheitert ist, ist es dann nicht an der Zeit, sich den ungewöhnlichen, den nicht plausiblen, den wirren Gedanken zu widmen? Es ist die Konstruktivität, die uns in die Zersetzung geführt hat. Vielleicht liegt daher in der Dekonstruktion der letzte wahrhaft konstruktive Gedanke.

Du jedenfalls hast dich entschieden, fortan lieber absurden Quatsch zu denken, anstatt weiterhin der Optimierung deiner selbst hinterherzujagen. Es ist Optimierung, die dich krank macht. Derweil Krankheit und tiefer Fall dich heilen. Und damit schlussendlich auch optimieren.

Die Marschroute ist also klar: Zweckentfremde! Hast du das eine Zeitlang erfolgreich getan, so erklimme die nächste Stufe: Verweigere dich! Und hast du auch das vollbracht: Trenne dich gänzlich von deinem Willen. Eliminiere dieses verdammte *Ich*. Werde zum *Du*. Automatisch abebben wird dein Leben, sobald es dir erst einmal gelungen ist, dich von deinem Willen zu trennen. Aufzuhören, beständig etwas zu wollen, etwas zu erstreiten, etwas zu ersehnen. Noch ist all das in dir, zu deinem Zorn gesellen sich auch die Wünsche und Träume, die ein jeder Mensch in sich trägt. So einfach ebbt es sich nun einmal nicht ab als Mensch. Doch ein Wohlgefühl durchfährt dich, du stellst dir bereits vor, wie es wäre, nichts mehr wollen zu können, stellst es dir bereits vor, dieses Abebben deines Seins. Zunächst könnten dir die Gedanken verkümmern. Sich zusammenziehen, bis dein Denken nur noch rudimentär, nur noch in Schlagworten stattfindet. Zu einer nutzlosen, sich verklumpenden und verfestigenden Masse könnte dein Denken werden. Mürbeteig.

Danach könnte dein Körper beginnen, seine Funktionen einzustellen. Sicherlich, zunächst wird es nur den überflüssigen Funktionen an den Kragen gehen. Den Marotten, die gar nicht nötig sind, um zu überleben, sondern die wir uns einfach nur angewöhnt zu haben, um nicht nutz- und tatenlos in der Welt herumzustehen und unserer eigenen Sinnlosigkeit auf Schritt und Tritt zu begegnen. Die wir uns angewöhnt haben, uns selbst zu zerstreuen, uns abzulenken von uns selbst. Viele deiner Körperfunktionen sind überflüssig. Du benötigst sie gar nicht und wirst sie dementsprechend als erstes verlernen.

Doch welche werden das sein? Du weißt es nicht. Aber ahnst: Die Möglichkeit der Bewegung wird schnell erlahmen, schneller als das Denken wird dir das Heben eines Arms oder deines linken Fußes unmöglich werden. *Kann – meinen – Arm – nicht – bewegen* wirst du noch denken können, wenn dein Arm bereits, zur finalen Untätigkeit verdammt, schlaff an dir herabhängt. Ja, die Verkümmerung deines Leibes, die wirst du noch mitbekommen, wirst ihr beiwohnen, bei vollem Bewusstsein. Du wirst sitzen und siechen und mürben, aber doch klaren Gedankens in den Zustand einer Verrottung übergehen. Wie ein alter bettlägeriger Mensch in einem Seniorenheim wirst du wunde Stellen an deinem Gesäß und deinen Füßen ausbilden. Vielleicht auch an deinem Rücken, den du gegen die kahle Wand hinter dir gelehnt hast.

Und dann, nach einigen Tagen, vielleicht auch Wochen, werden auch jene Funktionen, über die du keine Kontrolle hast, nicht mehr wissen, wofür sie einen wie dich noch unterstützen sollen. Das Schwitzen, das Zittern, das Jucken und das Kratzen – sie alle werden ihre Mitwirkung an deinem Leben einstellen. Deine unkontrollierbaren Körperfunktionen und du, im Zustand der Verrottung werdet ihr euch endlich einig sein. Eins werden.

Noch keinem Menschen ist es je gelungen, in Würde in die Selbstvergessenheit abzudriften, so wirst auch du nicht in Würde abdriften, natürlich nicht. Wieder und wieder wirst du dich einsauen, sabbernd, spuckend, kotzend und scheißend. Das aber womöglich schon gar nicht mehr mitbekommen, keine innere Verbindung zu deiner eigenen Widerwärtigkeit mehr aufbauen. Denn nichts wird sich noch ungebührlich warm oder klebrig anfühlen, nichts wird ungebührlich riechen, für dein Dafürhalten unfein anzuschauen sein. Anstand, Würde und Selbstwahrnehmung bilden die Grundlage einer jeglichen Scham, eines jeglichen Ekels, das weißt du. Doch den Anstand und die Würde hast du schon vor geraumer Zeit aus deinem Leben getilgt, weil du an manchen Tagen, hin und wieder sogar über viele Wochen hinweg, den Eindruck hattest, vom einen wie vom anderen unbotmäßig belastet zu werden. Und so hast du deinen Anstand und deine Würde längst über Bord geworfen, beides wird dir schon nicht mehr im Wege stehen auf deinem nun eingeschlagenen Trampelpfad gen Selbstvergessen. Was für ein Gefängnis ist doch der Anstand, resümierst du. Wie frei ist doch der würdelose Mensch, findest du.

Du schaust auf die massive Holztür, sie ist weiß, sie ist alt. So alt wie die Menschheit ist diese Tür, denkst du. Und du fühlst: es könnte funktionieren! Die anvisiert mürbeteigige Konsistenz deiner künftigen Gedankenwelt, du könntest sie durch ausgiebiges Anstellen allerhand wirrer Überlegungen aktiv vorantreiben, deinen geistigen Niedergang auf diese Weise forcieren. So alt wie die Menschheit ist diese Tür, so denkst du also erneut, dir eine Nuance, einen Anflug von Irrsinn erhoffend. Doch da ist kein Irrsinn, deine Überlegung, deine massive Wohnungstür könne so alt wie die Menschheit sein, gibt ihre Unsinnigkeit nicht preis, im Gegenteil, sie erscheint dir, je länger du darüber nachsinnierst, zunehmend plausibel.

Doch du bist schlau, oberschlau sogar – und so erkennst du, dass die Plausibilität dieses Gedankens nicht der Plausibilität, sondern eben dem Quatsch zu verdanken ist. So wie in einer Welt voller geistig behinderter Menschen der geistig behinderte Mensch zwangsläufig zum normalen Menschen wird, der nicht geistig Behinderte hingegen zur Abnorm, so wird doch in einer Welt, in der jede Idee Quatsch ist, die Quatschidee zur plausiblen Idee. Derweil die vernünftige, logisch durchdachte Überlegung zu Quatsch wird. So wie sein Vorgängergedanke also Quatsch war und wie sein Nachfolgergedanke Quatsch sein wird, so ist auch dieser Gedanke rund um deine Tür ein zu Plausibilität verkommener Irrsinn.

Schau an: Quatsch und Vernunft, harmonisch, ja geradezu symbiotisch vereint. Hier in deinem 20 Quadratmeterloch. Oder waren es mehr, waren es 40 Quadratmeter? Wie groß ist deine Wohnung? Du schaust dich um, blickst von der einen Wand zur anderen und stellst fest: Du weißt es schon nicht mehr. Da sind Zahlen, 20, 35, 40. Doch zu keiner baust du eine Verbindung auf. Weil es nicht von Belang ist. Ein Quadratmeter sollte es sein, das wäre angemessen. Ein einziger Quadratmeter, auf dem du dich quetschst und stapelst. Wie aufregend das doch wäre, wie nahe der Erlösung und der Erfüllung du doch kämest. Aber es ist nicht ein Quadratmeter, über den du noch immer so arrogant gebietest, den du noch immer als dein Reich benennst. Dabei ist es gar nicht dein Reich, es gehört dir nicht und angewiesen darauf bist du auch nicht. Also höre endlich auf, Verbindungen zu Nichtigkeiten aufzubauen, löse dich!

Eng ist es dennoch, wenn auch nicht so eng wie du es als angemessen empfinden würdest. Und so sind der Quatsch und die Vernunft seit Menschengedenken Gegenspieler, geraten aber erst hier, in der Enge deiner entrümpelten Dachmansarde, so sehr aneinander, dass sie sich einander überlagern. Und so ihre Kongruenz offenbaren.

Oha, wirst du gerade irre? Oder wirst du weise? Du weißt es nicht, doch du siehst keinen Grund, innezuhalten, findest kein Argument, umzukehren auf deinem nunmehr eingeschlagenen Weg in die Selbstvergessenheit.

Und nun höre auf zu grinsen, das hier ist keine Leistung deinerseits, es ist Logik, entstehen Quatschgedanken doch aus dem gleichen Grund wie Gedanken aus Vernunft, sind die einen doch seit jeher die Geschwister der anderen, geboren von den gleichen Eltern, dem Urgrund aller Taten und Gedanken: sich die Zeit zu vertreiben. Zu einer Form von Bedeutung, einer Form von Ich zu gelangen. Durch das fortwährende Dahindenken von Dingen.

Das, und nur das, schlaumeierst du nun vor dich hin, ist die Funktion aller je von Menschen gedachten Gedanken: die Vermeidung von Langeweile. Das Nichtaufkommen lassen von nichts. Du weißt: Ab und an maskiert sich ein Gedanke, gibt vor, konstruktiv oder zielführend zu sein, zu Problemlösungen beizutragen, Entwicklungen einzuleiten. Doch schabst du ein wenig daran herum, so legst du immer Eitelkeit frei. Und schabst du noch weiter, bohrst dich hindurch durch diese sich als Gedanke maskierende menschliche Eitelkeit, so stößt du auf etwas noch viel Ungeheuerlicheres: Angst. Alles ist der Mensch bereit zu denken, rund um die Uhr ist der Mensch gewillt zu denken, um nur der Gedankenlosigkeit nicht begegnen zu müssen.

Der einzige Sinn von Gedanken und Ideen ist das Vorgaukeln von Existenz, überlegst du. *Ich denke, also bin ich*, sagte Descartes schließlich. Was hast du diesen Satz gehasst, wo du nur konntest, hast du ihm widersprochen. Doch nun, hier sitzend, gibst du ihm doch recht. Die fahle Selbstvergewisserung, da zu sein, teilzunehmen an jener Scharade, die du beständig *Leben* zu nennen gewillt bist – der Mensch hat nur sein Denken, um sich als Mensch zu legitimieren. Und nicht in jenen Abgrund zu driften, auf den du nun ungehindert zusteuern willst: nur eine Idee zu sein. Daher dieses Menschenbedürfnis, sich selbst zu verschaukeln, sich hundertfach pro Minute etwas vorzumachen. Sich einen Gedanken nach dem anderen durch den Schädel zu schieben, es wahlweise Intelligenz oder Fantasie zu nennen, Logik oder Freigeist. Und doch nichts anderes als Opfer seines eigenen, hinter seiner Stirnplatte eingepflanzten Home Cinemas zu sein.

Wir müssen einen Weg finden, das Abschmelzen der Polkappen zu stoppen!, rufen wir. Und fügen hinzu: *Das sind wir diesem Planeten schuldig!* Dabei stimmt das gar nicht. Nichts sind wir dem Planeten schuldig, der Planet braucht uns nicht, er reagiert, wie er reagieren möchte. Und das Abschmelzen der Polkappen ist eine solche Eigenreaktion. Der Planet kuriert sich selbst und wenn das Abschmelzen der Polkappen den angenehmen Nebeneffekt hat, den Menschen von seiner Erdoberfläche zu spülen, so ist da also gar kein Problem, sondern lediglich der Beweis dafür, dass längst alles mit rechten Dingen zugeht. Sich hinsetzen und auf die Flutwelle, aufs jämmerliche Ersaufen warten, das wäre ergo die nicht nur logische, sondern auch ehrliche Methode. Doch das ist uns nicht gegeben, der Planet kuriert sich selbst, bringt sein Klima in die Waage und wird zugleich den Menschen los. Doch wir rufen: *Problem!* Weil wir ihn nicht ertragen, diesen Gedanken, unser Planet könnte ohne uns klarkommen, wir wären nicht Teil dieses Ökosystems. Und du denkst an alle deine naturverbundenen Freunde und Bekannten, die permanent *Rettet die Natur!* plärren. Und du kommst zu dem Schluss, dass sie ein Haufen verlogener Arschlöcher sind, die ganz genau wissen, dass die Natur nicht gerettet werden muss und von uns Menschen schon mal gar nicht. *Rette sich wer kann!*, so muss es heißen, heißt es auch längst. Sagt nur keiner deiner naturverbundenen Philanthropenfreunde, weil *Rette sich wer kann!* auch stets bedeutet, *Faust und Ellenbogen* einzusetzen. Was auch jeder macht, man kommt doch gar nicht darum herum, es dauernd zu tun. Aber man kommt noch darum herum, es zuzugeben, dass man als Mensch unter Menschen lebt, sich daher menschlich verhält, drückt, presst, knüppelt, zur Seite stößt.

Steht also einer in deiner Nähe und krakeelt laut *Rettet die Natur!* – so gehe flugs in Deckung. Es handelt sich um ein böses, getriebenes, hinterhältig agierendes Individuum.

Als der Mensch sich seiner naturgegebenen Belanglosigkeit entledigte, sich den Kopf mit selbsterdachter Wichtigkeit zustellte, da leitete er auch seinen unaufhaltsamen Niedergang ein, so denkst du. Koppelte sich selbst ab vom Rest der Welt, machte sich zu einem Fremdkörper. Und machte sich, gerade durch diese Angst, überflüssig zu sein, eigenhändig und selbstbestimmt wahrhaftig überflüssig. Eine einzige selffulfilling Prophecy ist daher der unweigerliche Untergang des Menschen, denkst du, durchaus amüsiert.

Doch das alles willst du nicht mehr. Spürst, dass es an der Zeit ist, sich von all dem Mummenschanz loszusagen. Dein Denken abzutöten, um zum wahren Leben vorzudringen. Das du mehr und mehr dort vermutest, wo niemand spricht, niemand denkt, niemand sich bewegt. Wo Menschen die Begegnung und den Austausch miteinander meiden.

Und während du darüber nachdenkst, während dir Begegnung und Austausch als größte aller menschlichen Fehlerquellen auffallen, geht dir auch deine Distanz zu dir selbst, die du dir, auf deiner Matratze sitzend, bereits aufgebaut hast, nicht mehr weit genug. Noch weiter von sich selbst entfernen müsste man sich können, denkst du also. Das *Ich* und das *Du* aus dem

Alltagsrhythmus entfernen. Entfliehen aus dem Kerker dieser ewiggleichen Selbstreflexion, dem dunklen Loch der Selbstgesprächigkeit. Eine Abspaltung müsste forciert werden, deinen Charakter von deiner Person trennen, deine Gedanken von deinem Leben, dein Innen von deinem Außen.

Deine Güter und deine Werte hast du zertrümmert, den Hammer entsorgt. Nun sitzt du nur noch da und wartest auf die Selbstvergessenheit. Und bemerkst, dass es nicht funktioniert. Je weniger Tatsächlichkeiten du hast, um darüber zu sinnieren, desto kräftiger rotieren die Gedanken im Schädel. Den Ekel hast durch bereits durchexerziert, wieder und wieder. Hast auf einer deiner Bühnen aller Welt mitgeteilt, dass der Mensch zu 80 % aus Exkrementen besteht. Aber natürlich, öffnet man ihn, den Menschen, steigt übler Geruch hervor. Kann das ein Zufall sein?

Und das Publikum dankte es dir, lachte und johlte und applaudierte. Man dankte dir deine Worte, verließ wenig später das kleine Theater, schlenderte selbstzufrieden schwitzend, versonnen rülpsend, romantisch furzend in den Sonnenuntergang.

Eine einzige Fäkalie ist der Mensch. Du weißt es. Und kennst auch niemanden, der dir widerspricht in diesem Punkt. Also lass es, höre auf, es beständig zu wiederholen. Und dich an deiner eigenen, deiner vermeintlichen Anstößigkeit zu ergötzen. Du bist nicht anstößig. Sieh dich doch an, du bist radikal wie nie. Und treibst doch nichts voran.

Nein, so funktioniert es nicht. Du magst zwar radikal zu dir selbst sein, aber du nimmst dich noch immer zu wichtig. Ein bedeutungsschwangeres Arschloch bist du, sonst nichts. Einen Sicherheitsabstand zu sich und der Welt herstellen müsste der Mensch können. Einen Hammer nehmen und nach dem Mobiliar auch das *Ich* und das *Du* zertrümmern.

Nicht sich in die Unwichtigkeit hineindenken. Sondern unwichtig sein.

Frankenfelder in Hönningstrup 2017

Und jetzt sitzt du auf der Toilette. Du bist zwar schon so weit von dir nur noch in der dritten Person zu sprechen, zu sagen: Nun sitzt er auf der Toilette. Und für jeden anderen Raum würdest du es vielleicht sogar so handhaben, würdest von dir sprechen, also ich spräche von mir, sagtest aber: Er wischte die Küche, er feudelte im Wohnzimmer herum, er sortierte die verdammte Kleinmädchendreckswäsche, die zwar gewaschen ist, sauber und reinlich duftend, aber dennoch eine Dreckswäsche aus gutem Grund. Aber darüber will er sich jetzt nicht aufregen, darüber echauffiert er sich später, denn jetzt sitzt er allein auf der Toilette und ist schon wieder ein Stück näher an sich selbst, ist schon wieder du. Da hockst du also auf der blankweißen Keramikbrille und an dem einzigen Ort im Haus, an dem sich allein sein lässt, an dem keine Kleinmädchenhände an dir zerren, keine Frau permanent den Kopf schief legt, murmelt: Ach, meine beiden Süßen mit ihren Kleinmädchenhänden, wie sie so zerren an ihm, sie kommen ganz nach mir.

Okay, sei ehrlich, das vermutest du nur, weißt es aber nicht, weißt nur, dass sie etwas murmelt, wenn die Kleinmädchenhände an dir zerren und du gute Miene zum Ersatzvaterspiel machen musst und mit deiner antrainierten sanften Stimme sagst: *Na ihr beiden Süßen mit euren Kleinmädchenhänden, wie drollig ihr zerrt an mir, ganz so wie die Mama.*

Dabei stimmt auch das nicht, wie dir jetzt einfällt, wo du, zurückgeflutscht in die zweite Person Singular, so adrett auf der Keramikbrille hockst, mit heruntergelassener Hose, fertig zum Laufenlassen. Deine Frau zerrt nicht an dir, hat sie nie getan. Du kamst nach Jahren in der Fremde zurück nach Hönningstrup, sagtest *Tach* und sie sagte *Ach, du* – und das war es irgendwie auch schon gewesen. Sie hatte gedacht, dass ein Leben mit Mann eine einfach einmal von ihr so dahinvermutete Leerstelle füllen könnte und du hattest gedacht, nun, nichts, nichts hattest du dir gedacht. Sie hatte gesagt *Komm doch zu uns* und du hattest so sehr keinen Bock gehabt, über für und wider nachzugrübeln, dass du einfach dort eingezogen warst. Zu Frau mit

Kindern und Hund und Garage und Garten, in Hönningstrup auch noch das Ganze. Nein, eine gute Idee war das von Anfang an nicht gewesen, doch du warst mittlerweile 40 Jahre alt und nachdem alle guten Ideen deines bisherigen Lebens sich als einfach nur clever maskierte schlechte Ideen entpuppt hatten, hattest du dazugelernt, warst selbst clever geworden und hattest dir vorgenommen, fortan nur noch den schlechtesten deiner Ideen hinterherzurennen, um auf diese Weise wenigstens ein wenig Würde bewahren zu können, im Nachhinein sagen zu können: Ich wusste, dass das Grütze wird. Oder dich, Lebensoptimist, der du mittlerweile geworden warst, überraschen zu lassen, tragen die Dinge, von denen man sich wenig verspricht, doch gemeinhin die größte Chance auf Lustgewinn in sich, derweil die Dinge, von denen man sich viel erwartet, unter dem Druck der Hoffnungen zerbersten, dem nach Perspektive Dürstenden regelrecht um die Ohren fliegen.

Halte deine Begierden stets gering, so dachtest du nun schmunzelnd, als wiedergeborener Epikureer auf der Klobrille hockend, gleichermaßen auf deinen goldgelben Strahl wie die Rückkehr des Ich wartend, das kurze Sein als erste Person Singular, und sei es nur für ein paar Minuten. Doch Strahl und Ich kamen nicht, da konntest du pressen und schütteln, schütteln und wieder pressen wie du wolltest. Und du wusstest auch woran das liegt, die Badezimmertür war schuld, die keinen Schlüssel besaß und somit nicht abzuschließen war. Selbstverständlich gab es einen Schlüssel, durchaus, doch die Frau hatte ihn in einer der vielen Schubladen postiert, aus Sorge die Mädchen – die Kleinen, die Süßen – könnten sich im Bad einschließen und nicht mehr herausfinden.

Doch nicht nur das, das Haus der Frau und den zwei Kleinmädchen war ein Haus der offenen Türen, wie du erst nach einiger Zeit festgestellt hattest. Geschlossene Türen kannte das Leben in diesem Hause nicht, verschlossene Türen schon gar nicht, abgesehen von der Haustür natürlich, die auch tagsüber verriegelt und verrammelt wurde, um dem, der rein genetisch betrachtet durchaus ein Eintrittsrecht besaß oder aber zumindest glaubte, ein solches zu besitzen, wo doch jeder weiß, dass ein Mann ab der Samenabgabe zum Erzeuger zweiter Klasse wird, abhängig vom Wohlwollen des Erzeugers erster Klasse. Was du ganz lustig fandest, wie du feststelltest, während du so auf der Kloschüssel hocktest und auf den goldgelben Strahl wartetest, deine zehn Minuten Einsamkeit zu genießen versuchtest. Du selbst hast keine Kinder, obschon die Idee, welche in die Welt zu setzen, so verdammt schlecht ist, dass du dich, deiner eigenen Logik folgend, fast schon wieder bemühen solltest, es doch noch zu tun. Aber das kannst du nicht, denn zu lustig findest du den Gedanken, dass du hier gewissermaßen wem den Platz weggenommen hättest, dass ein ganz anderer Mann hier auf der Klobrille sitzen, mit seinen nachgebeunfreudigen Schliessmuskeln kämpfen und auf seine fünf Minuten Ich warten müsste. Deine Frau würde nun sagen, dass auch eine Mutter keine fünf Minuten Ich mehr hat, dass eine Mutter mit der Geburt des Kindes ihr Leben und ihre Persönlichkeit an der Haustür abgibt. Doch das glaubst du der Frau nicht, schließt sie die Haustür doch zu jeder Tageszeit so sehr ab, dass weder Kindsvater noch Persönlichkeit hineingelangen können und hält, wenn die Kleinmädchen mit ihren Griffeln an mir zerren, den Kopf schief, murmelt mit glänzenden Augen: Kommen ganz nach mir.

Und das kommen sie tatsächlich, denn die Kinder wissen um die Badezimmertür, die nicht abzuschließen ist. Und offene Türen gewohnt, ziehen sie geschlossene Türen magisch an. Keine Schranktür, keine Schublade ist vor ihren Kleinmädchenhänden sicher, alles reißen und zerren sie auf, um hineinzulinsen, um den Grund zu sehen, warum etwas verschlossen wurde, denn gäbe es nichts zu sehen, es wäre sperrangelweit offen. Die Tür während deines Pinkelgangs offen zu lassen wäre also die gute Idee, munter daran vorbeigaloppieren würde die Kinderkavallerie, dich nicht eines Blickes würdigen. Die Tür abschließen, wenn das doch nur ginge, wäre die beste Idee. Die Tür zumachen, ohne sie abschließen zu können, ist hingegen die mieseste aller Ideen, denn die Mädchen können gar nicht anders, sie müssen sich anschleichen an die Tür, ich höre sie schon durch den Flur huschen mit ihren ungelenken Kinderpatschschritten, ihre Wangen und Ohren gegen das Sperrholz pressen. Ich könnte nun *Nein!* rufen, was sie jedoch als Aufforderung verstehen würden, hereinzukommen, weswegen ich lieber gar nichts rufe, was sie als Aufforderung verstehen, hereinzukommen. Einmal im Galopp durchs Bad zu reiten, dann noch einmal im Trab, schließlich ein drittes Mal – eine Hand habe ich schließlich frei – um sich imaginären Hafer geben zu lassen und sich striegeln zu lassen.

Und kaum sind sie rausgaloppiert, die Badezimmertür lassen sie hinter sich natürlich sperrangelweit geöffnet – läuft auch schon mein Strahl und ich werde mir der ersten Person Singular bewusst, in der ich nun schon seit einigen Momenten rede, denke, fühle.

MP3

4. KAPITEL

IM Krebs über Frankenfelder 1997 und später

Das Leben, davon bin ich zutiefst überzeugt, ist nicht fair. Wer glaubt, dass jeder Unmensch über kurz oder lang vom Schicksal oder einer sonst wie gearteten höheren Gerechtigkeit zur Rechenschaft gezogen wird, der irrt. Dieser Planet ist zum Bersten gefüllt mit Schweinehunden. Und die meisten lässt das Schicksal davonkommen. Nicht einmal blaue Augen verteilt das Leben, so nicht wir selbst ihm ein wenig unter die Arme greifen.

Der Gerechtigkeit gehörig in den Hintern zu treten, Schweinehunde zu jagen, sie zu Tode zu hetzen, ist daher unsere Menschenpflicht. Und die Aufgabe, der sich unsere Organisation verschrieben hat.

Wie wir uns nennen, wer wir sind – spielt dabei keine Rolle. *„Organisation rechtschaffener kontinentaleuropäischer Männer"* war nur so eine fixe Idee von mir. Klingt doch ganz gut, so richtig artusrundenmäßig, oder? Wir operieren im Verborgenen, agieren im Schatten und den toten Winkeln des Blickfelds unserer Opfer. Wir observieren, analysieren, infiltrieren ihre Leben, nisten uns in ihrem Alltag ein, machen es uns in ihren Gedanken bequem. Werden zu einem Teil ihrer Identität, den sie sehr wohl spüren, den sie jedoch nicht lokalisieren oder ahnden können. Auf diese Weise zermürben wir sie. Langsam, Stück für Stück. Bis sie es irgendwann nicht mehr aushalten, bis sie glauben, wahnsinnig zu werden an sich selbst.

Das sind unsere Methoden. Unser Ziel: die Erschaffung eines integren Menschentypus durch zielgerichtete Eliminierung aller aus dem Ruder laufenden Charaktere. Gesteuerte Evolution, wenn man so möchte.

Frankenfelder war keiner, dem man aus einem unbekannten

Grundinstinkt heraus mit Widerwillen oder Abscheu gar begegnete – doch er gab sich, ausgehend von jenen Begebenheiten im Hause Brachwitz, zunehmend Mühe, genau ein solcher Mensch zu werden. Warum er dies tat, das habe ich erst spät verstehen können. Es war beinahe, als versuche er diejenigen, denen er begegnete und die einen guten oder doch zumindest annehmbaren Ersteindruck von ihm gewannen, möglichst rasch vom Gegenteil zu überzeugen. Oder um es in seinen eigenen Worten zu sagen: eines Besseren zu belehren.

Aber du bist ein guter Mensch, sagte ich zu ihm, vor einigen Jahren. *Tief in dir drin bist du es und willst es auch sein.*

Er stand im Badezimmer vor seinem Spiegel, soeben der Dusche entstiegen, splitterfasernackt und tropfend.

Bin ich nicht, antwortete er mir, griff zu einem Kamm und bürstete sich das schöne Haar nach hinten, wo es derart streng eingenordet jedoch nicht lange halten wollte, sich augenblicklich aufmachte in seine natürliche Struppigkeit zurückzufallen.

Doch, widersprach ich ihm, *das bist du. Du bist ein guter Mensch*. Und ich stellte mich direkt hinter ihn und legte ihm als Art Vertrauensbeweis für seine Taten und meine Worte sanft meine flache Hand aufs Schulterblatt. Frankenfelder jedoch mochte es nicht, wenn ich derart zu ihm sprach. Und noch viel weniger, wenn ich ihn derart berührte. Hatte sich längst darauf versteift, als unbequemer und widerborstiger Charakter zu gelten, dass er seine Versuche, sich in diese Richtung zu geben und zu verstellen, schon gar nicht mehr als *sich geben und sich verstellen* wahrnahm. Und es aufgrund just dieses fehlenden Gefühls tatsächlich wurde. Forsch und unbeholfen, wie er war, versuchte er also, meine Hand von seiner Schulter zu drücken und mich von ihm wegzuschieben, bekam aber weder meine Hand und noch viel weniger meinen Körper richtig zu fassen, stieß und drückte also einige Male ins Leere, was ihn ein wenig unsinnig erscheinen ließ, so nackt und tropfend vor seinem Badezimmerspiegel stehend und wild in der Gegend umherfuchtelnd.

Hör auf, raunte ich ihm daher von hinten in sein Ohr. Doch er verstand mein sanftes Zureden und mein Bedürfnis, ihn zärtlich und pfleglich zu behandeln, mich hinterrücks an seinen splitterfasernackten Körper zu schmiegen, nicht als Beruhigung. Hatte dabei, so schien es mir, jedoch keine Probleme meine Hand auf seinem Schulterblatt und meinen Atem in seinem Nacken zu spüren, sondern mochte einfach die Zusammenkunft seiner und meiner Hautschicht nicht, konnte jene lebenspendende Zusammenkunft nicht ertragen, wenn Haut sich sacht an Haut reibt, kaum merklich und doch so tiefempfunden, dass Intensität sich zu Intimität zu wandeln beginnt, zwei Existenzen ins Lodern geraten, ein großes gemeinsames Feuer entfachen. Genau dieser Moment, der den meisten Menschen als der einzig wahre Sinn des Lebens erscheint, trachtete Frankenfelder zu unterbinden, so schnell und so brutal es auch nur ging. Die Aussicht, sich an einem anderen Menschen zu entzünden und gemeinsam mit ihm in Flammen aufzugehen, es war die größte Angst, die Frankenfelder kannte. Die pure Nähe eines anderen war ihm gleichermaßen Vorbote eines kommenden Untergangs wie das Erspüren seines eigenen Körpers, was darin kulminierte, dass es ein geradewegs mönchshaftes Leben war, das Frankenfelder sich, lange bevor Cristina in sein Leben trat, zu führen entschied. Ein Entschluss, den er bis zu seiner Eliminierung im Jahr 2016 mit fast schon trotziger Borniertheit in seinem Kopf spazieren trug. Und der ihn schlussendlich nicht vor Verbrennungen schützte, sondern – oh wohlbekanntes Schicksal aller sich trotzig verhaltender Menschen! – zu dessen genauem Gegenteil führte: Frankenfelders Untergang. Seinem langsamen Verglimmen.

So war Frankenfelder und so präsentierte er sich seiner Umwelt, kaum hatte er Vater Brachwitz den sündteuren Bauhaus-Stuhl zugekotet.

Ich bin mir sicher, dass tief in ihm die Scham gewütet haben muss, die Schande und auch das eigene Erschrecken darüber, für einen Augenblick die Kontrolle über sich und sein Menschsein verloren zu haben, gleichsam zum Tier geworden zu sein. Wobei selbst die, wie Frankenfelder selbst Jahre später hinzufügte, ihren eigenen Artgenossen nur selten in die Wohnstatt kacken.

Wie dem auch sei, Frankenfelder, da bin ich mir sicher, schämte sich in Grund und Boden, auch wenn er es in jenen frühen Jahren nicht zeigen konnte. Was aber, so fragte ich mich, hatte es dann mit jener so seltsam anmutenden Geste auf sich, jenem theatralisch anmutenden Empiristen-Veitstanz, der ihn erst den Wickie, dann denn Pan Tau geben – und ihn schließlich, kurz bevor er zur ekelerregenden Tat überging, sein finales *Heureka!* ausstoßen ließ?

Ich gebe zu, lange Zeit hielt ich es für eine auf alkoholische Abgefülltheit zurückzuführende Geste, eine von einem hochprozentig umnebelten Geiste chaotisch aneinandergepfropfte Verhaltensbeliebigkeit, eher dem Fachbereich der Epilepsie als denn dem der Notorik zuzuordnen. Ja, ich nahm Frankenfelder nicht ernst, weder als autodestruktives und noch viel weniger als gesamtgesellschaftliches, Problem, wie der Generalmajor es tat. Wenn Frankenfelder der Sinn danach stand, sich erst seinen Ruf und als dann den Verstand zu zerschießen, so dachte ich in jenen frühen Jahren, dann sollte er das gerne tun. Selbstzerstörung ist schließlich kein Delikt, der Sinn einer persönlichkeitsabdeckenden Gesamtbeobachtung somit nicht gegeben, bauen nach innen wütende Menschen ihre Scheiße zwar mit der gleichen Inbrunst wie jene nach außen zürnende Risikoexistenzen, wegen derer sich unsere Organisation dereinst gegründet hat. Doch sie verursachen Kollateralschäden im arg zu vernachlässigender Intensität dabei. Der verdreckte Bauhaus-Stuhl, den Frankenfelder im Juli 1997 im Hause Brachwitz zurückließ, ist bereits der größte finanzielle Schaden, den ein von uns observierter nach innen wütender Mensch in den 30 Jahren meiner Organisationszugehörigkeit je verursacht hat. Und ich bin mir nicht sicher, ob Frankenfelder, hätte Brachwitz Senior ihm in späteren Jahren eine Rechnung über 3.000 D-Mark beziehungsweise knapp 1.500 Euro vorgelegt, diese nicht anstandslos und ohne zu Murren beglichen hätte.

Antizipation, Krebs! Antiiiziiipaaatioooon!, raunte mir der Generalmajor zwar immer zu, wann immer ich ihm die prinzipielle Ungefährlichkeit Frankenfelders darzulegen versuchte, in der Hoffnung, auf einen etwas hochrangigeren Fall angesetzt zu werden. Doch ich verstand schlichtweg nicht, was er meinte und verspürte schon nach wenigen Monaten Frankenfelder-Observation nur noch wenig Lust danach, noch mehr meiner eigenen Lebenszeit damit zu verschleudern, mir nicht die Sterne, sondern den vermeintlich dunklen Raum dazwischen anzuschauen, wie mich der Generalmajor wiederholt aufforderte.

Frankenfelder war keiner, der sich mit einem Arsenal an Handfeuerwaffen ausrüstet und dann in die nächstbeste Schule stürmt, um ein Blutbad anzurichten. Auch zu Kidnapping, Vergewaltigung oder Grundwasservergiftung würde es bei einem wie Frankenfelder nie kommen, soviel war klar und soweit gab mir sogar der Generalmajor recht. Und doch wollte er mich nicht abziehen von diesem Fall, der, man muss es sich einfach noch einmal in Erinnerung führen, um auch meine missliche Lage zu verstehen, im Frühjahr 1998 noch nicht mehr zu bieten hatte als einen vollgeschissenen Bauhaus-Stuhl.

Frankenfelder in Hönningstrup, 2017

Je länger du bei deiner Frau und ihren beiden Mädchen bist, desto dankbarer bist du ihr. Und beginnst sie dafür zu lieben, dass du sie nicht liebst, sie dich nicht liebt. Ihr wisst beide, dass ihr ein Experiment zweier gescheiterter Erwachsener seid, schon als du nach all den Jahren in der Fremde am Bahnhof in Hönningstrup ankamst, sie dich in Empfang nahm wie ein widerwillig bestelltes Paket, blicktet ihr euch in die Augen und erkanntet, dass ihr in eurer Andersartigkeit gleich gescheitert wart. Du erkanntest sofort, einzig an ihrem Blick, dass sie dich nicht liebt und niemals lieben wird, aber dass sie es sich in den Kopf gesetzt hatte, dich zu wollen. Das mag für Romantiker und Hohepriester lyrischer Liebe auf verwegene Weise widerlich klingen, doch es ist die größte Ehrlichkeit, der du je bei einem Menschen begegnet bist und du weiß, dass es auch das größte Opfer ist, dass eine Frau bringen kann, vor allem diese Frau, die du für den schönsten Menschen der Welt hältst, da ihr eigenes konkretes Leid sie zu einem der härtesten Menschen der Welt gemacht hat, derweil du mit deinem abstrakten Schwurbelleid ein glitschiger Charakter bist, der mit strenger Hand eingenordet werden muss. Und das kann nur eine Frau, deren Blick über die Jahre zu Stahl geworden ist, deren feingeschwungener Körper Muskeln aus Beton besitzt. Nicht jedoch antrainiert, sondern durch ein Leben in permanenter verbitterter Anspannung unfreiwillig erworben. Du kannst dem Feminismus nichts abgewinnen, eine einzige große Lobbygruppe ist der Feminismus für dich, kein Stück anders als die Auto- oder Waffenlobby, geschickt darin, Zahlen und Statistiken manipulativ zu nutzen, sich unter dem Deckmantel einer vermeintlichen Gleichstellung immer mehr Vorteile und Privilegien zu sichern. Und doch bist du ein Feminist, denn der Hass deiner Frau auf Männer ist echt, eine solche Kraft in Kiefer, Armen und Knien bekommt eine Frau nicht, wenn da nichts ist. Wie auch keine Frau einen solchen Blick aus Stahl grundlos erhält. Nein, so wird Frau nur, wenn sie permanent an die falschen Männer gerät, was letztlich bedeutet, an die richtigen, jene, denen sie wirkliche Gefühle entgegenbrachte und die damit umgingen wie echte Kerle mit zarten Geschenken eben umgehen, sie machen sie kaputt. Auch deswegen bist du hier im Haus bei ihr und ihren Kindern, da machst du dir nichts vor, zwar scherzt ihr auch und kommt sehr gut miteinander klar und in den ersten Wochen gab es auch einige Berührungen, Umarmungen, Küsse und körperliche Zusammenkünfte, doch geblieben sind einzig diese Zusammenkünfte, denn deine Frau lehnt dich ab, weil sie weiß, dass auch du ein solcher falscher Mann bist. Sie möchte dich nicht umarmen, sie will dich auch nicht mehr küssen, kommst du ihr auf einen Meter nahe, weicht sie automatisch zurück, blickt dich mit ihren Stahlaugen an, lässt die kräftig gewordenen Kiefermuskeln mahlen, lässt aus ihrer Stimme und ihren Sätzen jegliche Melodie entweichen. Nur des Nachts fällt sie manchmal noch über dich her, kurz und kompromisslos, holt sich, worauf du – das seht ihr beide so – kein Anrecht hast, sie aber sehr wohl. Ob du schläfst oder nicht, ist ihr einerlei, sie kommt in das Gästezimmer, indem du deine Nächte verbringst, spricht nichts, sondern setzt sich auf dich, holt sich, geht. Wie es dir damit geht, ist ihr seit langer Zeit gleichgültig und du weißt, dass du sie auch dafür zu lieben beginnst, denn auch dir ist es gleichgültig, wie es dir damit geht, wichtig ist für dich nur sie und ihr gottverdammtes Recht, Männer zu hassen und sich mit ihren schmalen Möglichkeiten ein wenig Genugtuung zu verschaffen. Nein, auf einem Rachetrip ist sie nicht, dafür ist sie zu intelligent und die Liebe, die sie für ihre Kinder hat zu groß. Sie weiß, dass sie recht hat, in allem, weil eine Frau nur selten und eine Mutter gar nicht irren kann, und sie will nichts anderes, als das klargestellt wissen von einem Mann, der genauso verkorkst ist wie alle ihre vorherigen Männer, aber zu weich, zu windig, um ihr wirklich Paroli bieten zu können. Du bist kein Löwe, dir fehlt alles dafür, aber ein Wolf bist du durchaus und deine Frau braucht dich als personifizierte gezähmte Verwilderung, als täglichen Beweis, dass sie die Regeln macht und kein Mann der Welt ihr je wieder was antun kann. Nein, sie liebt dich nicht, doch als ihr euch am Bahnhof in Hönningstrup zum ersten Mal nach all den Jahren in die Augen saht, da erkannte sie, dass du sie niemals schlagen wirst, zwar blickst wie einer, der ein Aggressionspotential in sich trägt, das vielleicht auch tut, aber unfähig ist, jemanden zu schlagen, es einfach nicht kann, was sie, die seit jeher ausgeteilt und eingesteckt hat, ganz lustig findet, wie ein Mensch so kaputt und zugleich doch so unfähig zu körperlichen Aggressionen sein kann. Und sie zog dich damit auf, neckte dich und du sahst darin einen Test, ob sie dich gebändigt bekommt, ob du eine Gefahr für sie und die kleinen Mädchen sein würdest, doch du bist keine Gefahr mehr, das Gefühl, eine menschliche Zeitbombe zu sein, hast du abgelegt, kaum dass du zurück in Hönningstrup warst. Du schreist nicht und du schlägst nicht, stumm verrichtest du deinen Dienst im Haus, nicht jedoch als untergebutterter Mann – wärest du ein solcher, die intelligenteste und schönste aller Frauen würde dich umgehend entsorgen – sondern als glücklicher Mann. Denn ihren Blick aus Stahl, ihre Kälte, ja selbst ihr Hass bilden die Gitterstäbe, die du brauchst, nach denen du dich sehntest. Echte Liebe hattest du schon, damals, in der Großstadt, doch sie brachte dir nichts ein, ist echte Liebe doch ganz versessen darauf, einander seinzulassen, wie man wirklich ist. Und das mag für viele Menschen gut sein und richtig und wichtig, in deinem Fall aber ist es fatal, du darfst alles sein, nur um Gottes Willen nicht du selbst, je weniger du deine eigenen Gedanken denkst und je weniger du dich spürst, desto zufriedener bist du und desto nützlicher bist du für eine Frau und zwei Mädchen, die keinen Mann brauchen, sich aber einen solchen leisten wollen.

Und so empfindest du das, was deine Frau und du da haben, als bestes aller Geschlechterarrangements, du gibst ihr das Gefühl, alles jederzeit im Griff zu haben und sie dankt es dir mit dem Gefühl, dass es dich nicht mehr gibt, du endlich, wie so lange ersehnt, verschwunden bist, du eine Funktion hast, aber keinen Inhalt.

Natürlich klappt das noch nicht ganz und auch nicht immer, ab und an ist da noch dieser alte Drang, abends aus dem Haus zu gehen, zu laufen, ohne Ziel, einfach zu gehen um des Gehens willen. Um die Gedanken kreisen zu lassen, um die Welt zu sezieren, das Miteinander der Menschen zu entflechten. Doch du bist nicht aus der Fremde zurück nach Hönningstrup gekommen, um das, was dich dort zerfressen hat, hier einfach so weiterzubetreiben, denn deine Wut, deine gottverdammt berechtigte Scheißwut, die hast du dortgelassen. Auch wenn die Menschen sagen, sowas ginge nicht, egal von wo man nach wo umziehe, seinen Charakter nähme man mit, aber stimmt nicht und so sind es nur die Ahnungslosen, die so etwas behaupten.

Deine Wut auf die Menschen erwachte vor 20 Jahren, an einem Abend, den du bei deinem Schulkumpel Brachwitz verbrachtest. Wo diese Wut so plötzlich herkam, das weißt du nicht, aber das Spießerbüro von Vater Brachwitz hat den Furor in dir zum ersten Mal entflammt, einen gesellschaftspolitischen Aktivismus in dir entzündet, den du in all den Jahren nicht kanalisieren hast können. Zu Beginn, das weißt du noch, bist du nur auf die großen Dinge sauer gewesen, Hunger in Afrika, Baumsterben, Waffenexporte, so Zeug halt. Gegen hast du auch mal demonstriert, genau dabei aber jede Achtung vor dem Demonstrieren verloren, für dieses hirnlose Rumlatschen und gar nichts vollbringen. Richtiggehend verrückt hat dich das gemacht, dass in den zivilisiertesten und aufgeklärtesten Gegenden der Welt nichts zu verrichten ist, weil alles in Anständigkeit erstirbt, sich die Ohnmacht umso gewaltiger ausbreitet. Du hattest über Gandhi gelesen und Mandela und Lennon, doch das war dir alles nutzlos erschienen, also hattest du dich zu Che Guevara und Castro und Tito begeben, das hatte dir schon mehr behagt, war dir aber auch immer noch zu anständig vorgekommen. Und so hattest du nur in Hitler und Stalin wirkliche Brüder im Geiste gefunden. Du hattest selbst überlegt, ob du da gerade deiner eigenen Radikalisierung beiwohnst, doch um sich zu radikalisieren braucht es eine Richtung, in die es sich hinradikalisieren lässt, und die hattest du nicht, du fandest Hitler genauso bewundernswert wie Stalin, wobei die politische Denkrichtung dir komplett Schnuppe war. Da dein freiheitliches Vaterland Vorlieben für Hitler und Stalin jedoch nicht duldet, hattest du es eben auf Baader-Meinhoff herunterreduziert. So hast du in der fremden Stadt in deiner Dachgeschosswohnung gesessen, mit einer Scheißwut und einer Vorliebe für den hitlerschen und den stalinschen Charakter im Schädel. Und dann waren die Jahre ins Land gezogen und du hast dich irgendwie verheddert da oben. Hattest erst die Konservativen und Reichen und den Autobonzen gehasst, dich dann aber – du gehörtest ja selbst dazu – eingehend mit den Linken, den Armen, später auch den Künstlern befasst und warst auf die gleiche, vielleicht noch viel größere Abgeschmacktheit gestoßen. Warst erst in die Linke eingetreten, als du deren Gequatsche nicht mehr ertragen hast, zu den Grünen übergewechselt, was noch viel weniger auszuhalten war, sodass du über die SPD und die FDP zur CDU gelangt warst, die dir halbwegs erträglich, aber wenig zupackend erschienen war. Als du dann, deinen Stalin zur linken, den Hitler zur rechten, mit der AfD zu liebäugeln begannst, hatten sich alle, die dich einst mochten, längst abgewandt von dir. Und du hattest den Stecker gezogen. Und derart entstromt bist du in Hönningstrup eingetroffen, leer, entsaftet, als ruinöses Ergebnis zu vieler gescheiterter Gehirnwäscheversuche. Und du warst deiner Frau in die Arme gefallen, hattest sofort festgestellt, dass sie dich kein Stück liebt und niemals lieben wird und gleich ein großes Glück empfunden, ob ihres so deutlich zur Schau getragenen Interesses an deinem Charakter, deiner Person.

Und so geschah es, dass du nun manchmal auf dem Klo sitzt, so allein wie die kleinen Mädchen dich lassen wollen, hinunter in den Keramikschlund schaust und dich wieder spürst, das Ich in dir zurückentdeckst. Doch dieses Ich führt noch immer deinen Hass auf die Menschen und ihr gescheitertes Miteinander mit sich und du merkst wie sich dein ganzer Unterbauch verkrampft, du steif wirst. Und du ahnst, dass es so deiner Frau seit

Jahren gehen muss, dass sie so all ihre Muskeln erworben hat und diesen Willen eine Wolfswärterin sein zu wollen. Die Gründe mögen andere sein, doch ihr harmoniert in euren Momenten plötzlich aufwallenden Welthasses. Und wenn sich dein Unterbauch vor lauter Ich, Ich, Ich derart stark versteift, dass du einfach nicht Wasser lassen kannst, stehst du auf, ziehst dir die Hose wieder hoch, wäscht dir die Hände und gehst du deiner Frau, bittest sie, dir eine zu zimmern, mit vollem Schwung, so hart und so heftig, dass du das Gefühl hast, dass dir die Visage aufplatzt, dir der Kopf wegfliegt. Zu Anfang hat sie es nicht tun wollen, es als eine sexuelle Marotte fehlgedeutet, bis sie eines Tages selbst Opfer ihrer Wut wurde, die mit deiner eigenen zeitgleichen Wut derart kollidierte, dass sie ausholte, dir die Visage platzen und den Kopf wegfliegen ließ. Und als du wieder bei Sinnen war, feststelltest, dass es gewirkt hatte, dass sie dir dieses elende Ich aus dem Hirn geprügelt hatte. Mit der emotionalen Intelligenz einer Frau und der Kompromisslosigkeit einer Mutter ausgestattet, sieht sie dein Ich mittlerweile schneller kommen als du selbst es spürst und dann stehst du gerade beim Abwasch, sie sagt: *Schau mich mal an*, dringt mit ihrem Stahlblick in dich ein und zieht ihre Schlüsse, weiß was zu tun ist.

Frankenfelder und Cosmin, 2015

Ich treffe Cosmin in tiefster Nacht an der Tankstelle an. *Tanke* sagt er nur dazu. Weil es so schön locker, so beliebig, so herrlich frei von Verpflichtungen klingt.

Zur Tankstelle *fährst* du, um dein Auto vollzutanken, und daraufhin von A nach B zu gelangen, sagt Cosmin. Zur Tanke aber *gehst* du einzig und allein, um zu saufen. Und herrlich auf der Stelle zu treten.

Dann lacht er, zwei Sixpacks unter dem Arm. Und er sieht, wie mein skeptischer Blick auf die vielen Bierflaschen fällt. Und, als würde sich auch nur irgendetwas ändern dadurch, fügt er hinzu: Gut gekühlt! Und lacht dann sein Cosmin-Lachen. Laut, schallend, nicht nur für mich, nicht nur für sich, nein, für die ganze Welt gedacht.

Ich soll dir schöne Grüße von Frankenfelder ausrichten, sage ich.

Und er, Cosmin, schaut für eine Millisekunde ganz verdutzt, fast schon vertrottelt aus der Wäsche, um dann wieder in sein übertriebenes Lachen überzugehen. Und ruft dann, viel lauter als nötig: Gruß zurück. Sollte mal öfter feiern gehen, die Heulboje!

Und wie zum Beweis reißt er hektisch an einem der beiden Sixpacks herum, zerrt eine Flasche heraus, öffnet sie, setzt sie sich an die Lippen. Und trinkt sie dann binnen weniger Sekunden und ohne abzusetzen leer. Stößt kurz, aber heftig auf. Und fällt dann in sein auffallend übertriebenes Gelächter zurück.

Also versuche ich es anders. Sage: Hör mir gut zu, Cosmin!

Doch er hört mir nicht zu, sondern beginnt, wild auf der Stelle zu hüpfen. Wäre er nicht so übertrieben euphorisch, wäre er nicht dermaßen angeheitert, es hätte ein Tänzeln sein können. Derartig auf Frohsinn gepolt, wie Cosmin aber nun einmal ist, steckt ein Zug von Gewalt und Wut, ein Zug von Verächtlichkeit darin. Und aus dem, was ein sanftes Tänzeln sein könnte, wird ein unkontrolliertes Hüpfen.

Also gehe ich auf ihn zu, greife ihn mir am Hemdkragen, rüttle und schüttle ihn, rufe: Gottverdammt, Cosmin, du hörst mir jetzt für einen Moment zu!!

Und mit einem Male wird der wirbelnde Cosmin zu einem stocksteifen Cosmin, der mich mit weit aufgerissenen Augen ansieht. Ich beschließe, diese seltene Chance zu nutzen, rücke mit meinem Gesicht bis auf 30 Zentimeter an das seine heran, sammle mich kurz und sage dann, mehr zischend als sprechend: Die wohlhabenden europäischen Industriestaaten sind es, die an Überbevölkerung leiden. Nicht die armen, unterentwickelten und unterprivilegierten! Wir könnten alle Chinesen und alle Inder gesammelt in die USA versetzen – das Land wäre noch immer weniger dicht besiedelt als England oder die Niederlande! Herrgott, Cosmin: In den Niederlanden leben 488 Einwohner pro Quadratkilometer, in Europa sind es durchschnittlich 116,8 Einwohner pro Quadratkilometer. Und in Afrika? 34,9 Menschen pro Quadratkilometer. In Südamerika sogar nur 22,4.

Cosmin schaut mich mit seinen glasigen Augen an. Ich bin mir nicht sicher, ob er mich wahrnimmt, ob er mich erkennt. Denn Cosmin ist naturhigh, wie man so nett sagt. Und trinkt ein naturhigher Mensch dann noch Alkohol, dann schwappt ihm die Euphorie zu den Ohren heraus. Schon oft habe ich Cosmin derart überschwappen sehen vor Glück und Euphorie und situativ empfundener Ungebundenheit.

Also rücke ich noch näher an sein Gesicht, zur Sicherheit, damit er mich auch wirklich versteht, meine Worte durch seine Nasenlöcher und seine Pupillen in seinen Körper sickern, durchdringen zu dem, der irgendwo dort tief unten, wie eingekerkert in diesem überschwappenden Cosminschlund hockt. Und einfach nicht herauskommt. Nicht ankommt gegen diesen vor Lebenslust zerberstenden Mann.

Warum, so zische ich ihm direkt in die Augen, vernehmen wir so selten Warnrufe, dass wir hier viel überbevölkerter sind als Chinesen, Inder, Afrikaner es je sein könnten, hm? Warum fallen uns beim Thema Geburtenregelung immer nur die anderen ein, Cosmin? Ich sage es dir: Weil mit noch mehr Afrikanern keine Sau was anfangen kann, egal wie viele es sind und in welcher Enge sie beieinander hocken auf ihrem kaputten und zerfressenen Kontinent. Das hier ist Europa, Cosmin – und hier ist oben. Und wo oben ist, da ist der Stolz auf die eigenen leistungsfähigen Gene nie weit. Darum sprechen wir immer nur von Afrikanern, wenn wir von Überbevölkerung reden, Cosmin. Nur darum! Weil Afrikaner überflüssig sind, weil Afrikaner nichts auf die Reihe kriegen. Weil wir mehr Menschen brauchen, die so produktiv sind wie wir, Cosmin!

Cosmin schaut mich an. Ich glaube nicht, dass er begreift. Weder intellektuell, noch warum ich so mit ihm rede. Wo er doch nur herkam, um seinen Alkoholvorrat aufzustocken und seine eh schon überschwappende Euphorie noch weiter zu triggern.

Also lege ich schnell nach, nutze diese seltenen Sekunden, in denen Cosmin sich etwas sagen lässt: Wer macht diese Welt kaputt, hm, Cosmin? Wer zerstört diese Erde? Ich sag es dir, Cosmin: Du und ich sind es. Wir beide, wir machen die Erde kaputt. Weil wir uns widersinnig verhalten, weil wir uns täglich schuldig machen als Teil eines lebensfernen, eines gekünstelten

Wachstumssystems, das als Endpunkt ausschließlich den Niedergang des Menschen kennt. Der durchschnittliche Deutsche, Österreicher oder Schweizer verbraucht fünfmal mehr Energie als der durchschnittliche Asiate. Und zehnmal mehr als der durchschnittliche Afrikaner. Ein Kleinbauer aus der Dritten Welt lebt samt seinen zehn Kindern um ein Vielfaches nachhaltiger als ein Großstädter einer der Metropolen des Nordens. Schutz unserer endlichen Erdenressourcen? Ich sag dir was, Cosmin, hör mir gut zu: Wenn wir beide, du und ich, wirklich etwas tun wollen für diesen Planeten, wenn wir wirklich bereit sind, verantwortungsvoll zu handeln – dann müssen wir beide uns auf der Stelle erschießen. Denn während wir hier stehen in dieser Tankstelle, die rund um die Uhr geöffnet hat und die so hell leuchtet die ganze Nacht hindurch und in der alles so schön gekühlt wird, während draußen, an den Zapfsäulen die großen Autos mit dem noch viel größeren Kraftstoffverbrauch vorfahren, um uns eine jede noch so erdenklich kleine Strecke rollend zurücklegen zu lassen, während der Afrikaner halt einfach läuft, machen du und ich die Welt kaputt. Wir beide sind fester Bestandteil dieses Erdkarzinoms, weil wir kein Halt, keine Ruhe mehr kennen. Weil wir den Aus-Schalter einfach nicht mehr finden. Es ist nur eine gottverdammte Tankstelle, Cosmin – doch es gibt sie zehntausendfach in diesem Land und hunderttausendfach auf diesem Kontinent!

Cosmin sieht mich an. Ich merke, wie ein kleiner Funke Hoffnung in mir entsteht. Wie ich daran zu glauben beginne, dass ich wirklich zu dem Menschen vorgedrungen bin, der als Gefangener tief unten auf dem Grund von Cosmin hockt.

Doch dann, dann stößt Cosmin ein weiteres Mal, diesmal aber heftiger auf, als wolle er sich übergeben. Er verdreht die Augen, stößt mich von sich weg und ruft, halb lallend, halb lachend: Es heißt *Tanke*! Ist das denn so schwer zu kapieren? *Tankeeee*!

Dann schlurft er weg. Und ich vermeide es, ihm hinterher zu sehen.

Frankenfelder und Cristina, 2015

Was zum Teufel machst du denn da, Frankenfelder?
Nichts.

Wie jetzt: Nichts?

Ganz genau: Nichts.

Aha. Nichts also. Und was soll das werden, wenn es einmal fertig ist?

Na, nichts. Nichts soll es werden. Muss doch nicht alles immer gleich was werden. Das ist doch unser größtes Problem, dass uns irgendwann eingetrichtert wurde, dass aus allem immer was werden muss. Dass jeder Handlung eine Zweckgebundenheit innezuwohnen hat. Dass sie, wenn sie diese Zweckgebundenheit nicht besitzt, vollkommen für die Katz und somit dringend zu unterlassen ist.

Und das willst nun ausgerechnet du ändern, Frankenfelder, ja?

Nein, will ich nicht.

Ja, aber du hast doch eben gerade gesagt, dass du die Zweckgebundenheit von Handlungen abschaffen willst.

Nein, das habe ich nicht gesagt.

Ich bin verwirrt.

Das ist typisch für dich.

Was ist typisch für mich? Dass ich verwirrt bin?

Dass du verwirrt bist, wenn sich etwas nicht in deine eingefahrenen Gesamtzusammenhänge einordnen lässt.

Herrje, Frankenfelder, geht es auch mal drei Stufen tiefer?

Du hast doch gefragt. Und ich habe geantwortet.

Natürlich habe ich gefragt! Weil es mich durchaus betrifft, wenn mein Mann seit nunmehr zwei Wochen die Wohnung nicht mehr verlässt. Nicht mehr duscht, immer weniger isst und auch kaum noch spricht. Bist du vielleicht depressiv, Frankenfelder?

Depressiv? Lass mich kurz überlegen. Hm. Nein, ich bin nicht depressiv.

Aha, also nicht depressiv. Was bist du dann?

Muss man denn immer etwas sein? Kann man sich nicht einfach mal zwei Wochen in seiner eigenen Wohnung aufhalten und einfach einmal nichts sein?

Du bist minimum mein Mann, Frankenfelder.

Wir sind nicht verheiratet, Cristina.

Aber ich wohne hier. Mit dir! Also bist du mein Mann. Und ich frage dich: Wann gedenkst du, aufzuhören mit deinem Nichtstun?

Noch in den frühen 60er Jahren galt es in der Wissenschaft, in der Wirtschaft und in der Politik als erstrebenswertes Ziel, den Menschen durch Erfindungen und eine immer weiter fortschreitende Technologisierung, nach und nach vom ewigen Joch der Arbeit zu befreien. Und nun, Cristina? Sieh uns doch an: Die Erfindungen hat es gegeben, die Technologisierung, inzwischen die Digitalisierung auch. Und, geht es uns inzwischen besser? Nein. Wir alle stöhnen über zu viel Arbeit, dabei verfügen wir längst über alle Mittel uns von der Arbeit größtenteils zu befreien. Wir verfügen über ausreichend natürliche Ressourcen, um alle Menschen sattzukriegen und alle Menschen mit einem festen Dach über dem Kopf, fließend Wasser und Strom zu versorgen. Und unsere technische Entwicklung ist so weit gediehen, dass wir alle getrost von Samstag bis Mittwoch Wochenende machen können. Und? Was haben und was machen wir stattdessen? Einen unlogischen Scheiß!

Das ist schön zu hören, aber keine Antwort auf meine Frage, Frankenfelder.

Die wie noch mal war?

Wann du endlich aufzuhören gedenkst mit deinem Nichtstun, verdammt!

Weiß ich nicht.

Schau doch wenigsten etwas fern.

Ich bevorzuge es, nicht *fern* zu schauen.

Oder lies ein Buch!

Ich bevorzuge es, kein Buch zu lesen.

Herrje, Frankenfelder, also manchmal kannst du mich echt irre machen. Soll das ein neuer Anti-Gesellschaft-Trip sein, oder was?

Ich bevorzuge es, auf keinem Anti-Gesellschaft-Trip zu sein.

Auf was für einem Trip bist du denn dann, hm?

Na, auf gar keinem.

Gut. Dann sag mir zumindest, wann du wieder arbeiten gehen wirst.

Warum sollte ich arbeiten gehen?
Na, um die Miete zu bezahlen.
Wieso, das machst du doch.
Richtig, ich gehe arbeiten, also zahle ich unsere Miete. Du gehst nicht arbeiten, also zahlst du unsere Miete nicht. Na, fällt dir was auf an dieser Logik?
Vergiss die Logik, Cristina. Die menschliche Logik liegt im Sterben.
Frankenfelder duscht nicht, also beginnt er erst zu stinken, kurz darauf mieft es in der ganzen Wohnung. Klingt für mich verdammt logisch.
Eben.
Was eben?
Eben. Exakt dieser inneren Logik wegen gehe ich nicht mehr aus der Wohnung. Weil ich dort draußen dem Menschen nicht mehr begegne, sondern nur seiner zwangsoptimierten, seiner von sich selbst entfremdeten Abklatschversion.
Regelmäßiges Duschen läuft bei dir neuerdings unter Selbstoptimierung, oder was?
Nein, natürlich nicht. Aber es gibt mir die Chance mich endlich wieder selbst zu spüren, mich als Teil der Natur zu erleben.
Was für eine euphemistische Beschreibung für deine Trägheit das doch ist, Frankenfelder! Aber gut, wenn dir so der Sinn nach Naturerfahrung steht: Wir können auch einfach aufs Land ziehen, Frankenfelder. Dann kannst du von morgen bis mittags Kühe melken und von mittags bis abends Schweine und Pferdekot wegschaufeln. Dann hast du so richtig back to Nature.
Du willst mich nicht verstehen.
Zuallererst kann ich dich nicht verstehen, Frankenfelder. Aber ich ahne, wenn du noch weitere zwei Wochen da auf deiner Matratze hockst und dich nicht duscht, dann will ich es auch nicht mehr verstehen.
Wir haben die Außenwelt zu einem Hort der Unlogik verkommen lassen. Und ihn dadurch zu einem lebensfeindlichen Ort werden lassen.
Geht es auch eine Runde weniger abstrakt, Frankenfelder?
Je anstrengender und gesundheitsschädlicher eine Arbeit ist, desto schlechter wird sie bezahlt. Oder: Je höher die produzierte

Stückzahl eines Artikels ist, desto geringer wird sein Einzelpreis. Gleich müsste der Preis bleiben, das wäre logisch, das wäre nachhaltig, das wäre vernünftig. Wir aber denken in abstrakten Absatzzahlen und Wachstumsraten, dabei bleibt eine Banane eine Banane und eine Kartoffel eine Kartoffel. Oder: Verhaltensstörungen.

Was ist damit?

Na, es gibt immer mehr davon. Und immer mehr Leute haben sie.

Ja, weil die Medizin Fortschritte macht.

Nein, weil der Medizin langweilig ist. Und weil die Medizin nichts so wenig gebrauchen kann wie den gesunden Menschen. Wachstumsraten braucht die Medizin, aber da beißt sich die Medizin ins eigene Hinterteil und wird zur unlogischsten aller Wissenschaften. Denn auf Heilung ausgerichtet braucht die Medizin nichts so sehr wie die perspektivische Unheilbarkeit. Gesunde Menschen bringen nun einmal keine Wachstumsraten. Das tun nur ungesunde Menschen.

Und das alles änderst du, indem du dich auf deine Matratze hockst, nicht mehr rausgehst und dich nicht mehr wäschst, ja?

Ich will es nicht ändern. Ich will nur einfach nicht mehr teilnehmen an der Unlogik der Außenwelt. Die Welt da draußen ist ein Angebot. Und ich lehne dankend ab.

Du lehnst ab? Das kann man nicht ablehnen!

Was kann man nicht ablehnen?

Na das ... da... draußen.

Siehst du, Cristina? Du hast noch nicht einmal ein Wort dafür. Weil es so abstrakt, so lebensfern ist. Ein Trugbild, eine Scharlatanerie ist es, so menschheitsfremd, dass wir keinen anderen Begriff als allenfalls „das System“ dafür haben. Hier drinnen aber, hier in unserer Wohnung, da begegnen wir noch dem Menschen. Ich dusche nicht mehr, also stinke ich. Und ich arbeite nicht mehr, also fliege ich über kurz oder lang – vorausgesetzt du zahlst nicht weiter – hier raus.

Das würdest du in Kauf nehmen?

Wer *nein, danke* sagt, der wurde früher mit dem Stock zum Weiterfunktionieren geprügelt. Das war mit Sicherheit hart und erniedrigend. Immerhin wurde man aber nicht für dumm verkauft. Heute wird man in Feedbackgesprächen, Coachingseminaren und Soft-Skill-Schulungen so lange in eine Richtung komplimentiert, bis man vor lauter Selbstoptimierungs-Penetration ernsthaft glaubt, ein besser funktionierender Mensch sein zu wollen.

Hast du heute früh vergessen, deine Tabletten zu nehmen, Frankenfelder?

Was sich bei solch gesellschaftlicher Zurichtung herausbildet, das sind totalitäre Ja-Sager, die viel Empörung empfinden, aber ihre Wut nicht mehr gegen das richten, was sie so übel zugerichtet hat.

Na, dann frage ich andersherum, Frankenfelder: Hast du vielleicht zu viele Tabletten genommen? Lüg mich nicht an, ich gehe nachschauen!

Die Ideologie des Arbeitswahns werden wir nicht aufbrechen, indem wir ihr eine andere Form des Dauerengagements entgegensetzen. Also kann es nur um die Rückeroberung der eigenen Besinnung gehen, die Wiederentdeckung des Müßigganges.

Es geht darum sich dem Tugendterror der endlos wachsenden, stets mitlaufenden und bewegungsfanatischen Verwertungslogik zu entziehen. Indem man zuerst zu sich und dann auch zu anderen Gelassenen sagt: Ich möchte Teil einer Tugendabschwörung sein.

Herrgott, Frankenfelder, halt endlich die Schnauze, bevor ich mich vergesse!

IM Krebs über Frankenfelder 1997 und später

Als Frankenfelder Cristina kennenlernte, die Frau, die ihn liebte und noch immer liebt, gerieten wir, ich will es gestehen, ein wenig in Aufruhr. Nichts bringt Pläne so sehr durcheinander wie eine unerwartet auftauchende schöne, noch schlimmer: liebende Frau. Das gilt für das Leben eines einzelnen Frankenfelder gleichermaßen wie für das Wirken einer ganzen Organisation. Frankenfelder war Ende zwanzig, als er, auf dem eindeutigen

Weg in den Wahnsinn, an der Rezeption des Hotels anheuerte, das Cristinas Eltern gehörte. Und mich hatte man ausgestattet mit meinem roten **E**-Kärtlein. Das Feld war also bestellt, wie es so passend heißt. Denn je abstruser und gesellschaftsuntauglicher Frankenfelder sich verhielt, desto konkreter wurden meine Beseitigungspläne. Wenige Monate zuvor erst hatte ich die Bekanntschaft von Cosmin gemacht, der irgendwann und irgendwo begonnen hatte, wie zufällig Frankenfelders Nähe zu suchen. Ich bin mir selbst nicht sicher, ob Cosmin derart spät und abrupt auftauchte – oder ob er nicht vielleicht doch schon wesentlich eher dagewesen ist, knapp unterhalb der Wahrnehmungsgrenze um Frankenfelder herumschwänzelte. Plötzlich jedenfalls hatte ich ihn gesehen, wie er direkt hinter Frankenfelder stand, sich an ihn anschmiegte, als dieser gerade in seiner Wohnung stand und ein paar Spiegeleier briet. Wie gesagt, ich hatte bis dato nichts von Cosmin mitbekommen, dementsprechend erschreckt hatte es mich zu sehen, dass Frankenfelder nicht nur von mir, sondern auch von ihm beschattet wurde.

Doch während ich klug und ausgebildet genug war, Frankenfelder immer nur aus einiger Entfernung zu observieren, wamste sich dieser widerliche Cosmin geradezu unverschämt intim an ihn heran. Man muss sich das mal vorstellen, Frankenfelder stand in seiner Küche am Herd, erhitzte die Butter, ließ sie zerlaufen und schlug schließlich zwei Eier darüber auf, während ich draußen vorm Fenster vorsichtig durchs Glas spähte, ganz erpicht darauf, nur nicht gesehen zu werden. Ist es doch das, worum es geht bei der Eliminierung eines Subjektes: Es denken lassen, er wäre allein, es gäbe nichts zu befürchten, man ließe ihn durchkommen mit seinem Welten- und Gesellschaftswahn. Um ihn dann überfallartig aus dem Verkehr zu nehmen, wie ein Sondereinsatzkommando die Wohnung zu stürmen und Frankenfelder derart in Panik zu versetzen, dass er eine Kurzschlusshandlung begeht, sich selbst schnell richtet, bevor es ein Weltgericht oder ein ziviles Eingreifkommando tut. Das war, rudimentär skizziert, der Plan, als ich, mir meines Sieges über Frankenfelder längst sicher, durchs Fenster spähte und Cosmin erblickte. Wie er dort direkt hinter Frankenfelder stand, sich ihm lustvoll von hinten gegen den Rücken drückte, ihm sanft ins

Ohr flüsterte, durchs Haar strich, Frankenfelders Wangen mit Küssen benetzte.

Ich war geschockt. Um ein Haar wäre ich die kompletten sechs Stockwerke von Frankenfelders Küchenfenster hinunter auf die Straße gefallen. Wäre ich nicht zugleich so gebannt gewesen von diesem unerwarteten Anblick, wie die beiden in Frankenfelders abgedunkelter Wohnung standen, sich geradewegs lüstern aneinanderpressten. Da hängst du arglos an eines Menschen Küchenfenster – und siehst sowas! Sicherlich, Frankenfelder hatte in seiner frühen Studentenzeit einige Männer geküsst, doch hätte man mit Blindheit geschlagen sein müssen, um nicht zu sehen, dass es sich bei diesen kalten und leidenschaftslosen Küssen keineswegs um eine homosexuelle Anknüpfungstat handelte. Frankenfelder, das merkte jeder wirklich homosexuelle Mann sofort, war nur ein Poser, ein kleiner, unbedeutender Troublemaker, der anderen Männern nur deswegen die Zunge in den Hals steckte, weil es überhaupt keinen Sinn ergab, da er stringent heterosexuell war, er sich aber irgendwann und irgendwo in den Kopf gesetzt hatte, dass ein heterosexueller Mann, der eine Frau küsst, derart logisch war, dass es in einer zunehmend unlogischen Welt seine einzige Überlebensmöglichkeit darstellte. Diese absurde Form der Rebellion gegen menschliche Gewohnheiten, diese verworrene Hoffnung durch Unangepasstheit zu einer Form von Anpassung zu gelangen, ich kann sie noch immer kaum in Worte fassen, auf dass irgendjemand, geschweige denn ich selbst, es richtig versteht. Einfach mal sehen, was passiert, wenn man tut, was man nicht tut – das war seine Lebensmaxime, beginnend von jenem Tag an, als er dem alten Brachwitz auf den sündteuren Bürostuhl kackte. Und endend an jenem anderen Tag im Jahr 2016, als wir ihn zu dritt aus dem Verkehr zogen.

Wie er darauf kam? Ich habe keinen Schimmer.

So also verhielt es sich mit Frankenfelder und seinen abstrusen Anstößigkeiten, die er regelmäßig unternahm, so als befände er sich auf einem Feldzug gegen die Zivilisation – nur ohne Waffen, ohne Plan und ohne Ideen. Regelmäßig wurde er aktiv, auf seine eigene undurchschaubare, widersinnige, ab und an gar perfide Weise. Und doch sah es zumeist wie Notwehr aus, wenn

Frankenfelder zum Sprung ansetzte. Wenn er das kaputtzumachen versuchte, was ihn offenbar kaputtmachte.

Nun, mit Cosmin verhielt es sich anders. Ich konnte es zunächst nicht deuten, konnte mir nicht so recht erklären, was da in Frankenfelders Küche, direkt vor meinen Augen und direkt am Herd geschah. Lediglich, dass ich hier keiner homosexuellen Intimität beiwohnte, dessen war ich mir sicher. Was mich so sicher machte, ich vermag es im Abstand all der Jahre nicht mehr zu sagen. Doch stand Cosmin so dicht hinter Frankenfelder, presste seine Hüften gegen dessen Gesäß, biss sich mit seinen fleischigen Lippen in dessen Nacken fest, krallte ihm seine starken Finger von hinten in den Schopf, so war mir, als wohnte ich dem Entstehen einer Deckungsgleichheit bei. Einer Kongruenz. Ein wenig wie in Ingmar Bergmans Film *Persona* sah es aus, wie aus zwei Männern im matten Licht einer verglimmenden Deckenglühbirne ein einziger Körper zu werden schien. In den Monaten, bevor Cristina in Frankenfelders Leben auftauchte, wohnte ich dieser geheimnisvollen, unheimlichen Vereinigung unzählige Male bei. In vielen Varianten spielte sie sich vor mir ab, zu Beginn nur in Frankenfelders Wohnung, später dann auch andernorts, wenn Frankenfelder allein war. Und schließlich auch in aller Öffentlichkeit, inmitten eines Pulks. Wie die beiden das hinbekamen, ist mir bis heute schleierhaft, was es zu bedeuten hatte, wurde mir erst spät klar. Doch es lief nach dem immergleichen Muster ab. Mit Frankenfelder als durch den Alltag irrenden Sonderling. Und Cosmin als plötzlich wie aus dem Erdreich auftauchender, Frankenfelder von hinten bespringender Geist.

Doch mit dem Auftauchen Cristinas in Frankenfelders Leben war Cosmin zunehmend abgetaucht, zeitweise hatte ich gar gedacht, er sei komplett verschwunden. Doch das war er nie.

Mit dem Wiederauftauchen Cosmins wurde es verwirrend, aber noch nicht aussichtslos. Denn die meiste Zeit über war Frankenfelder allein in jenen letzten Studienjahren, kurz bevor Cristina auf der Bildfläche erschien. Wurde nur ab und an von Cosmin *besprungen,* wie ich das, was ich als Augenzeuge miterleben durfte, schlussendlich in meinen Berichten an unseren Generalstab nannte.

War Frankenfelder aber allein, so gehörte er weiterhin mir, war meinen Plänen und Eliminierungsideen ausgesetzt. Und vor allem: Meinen Einflüsterungen, die ich ursprünglich als Mittel erkoren hatte, um Frankenfelder zu eliminieren. Bis Cosmin, und dann schließlich Cristina auftauchten, ihn mir wegnahmen und Frankenfelder den eh schon verdrehten Schädel noch weiter verdrehten. Wie inmitten einer unheimlichen Ménage-à-trois kam ich mir vor, wobei ich mich nicht entscheiden konnte, wen ich als größere Gefahr für meine Eliminierungsziele ausmachen sollte. Cosmin sah man nicht kommen und man sah ihn nicht gehen, das erging nicht nur mir, sondern vermutlich auch Cristina so. Cristina hingegen war weniger unheimlich, war dafür jedoch mit all der konkreten Macht der Frauen ausgestattet, verband Verführungskunst und Klarblick, Sanftmut und naturbedingte Rücksichtslosigkeit. Eine Rücksichtslosigkeit wie sie, das erkannte ich, allen Frauen zu eigen ist, die nicht einen Pfifferling auf die Verlässlichkeit von Männern setzen. Und, so sie sich nicht vorher selbst den Garaus machen, zu Kontroll- und Steuerkünstlern mutieren. Selbst in der scheuesten und nervösesten Ausprägung Männer lieber am Gängelband führen – als nur ein einziges Mal wieder selbst geführt zu werden.

Ja, so verhielt es sich: Cosmin war unheimlich. Cristina aber stellte die weitaus größere Gefahr für meine Ziele dar.

Kennengelernt hatte Cristina Frankenfelder in einer stürmischen Herbstnacht. Sie hatte Dienst an der Rezeption des elterlichen Hotels. Schon seit Stunden war schon kein Gast mehr aufgetaucht. Auch frisch eingecheckt hatte sich schon seit dem späten Nachmittag niemand mehr, so das Cristina sich genötigt sah, gelangweilt im Foyer auf und ab zu spazieren. Beim Volleyballtraining tags zuvor hatten sie einige abstruse und doch effektive Übungen zur Stärkung der Oberschenkelmuskulatur und damit verbunden auch des Gleichgewichts gemacht. Sehr sinnvoll waren Cristina diese Spezialübungen gewesen und noch vor Ort, auf dem quietschenden Linoleumboden der Turnhalle, hatte sie zum Lohn für ihre unbändige Disziplin das Gefühl erhalten, unmittelbar weiter und höher springen zu können als noch zuvor, sich mit einem einzigen Satz aus mehreren Metern Entfernung zielgenau und einem Raubtier ähnelnd auf ihre runde weiße Beute stürzen zu können. Toll war das für Cristina gewesen, die es liebte, ihre von Natur aus begrenzte körperliche Kraft wachsen zu sehen. Und die es regelrecht brauchte, sich selbst bei der Überwindung von Hindernissen zu erleben. Ja, auf dem quietschenden Linoleum der Turnhalle, da hatte es sich wie ein Sieg angefühlt. Jetzt aber, gut 24 Stunden später, zahlte sie die Zeche für ihre unbändige Lust, sich körperlich weiter und immer weiter zu optimieren, taten ihr doch bei jedem Schritt die Beine weh, was noch angegangen wäre, hätten nicht auch ihre Arschbacken über Nacht Feuer gefangen, sodass ein lodernder Schmerz, wie mit glühender Klinge geschlagen, einmal quer durch ihren Unterkörper schnitt, wann immer sie an eine bald auszuführende Bewegung auch nur dachte. Doch der Schmerz hielt sie nicht auf, sondern entfachte stattdessen einen Kampfgeist in ihr, den sie zu ihrem Bedauern viel zu selten an sich wahrnahm. Und den sie, kaum tauchte er einmal auf, geradewegs zu zelebrieren begann. Und so schritt sie in jener Nacht, in der sie Frankenfelder zum ersten Mal begegnete, gemessenen Schrittes durch das kleine Hotelfoyer, spürte Schritt auf Schritt einen stechenden Schmerz, nahm aber auch den direkt im Anschluss daran folgenden Wonneschauer wahr, den jeder kennt, der Selbstüberwindung und Selbstdisziplinierung zu seinen Fixsternen erkoren hat.

Cristina wähnte sich also allein in jener stürmischen Herbstnacht im Foyer, schritt mit verbissenem Gesichtsausdruck auf und ab, erfreute sich an der Macht, die sie über ihren eigenen von ihr als so schwächlich empfundenen Körper hatte – als mit einem Male die kleine Knartschhupe ertönte und ihr signalisierte, dass jemand Einlass begehrte. Ihre Mutter hatte diese Hupe installiert, deren Auslöser sich neben der ab 23 Uhr verriegelten Eingangstür des Hotels befand. Welche wiederum rund um die Uhr von einer Kamera erfasst wurde, die ihr Live-Bild auf einen kleinen Bildschirm knapp unterhalb des Tresens der Rezeption sendete. Trat also jemand des Nachts an die Tür heran, fand selbige verschlossen vor und entschied sich alsdann, die Hupe zu betätigen und auf diese Weise Einlass zu begehren – so konnte er dabei vom diensthabenden Rezeptionisten beobachtet werden. Cristina liebte die ab 23 Uhr verriegelte

Eingangstür, die kleine Knartschhupe und vor allem die Kamera. Frankenfelder konnte diesem ganzen *Quark*, wie er es nannte, wenig abgewinnen, da er doch eh gezwungen war, dem von draußen aus Einlass Begehrenden nach dessen Betätigung der Hupe zu öffnen. Dafür waren sie schließlich ein Hotel, also ein Gebäude, in das zu unerklärlichster Tages- und Nachtzeit die unerklärlichsten Menschenwesen hereinkommen konnten, sei es nun mit oder ohne Hupe, sei es nun mit oder ohne Kamera. Wann immer Frankenfelder in späteren Zeiten also Nachtschicht hatte, widersetzte er sich der Anordnung der Hotelchefin, stöpselte erst die Kamera aus, entschärfte danach die Hupe und entriegelte die Tür. Schob sie sperrangelweit auf, griff sich den kleinen bereitliegenden Holzklotz und verkeilte ihn unter dieser sperrangelweit geöffneten Eingangstür.

Ob er denn von allen guten Geistern verlassen sei, so heischte ihn Cristina, wenige Wochen bevor aus ihnen ein Paar wurde, einmal an. Grob fahrlässig erschien ihr Frankenfelders Verhalten in Zeiten des, wie Frankenfelder es formulierte, *wild grassierenden Gesellschaftszerfalls und sich in vielen kleinen wahnwitzigen Anschlägen entladenen Kulturkampfes*. Cristina war sich gar nicht einmal so sicher, ob die Welt wirklich so düster war, wie Frankenfelder sie zeichnete. Doch immerhin wusste sie, dass Männer zu allem fähig waren, allem voran zu Schweinereien. Und so lange die Welt in Männerhand war, so schloss sie, waren Frankenfelders apokalyptische Ahnungen zumindest nicht komplett von der Hand zu weisen. Ja, Frankenfelders Sicht der Welt, die verstand sie. Doch die Rückschlüsse, die er daraus zog, waren ihr vollkommen fremd. Unholde auch noch bewusst auf sich aufmerksam zu machen, ja sie durch diese sperrangelweit geöffnete Tür geradewegs hereinzubitten, sie zu sich einzuladen, sie höflichst zu ersuchen, gerne jetzt sofort und gerne auch hier, mitten im kleinen Foyer ihres kleinen Drei-Sterne-Hotels, ein wenig amokzulaufen, alles das erschien ihr in höchstem Maße unplausibel. Wenn der zivilisatorische Untergang, so überlegte Cristina, schon allgegenwärtig war und Armageddon längst vor der Tür stand, Nacht für Nacht vor die kleine Eingangspforte ihres kleinen Drei-Sterne-Hotels trat und Einlass begehrte – warum um Himmels willen ihn dann hereinbitten?

Frankenfelder aber interessierte sich nicht für Cristinas sehr konkrete Ängste, natürlich nicht, war er doch selbst ein integraler Bestandteil davon, wie er ahnte. Statt mit konkreten Handlungsweisen auf konkrete Gefahren zu reagieren, widmete er sich lieber seinen abstrakten Ängsten, um sie mit irrationalen Mitteln zu bekämpfen.

Denke ich heute darüber nach, so bin ich mir sicher, er selbst war sich dieser Tatsache nicht bewusst, sah nicht die klar zu analysierende und herzuleitende Verbindungslinie zwischen jener schäbigen Aktion im Hause Brachwitz viele Jahre zuvor und seiner nunmehr erwachten Lust, bei ausgestöpselter Kamera und sperrangelweit geöffneter Tür nachts an der Hotelrezeption zu stehen. Ich aber, bereits damit beschäftigt, erste Zersetzungsszenarien seines Geistes zu entwerfen, beobachtete ihn in diesen Nächten, sah seinen seltsam entrückten Gesichtsausdruck, wenn er alles dafür tat, um sich zum Opfer eines heimtückischen Terroranschlags oder – immerhin – einen kleines fiesen Raubüberfalls zu machen. Sicherlich, es ist schon nötig, ganz genau hinzusehen, den Gesichtsausdruck Frankenfelders, als er sein nacktes Gesäß über den sündteuren brachwitz'schen Bürostuhl schob, um einen großen Haufen aus sich herauszupressen – diesen entfesselten Gesichtsausdruck nahezu deckungsgleich wiederzufinden in der entrückt-schwindenden Mimik, die sich auf seinen Wangen und der Stirnpartie abzeichnete, wenn er begann, in aller Seelenruhe am Kabel der Kamera herumzufummeln. Jemand mit weniger Erfahrung als ich, jemand, der Frankenfelder nicht über so viele Jahre gefolgt ist, der wäre vermutlich auf den Gedanken verfallen, es hier mit zwei verschiedenen Frankenfeldern zu tun zu haben. Einem rebellisch-aggressiven Frankenfelder in jungen Jahren und einem gelassen und im Einklang mit sich selbst zu Werke gehenden Frankenfelder späterer Jahre. Doch dem war nicht so – und das dem nicht so war, das sah nur ich. Nur ich, geschult in der Analyse Frankenfelders sah, dass seine überhasteten und von einer seltsamen Gier nach Leben geprägten Handlungen junger Jahre keineswegs abgeschwächt worden waren. Denn der junge Frankenfelder war mithin ein wenig verkorkst, keinesfalls aber ein schlechter oder schlimmer Typ. Seine eigenen Handlungen waren wie Anfälle, eine Form von Tourette. Er konnte der ruhigste und geschmeidigste Mann auf Erden sein, bis es ihn jäh durchzuckte, ihm ein Kribbeln in den Kopf zog – und er gezwungen war sich für einen minimalen Moment daneben zu benehmen. Wie ein Niessender, ganz kurz die Contenance zu verlieren. Um direkt danach wieder in das konformistische Verhalten nicht verhaltensauffälliger Menschen zurückzufallen. Diesen Zustand, den ich bei einer unserer Unterhaltungen viele Jahre später als *Gesellschaftstauglichkeit* bezeichnete, wohingegen er, Frankenfelder, diesen Zustand alltäglichen Seins mit dem Begriff *Lethargie* zu belegen bevorzugte.

Später dann war er zwar noch der gleiche Mensch mit der gleichen Problematik – die Symptomatik aber hatte sich grundlegend gewandelt. Als er in jener stürmischen Herbstnacht an der Hotelrezeption auftauchte und Cristina flehentlich darum bat, eine unmoralische und sittlich besehen höchst fragwürdige Aktion an ihm vorzunehmen, da war er schon kein Nießender mehr, kein von der eigenen Inbrunst überraschter Tölpel. Sondern ein scharf und kühl kalkulierender Kopf. Einer der, wenn es nötig war, über genug Zeit und Geduld verfügte, um Dinge in Gang zu setzen.

Frankenfelder in Hönningstrup, 2017

Wenn das Frühstück eingenommen worden ist, nimmst du die Kinder an der Hand und läufst mit ihnen die kleine Schlaufe erst am Kindergarten vorbei, wo du die Kleine abgibst und dann zur Schule, wo die Große seit einem Jahr hingeht. Unterwegs plappern beide unentwegt vor sich hin, manchmal hörst du zu, meistens aber nicht. Natürlich hast du zu Beginn versucht, durchgehend hinzuhören, hattest das Erzählte aus Kindermund jedoch einerseits als ausnehmend langweilig empfunden, andererseits jedoch als sehr gefährlich, waren Zustände von Beleidigtsein bis hin zu Zornigkeiten doch an der Tagesordnung. Du weißt, dass das normal ist bei Kindern, wie es überhaupt bei allen Menschen so ist, dass sie 30 % ihres Lebens damit verbringen, beleidigt zu sein, und weitere 30 % damit, wütend auf jemanden oder etwas. Der Rest wird mit Heulen, Jammern und gelegentlichem Lachen verbracht. So verhält es sich bei Erwachsenen und natürlich verhält es sich so auch bei Kindern, nur dass Kinder noch keinen Sinn darin sehen, ihre Gefühlslage vor anderen zu verbergen. Also bekommst du alles mit, ungefiltert, all die Wut und Trauer, all das Zetern und Zürnen. Und das ist nicht gut, wenn du das alles Wort für Wort mitbekommst, denn würdest du alles mitbekommen, du kämest nicht umhin, den Mädchen dauernd recht zu geben. Du würdest den Mädchen sogar so sehr recht geben in ihrem Anprangern von Menschenverhältnissen, dass sich dein noch zartes Pflänzlein der dritten Person Singular von dir abschälen würde und du in der zweiten Person Singular weiterdenken würdest, von wo aus es bekanntlich nicht mehr allzu weit bis zum Fall in den übelsten aller dunklen Keller ist, die erste Person Singular, das Ich. Würdest du den Mädchen mehr Sympathie und Empathie entgegenbringen als du dir aktuell gestattest, du würdest mit ihnen sauer und beleidigt sein, ein Zustand, der in der dritten Person Singular halbwegs in Schach zu halten ist, in der zweiten Person, dem Du, schon höchst fragil und in der ersten Person Singular schließlich so gut wie Amoklauf. Und Amoklaufen möchtest du nicht, du hast mal drüber nachgedacht, aber wer sich ein wenig auskennt mit Amoklauf weiß, dass das schon der Kardinalfehler ist, erfolgt ein Amoklauf doch intuitiv, bricht über den Amokläufer genauso plötzlich herein, wie über die bei einem solchen Amoklauf Zerschroteten. Einen Amoklauf plant man nicht, er ist 100 % Gefühl, kommt aus der Tiefe des Herzens, ist reine Menschlichkeit. Sobald sich auch nur ein Gedanke untermischt, wenn Vorabüberlegungen angestellt werden, dann ist es schon wieder ein hundsordinäres Attentat. Und ein Attentäter bist du nicht. Zwar hast du auch darüber nachgedacht, damals, als du noch in der Fremde warst und dich wie ein Andreas Baader fühltest, der den Arsch nicht hochbekommt, vielleicht auch einfach keinen solchen in der Hose hat, um mal ordentlich Realitäten zu schaffen. Und du spieltest es auch fein säuberlich durch, wie du mit deiner G36, einem Heckler-&-Koch-Qualitätsprodukt, in eine Bank stürmst und rufst: Nieder mit dem Kapital! Und so sehr dir diese Situation auch behagt hatte, wie sie so plastisch in deinem Kopf stand, so sehr ins Stocken warst du bereits geraten, denn was dann? Kapital kann man nicht niederschießen, man kann es bestenfalls als Geisel nehmen, es zusammenraffen, in Plastiktüten stopfen und ihm Gewalt androhen, aber Papier ist geduldig, so heißt es doch und das nicht ohne Grund. Und dann säßest du da mit dem Zaster in deinem Versteck und müsstest miterleben, wie dich die Medien als langweiligen Geldräuber abtun, als einen, der knapp bei Kasse war, sich zu bereichern trachtete. Also ergibt das keinen Sinn und auch menschliche Geiseln nehmen, ergibt nullkommanull Sinn. Du hättest zwar keinerlei Problem damit, es zu tun, denkst du manchmal, wenn du die Kleine im Kindergarten ablieferst, mit den Pädagoginnen ein paar sinnentleerte Worte wechselst, die kleinen Rabauken beim Turnen auf einem Gestell, beim Hantieren mit Bauklötzen beobachtest und beim Gang hinaus aus der Kindertagesstätte die Situation checkst (Wachschutz: keiner, männliche Erzieher: natürlich null, ein gerader langer Gang, der vom Eingang direkt in den großen Spielraum führt, nur unterbrochen von einem Büro links und der kleinen Küche, rechts, die müsste man beim Eindringen im Blick haben und definitiv ein Alarmsystem, das über die Nacht eingeschaltet wird, wobei du dich fragst, welchen Sinn es ergeben soll, nachts in eine Kindertagesstätte einzudringen, sinnvoll ist das nur tagsüber). Doch wie du es drehst und wendest, es brächte nichts. Es wäre eine rein theatralische Geste, ein purer Egotrip mit eingebauter Sehnsucht nach maximaler Aufmerksamkeit und Publikum. Denn als du aus der Fremde nach Hönningstrup zurückkehrtest, konntest du dein G36 zwar in unter 60 Sekunden auseinander- und wieder zusammenbauen und – je nach Situation und Gegenüber – Stalin, Hitler, Baader zitieren, aber da standest du dann mit Waffe und Wort und dachtest darüber nach, wie viele Geiseln du bei 7 Milliarden Erdenbewohnern wohl nehmen müsstest, damit sich was tut. Sicher, es gäbe Wege, den Vorgang abzukürzen, in dem man sich zunächst auf Flüchtlingslager und Waisenhäuser konzentriert oder auf arme und eh schon kaputte Staaten wie den Kongo oder Nicaragua, wenig Einsatz, viel Ertrag, aber auch das wieder nur theoretisch, denn es juckt ja keinen, wenn du schreist, dass du das ganze Flüchtlingslager Moria in die Luft jagst, wenn deine Forderung nach einer Besserung des Menschengeschlechts nicht umgehend umgesetzt wird. Im Gegenteil, ein erleichtertes Aufatmen ginge durch die zivilisierte Welt und wenn es ganz schlimm liefe, so erhieltest du nach dem Hochjagen des Flüchtlingslagers sogar noch eine Einladung zu einem Präsidenten deiner Wahl zwecks Überreichung von Medaille und Urkunde und Erhalten eines feuchtschwitzigen Präsidentenhandschlags. Der Weg bis zu dem Punkt, an dem man die eigene Visage auf 20-Euro-Scheinen beglotzen kann, ist da gar nicht mehr so weit. Und Lob ist bekanntlich schon immer die niederträchtigste Form des Spotts.

Aber du denkst über derlei Dinge nicht mehr nach, nur ganz selten überfällt es dich, springen dich die Weichteile eines Systems regelrecht an, machst du dir Gedanken, mit welcher Waffe bestenfalls in eine so offen präsentierte weiche Flanke zu stoßen sei. Nein, du wirst keinen Kindergarten und auch keine Schule überfallen, das machen diese bärtigen Typen in Nigeria seit jeher, und eingebracht hat es ihnen nichts. Nur das eine Mal hat es ihnen ein wenig was gebracht, vor wenigen Monaten erst, als sie zum ersten Mal nur Mädchen als Geiseln genommen hatten. Jahrelang waren diese Radikalinskis immer gleich vorgegangen, hatten ihre G36 – oder auf was für minderwertige Waffenware man im Busch stattdessen halt so zurückgreifen muss – genommen, waren in eine Schule eingedrungen, hatten die Mädchen verjagt und die Jungs getötet. Das war auch gar nicht einmal doof gedacht in ihrer patriarchalen Welt, schlimmer kann es für eine Familie kaum kommen, wenn der Sprössling gemeuchelt wird und nur die Trine zurückkehrt, man das nutzlose Mädchenbalg weiter am Hacken hat. Doch irgendwie waren diese Aktionen dennoch verpufft. Der gottlose Westen, den man erschüttern wollte, um die Region weiter zu isolieren und bärtige Waffenbrüder weltweit zu stützen, hatte sich kein Stück aus der Ruhe bringen lassen von Hunderten über den Haufen geschossenen kleinen Jungen, selbst als man notgedrungen Bilder der getöteten Kinder gemacht und via Internet durch die Welt gejagt hatte – schaut: schwarz, unschuldig, tot – hatten Amerikaner und Europäer ihnen die kälteste aller

Schultern gezeigt. Bis einer der ihrigen, der offenbar Westologie an der Universität Kinshasa studiert hatte, ihnen erklärt hatte, dass es sinnvoller sei, beim nächsten Aggroausflug die Jungen entkommen zu lassen und die Mädchen als Geiseln zu nehmen. Nicht zu erschießen, nein, als Geiseln nehmen und nach ein paar Wochen wieder freilassen. Herrlich ausgelacht hatten die bärtigen Gesellen ihren Oberschlaumeier daraufhin, denn diese Taktik erschien ihnen doch überhaupt nicht logisch. Dann aber hatten sie es einfach einmal probiert und siehe da, weibliche Opfer, die noch leben, hatten den Westen an seiner empfindsamen Stelle getroffen. Michelle Obama hatte ratzfatz ihren Hashtag *#bringhomeourgirls* in die Welt gepustet, alle Führer der anständigen Welt hatten sich zügig angeschlossen und die bärtigen Freunde hatten im Busch gehockt und sich halbtot gelacht, weil das so einfach gewesen war und sie da nicht selbst schon früher drauf gekommen waren. Und du erinnerst dich, dass du mit ihnen gelacht hattest, dich all die unter *#bringhomeourgirls* versammelten bedröppelten Regierungsgesichter mit dem letzten Lachflash versorgten, an den du dich erinnern kannst.

Ja, lustig war das gewesen: Afrika 1 Nordamerika-Europa 0. Von der Unterhaltsamkeit her ein ganz großer Wurf, aber eben auch sinnlos, keine Sau interessiert sich für Afrika, man interessiert sich nur für Afrika, wenn es auf das eigene Eitelkeitskonto einzahlt oder wenn man – so wie du selbst – sich zu machtlos fühlt, um daheim was zu verrichten. Die Afrikaner, so denkt man sich, werden einem schon ordentlich dankbar sein, wenn man da hinreist, um einen Brunnen zu bauen und sich dabei so ein wenig wie Jesus zu fühlen, als wenn man nicht wüsste, dass Afrikaner durchaus selbst in der Lage sind, Brunnen zu bauen, das vielleicht sogar besser können als der gemeine Europäer, der es im Gegensatz zum Afrikaner nicht muss, nie musste. In Afrika weiß man sehr gut, wie man Brunnen baut, Manpower ist auch ordentlich vorhanden. Und dann kommst du und quetscht dich auch noch auf den Kontinent, mörtelst ein bisschen an einem Brunnen herum und verpisst dich wieder, wenn du verwundert feststellst, dass es gar nichts ändert, bestenfalls dich selbst mit dem Gefühl versorgt, etwas getan zu haben, einer von den Guten zu sein. Und diese Buddelei es dir gestattet, zurück in Europa, dich als Afrikaexperte und Afrikanererklärer aufführen zu können, mit deinem abgespackten Diavortrag durchs Land zu dackeln und gar nicht zu merken, dass Satzschatullen wie „und dann die tiefe Dankbarkeit dieser Kinder von ihren Augen ablesen zu können“ nicht die Lösung des Problems sind, sondern das Problem an sich.

Doch an all das denkst du nicht, wenn du mit der Großen an der Hand vom Kindergarten zur Grundschule läufst, die, Gott sei Dank, viel zu nah liegt, um auf den paar Metern auf weitere krumme Gedanken zu kommen, sieht man einmal vom wiederholt kommunizierten Wunsch des Mädchens ab, eines fernen Tages ein Popstar zu sein. Natürlich würde dich brennend interessieren, was daran so toll sein soll, wie diese seltsame Sehnsucht psychologisch zu deuten ist, doch auf deine einmalige Nachfrage hin, was der Quatsch denn bitteschön soll, war die Große stehengeblieben, hatte die Stirn in Falten gelegt, lange und intensiv nachgedacht und dann gesagt: Ganz einfach – wär' halt schön. Und das, genau das, war dir in seiner Simplizität derart plausibel erschienen, dass es dich regelrecht ruhiggestellt hatte, du beim Eintreten in die Schule nur kurz nach den Kameras spähst (eine direkt überm Eingang, eine weitere auf Höhe des Schulkiosks) und nur einmal versucht warst, den Mechanismus der Fenster im Physikraum im Internet nachzugooglen, zu schauen, ob das womöglich ein spezielles Sicherheitsglas ist, wie man im Fall der Fälle tagsüber mitsamt Geiseln dort hinaus-, oder aber des Nachts, mit diversen Utensilien im Gepäck hineinkommt. Denn derweil es völlig gaga ist, nachts in eine Kindertagesstätte einzubrechen, ist der Einbruch in die Räume einer gymnasialen Oberstufe ergiebiger als ein Beutegang durch Fort Knox.

Und dann, wenn du das Mädchen an der Schule abgeliefert hast, schlenderst du frohgemut nach Hause, vollführst zwischendrin sogar ein paar Hüpfer, so wie du es bei den ganz kleinen Mädchen auf dem Schulhof bei der Ausübung eines vorsintflutlichen, auf den Steinen aufgemalten Springspiels gesehen hattest. Du summst und flötest ein wenig vor dich hin, da du weißt, dass du in Sicherheit bist, so lange du alles einfach und strukturiert hältst, solange dich deine Frau mit Ohrfeigen besänftigt und mit Aufträgen für den Tag zuschüttet, du sie summend und tirilierend ausführst und du dich besinnungslos betten kannst in dem Wissen, dass kleine Mädchen und erwachsene Frauen – gerade weil sie weniger wissen über den Gang der Welt als du – viel besser mit ihr klarkommen.

Und so kommst du zuhause an, gießt die Blumen, mähst den Rasen, trägst den Müll raus, bereitest das Mittagessen vor und wechselst die Bettwäsche, kommst dann kurz ins Nachdenken, rennst in die Küche, stichst dir mit einem Messer in die eigene Hand, machst kurz *Oooh!* und auch *Aaah!*, deklarierst es später, gut verbunden, als Haushaltsunfall und fährst dann fort, fütterst den Hund – *Tiriliii-Tirilaaa* – gehst einkaufen, füllst den Kühlschrank auf – *Summ Summ* – und kaufst sogar Blumen für die Frau, weil der ironische Blick, den dir diese, Gott sei gepriesen, hochintelligente und empathisch versierte Frau dafür schenkt, dich mit einem Gefühl von Liebe versorgt, wie du es in Freiheit nie hast spüren können.

IM Krebs und Frankenfelder, 2015

Zum ersten Mal stelle ich mich direkt hinter Frankenfelder. Nach all den Jahren der Observation ist es Zeit für mich, in seine Gedanken hineinzukriechen. Ihn mit wohldosierten Schritten aus der Gesellschaft zu entfernen, seiner Eliminierung zuzuführen.

Also lege ich ihm meine Hand auf die Schultern, stelle mich direkt hinter ihn, umklammere ihn, sodass ich sein Gesäß an meine Lenden presst. Lege ihm dann meine Lippen von hinten auf die Ohrmuschel, flüstere ihm über seinen Gehörgang direkt ins Gehirn.

Was machst du denn da, Frankenfelder? Was soll denn das hier werden, wenn es fertig ist?

Er zuckt nicht zusammen, wie ich es erwartet habe. Es ist beinahe, als hätte er mich erwartet, als hätte er gewusst, dass irgendwann einmal jemand kommen und ihn auf frischer Tat ertappen wird.

Ich schreibe einen Brief, antwortet er mir, ohne innezuhalten oder auch nur aufzusehen. Fügt dann jedoch hinzu: Mit meinem Blut! Und es klingt beinahe stolz, wie er das sagt.

Über seine Schulter hinweg betrachte ich mir sein Gekritzel. Lese mir die von ihm bereits zu Papier gebrachten Zeilen durch.

Das ist kein Blut, flüstere ich ihm ins Hirn. Das ist Tinte. Du schreibst mit Tinte, Frankenfelder, mit billiger, herkömmlicher Tinte.

Ich schaue ihm zu, wie er mit seinen ungelenken Fingern eine kaum leserliche Drohung an die nächste reiht. Nehme dann meine linke Hand und streiche ihm mütterlich sanft durchs Haar. Raune: Oh, Frankenfelder, mein lieber Frankenfelder. Was haben sie dir nur angetan? Was haben sie nur aus dir gemacht? Schau, was aus dir geworden ist!

Frankenfelder aber bleibt unbeeindruckt, schreibt und schreibt und schreibt. Und sagt dann, weiterhin ohne aufzusehen: Immerhin schreibe ich! Wenn sonst niemand etwas tut, ich tue was!

Mein armer Frankenfelder, raune ich. Mein kleiner Frankenfelder. Was du gerade tust – das ist nichts. Hörst du mich? Nichts vollbringst du, wenn du schreibst.

Nun setzt er den Füllfederhalter ab. Lauscht in die Stille seiner Wohnung, so als sei er sich nicht sicher, ob es mich nun gibt oder aber ob ich nur eine Einbildung bin. Entscheidet sich dann richtigerweise für Ersteres und fragt gereizt: Was soll ich denn sonst tun, hm? Irgendwelche besseren Ideen?

Schreiben führt zu gar nichts, raune ich ihm in seinen Gehörgang. Geschriebene Worte landen immer nur in Papierkörben oder in Regalen. Werden entweder entsorgt oder zu Staubfängern degradiert. Erspar dir das, du kleiner, du artiger Frankenfelder.

Noch immer streiche ich ihm sanft durch das Haar, beginne ihn ein wenig hin und herzuwiegen.

Und plötzlich durchzuckt es ihn jäh, er stößt mich von sich, wirft seinen Füllfederhalter quer durch den Raum und ruft: Und – was – soll – ich dann – tun?

Ich merke, wie er versucht, mich anzuvisieren, doch es gelingt nicht. Zu fahrig, zu aufgebracht ist er, zu sehr tobt ein Kampf in ihm. Ein Kampf, der es ihm unmöglich macht, seine wild und chaotisch umherflackernden Pupillen ruhig und konzentriert auf einen einzigen Punkt zu fokussieren.

Mach es so wie alle, sage ich mit beruhigender, fast schon beschwörender Stimmlage. Was du da vorhast, wird nicht gelingen, Frankenfelder. Der Senat wird sich nicht von dir erpressen lassen, da kannst du noch so viel Gift in die Trinkwasserzufuhr der Banken und Konzerne mischen. Eh du dich versiehst, wird hier die GSG 9 aufkreuzen und schon ist Ende mit Weltrevolution.

Und was soll ich dann machen??!

Mache das, was alle vernünftigen und aufrechten Menschen machen, sage ich mit säuselnder, bewusst auf Einschläferung getrimmter Stimme.

Was soll das sein?

Geh demonstrieren.

Was?

Geh demonstrieren, wiederhole ich.

Demonstrieren? Willst du mich verarschen? Ich gehe ganz bestimmt nicht demonstrieren!

Nicht? Warum nicht, Frankenfelder? Etwa weil du doch nicht so mutig bist, wie du glaubst? Weil es so viel sicherer ist, sich in seinem kleinen Kämmerlein zu verschanzen und Erpresserbriefe an Banken und Konzerne zu schreiben?

Das ist nicht feige, ruft er. Sondern hoch anständig! Weißt du, was stattdessen feige ist? Das Demonstrationsrecht ins Grundgesetz zu klatschen und sich dann noch dafür zu rühmen vor der halben Welt! Das ist feige, das ist heuchlerisch!

Warum ist das heuchlerisch?

Weil per Grundgesetz verbürgtes Demonstrationsrecht nichts anderes als Opium fürs Volk ist. Das beste Mittel der herrschenden Eliten, um das Volk im Griff zu behalten. Ihm das Gefühl zu geben, teilnahmeberechtigt zu sein. Dabei ist es gar nicht teilnahmeberechtigt! Das Volk, es latscht sich bei minus 15 Grad mit Spruchbändern einen Wolf, es läuft sich im wahrsten Sinne des Wortes erst müde, dann tot! Verstehst du mich? Tot läuft sich das mündige Volk, das ist der Sinn unseres heuchlerischen Demonstrationsrechts! Dem Volk etwas zum Spielen zu geben, dem Volk etwas in die Hand zu geben, dass sich nach Bürgertum anfühlt und das aussieht wie ein Geschenk der Demokratie. Aber ich hab es mal ausgepackt, dieses Geschenk der Demokratie! Ja, da schaust du, was? Ich habe mich einmal hingesetzt und es aufgemacht, habe es ausgepackt dieses so nett in quietschbuntes Papier gewickelte, dieses mir mit einem rosa Tüllschleifchen übergebene Menschenrechtspräsent. Und weiß du was drin war? Nix! Verlotterte heiße Luft war drin, nach Pups hats gestunken, dein vergammeltes Demonstrationsrechtsgeschenk!

Ich schaue Frankenfelder an, wie er Rumpelstilzchen gleichend durch seine Wohnung hüpft, sogar bereits beginnt, sich an den Haaren zu ziehen. Es läuft alles nach Plan, denke ich. Alles läuft so, wie antizipiert.

Mensch, Frankenfelder, nun mach dich doch mal locker – beginne ich mit gütigerer Großvaterstimme zu sprechen. Komme jedoch nicht weit, so aufgewühlt ist er.

Nenn mich nicht Mensch!, ruft er. Ich habe mit eurem Scheiß da draußen nichts zu tun! Und sprich auch nicht mit mir wie mit einem Kind, das noch erzogen werden muss! Wir sind hier nicht bei der Weihnachtsansprache des Präsidenten oder bei der Neujahrsansprache der Kanzlerin, sondern im echten Leben.

Und gerade du, Frankenfelder, weißt, was das ist, dieses echte Leben, ja? Wüsstest du, was das echte Leben ist und wärst du nur halb so aufrichtig, wie du denkst, du würdest deine Erpresserbriefe mit Blut schreiben. Und nicht mit Tinte.

Blut, Tinte, Blut, Tinte – wo soll da der Unterschied sein?

Ganz einfach: in der Attitüde. Würdest du mit Blut schreiben, so könnte ich dich ernst nehmen. Wer mit seinem eigenen Blut schreibt, der gibt etwas. In der Hoffnung und im Bestreben, etwas zu erhalten. Du aber schreibst deine Drohungen mit Tinte. Mit blauem Blut.

Was soll das heißen?

Dass du nicht aufrichtig bist. Nicht authentisch. Nicht, weil du es nicht willst, sondern weil du es nicht kannst. Da kannst du hier durch deine Wohnung toben, wie du willst, Frankenfelder, du bist ein Blaublütiger. Gesellschaftsadel. Du kritisierst nicht die herrschende Klasse, nein, Frankenfelder: Du *bist* die herrschende Klasse.

Was bin ich?

Herrschende Klasse. Elite. Oder wenn du es noch genauer haben willst: Täter.

Lachhaft.

Gar nicht lachhaft.

Wohl lachhaft.

Du bist ein Mann, Frankenfelder. Ein weißer, großgewachsener Katholik. Europäer.

Na und? Was tut das zur Sache?

Du hast Abitur, Frankenfelder. Dein Kühlschrank ist immer voll, weil es in deinem Supermarkt um die Ecke immer genug Zeug gibt, dass sogar du, in deiner dir selbst ausgedachten Randexistenz, problemlos leisten kannst. Und wann hat es hier zum letzten Mal Krieg gegeben, hm, Frankenfelder? Wann?? Na los, setzt dich, schreib deinen Erpresserbrief zu Ende, wenn es dir so aufrichtig erscheint. Und setzte den ganzen Kram dann auch um, was für dich als letzten aufrichtigen Menschen doch gewiss kein Problem sein wird, nicht wahr? Vergifte die Banker und spreng die Politiker in die Luft! Und mache auch dieser ganzen gleichgeschalteten Medienmischpoke den Garaus, wenn du schon dabei bist. Hör aber, bitte auf, so zu tun, als wäre es irgendein fremdartiger Zulu- oder Apachenstamm, gegen den du da kämpfst! Das sind deine Leute, Frankenfelder. Das ist, verdammt noch mal, deine Mischpoke! Du sägst an deinem eigenen Ast und hast auch noch die Stirn, es Anstand und Aufrichtigkeit zu nennen und anderen Heuchlertum vorzuwerfen, du verblendeter Hornochse!

Frankenfelder steht nun ruhig da, mit tief in den Hosentaschen vergrabenen Fäusten. Direkt vor der weißen Wand steht er, kann nur seinen fahrig von links nach rechts wankenden Schädel nicht ruhig halten. Wühlt mit seiner Nasenspitze beinahe den Putz von der Wand, so sieht das aus. Eine gute Minute steht er dort und mir scheint, er wartet ab, dass seine Aufruhr sich ein wenig legt, sein Atem sich beruhigt.

Ho Chi Minh hat gesagt ..., setzt er schließlich an, als er sich wieder bei Sinnen wähnt.

Diesmal bin ich derjenige, der ihn unterbricht. Denn unflätig in der Gegend herumbrüllen, das kann ich auch, wenn die Situation es hergibt. Rufe also: Ho Chi Minh? Sage mal, haben sie dir ins Gehirn gekackt, Frankenfelder? Wer kommt als Nächstes? Che Guevara? Lenin? Rosa Luxemburg? Du bist kein Chinese, du bist kein Russe und du lebst jetzt, im 21. Jahrhundert. Und da wunderst du dich, dass dich keiner für voll nimmt, dass du keine andere Wahl mehr hast als deinen pubertären Hochaktionismus, der von Anfang bis Ende kein anderes Ziel hat, als dir selbst vorzumachen du wärest ein mutiger, ein handfester Charakter. Bist du aber nicht, Frankenfelder, wärest du nur halbwegs konsequent, du würdest auch Jesus zitieren, aber das kommt dir natürlich nicht in den Sinn, weil Jesus ist Kirche und Kirche ist Establishment und Establishment erträgst du nicht, obschon du ein unauslöschlicher Teil davon bist. Da kannst du noch so vielen preisgekrönten Architekten auf den Stuhl kacken, Frankenfelder, du warst Establishment, du bist Establishment und du wirst es dein gottverdammtes Leben lang bleiben. Also reiß dich endlich zusammen und gliedere dich ein, Frankenfelder. Du hast eine Frau, die dich liebt, durch sie hast du sogar etwas Geld in der Hinterhand und – hört, hört – ihr werdet stattlich erben, euch gehört doch schon jetzt ein kleines Ferienhaus in – hört, hört – der Dominikanischen Republik. Gar nicht so übel für einen selbsternannten Klassenkämpfer und Aufwiegler, Frankenfelder.

Also, hör auf mit dem Kinderkram und werde endlich erwachsen. Gründe eine Familie. Und wenn dir die Menschheit wirklich am Herzen liegt, wenn du wirklich was tun willst für die Gesellschaft, dann höre endlich auf mit diesen albernen Flug- und Brandschriften, die doch eh keiner liest außer eine weitere Handvoll adrett gescheitelter Muttersöhnchen aus gutem Hause, die nicht so recht wissen, wie sie ihrem Leben sonst ein wenig Bedeutung und Selbstbestimmtheit geben sollen. Schreibe endlich Thriller, Frankenfelder! Oder Liebesromane! Zerteiltes Leid ist doppeltes Leid. Pathetisch und dramatisch genug bist du.

Cristina, 2015

Und nun sitze ich hier in meinem Gefühlschaos, denke an Dich. Ach, Frankenfelder, was ist nur geworden? Wie kam das alles, wie führte eines zum anderen?

Ich lasse die letzten Wochen und Monate Revue passieren und mir fällt auf, wie unfair ich mich Dir gegenüber verhalten habe. Du hast Dich angestrengt und ich habe es nicht sehen wollen und Dich noch weiter hinuntergezogen. Dabei bist Du doch auch ohne mich schon so oft in diesem Tal, zu dem ich keinen Zutritt habe. Und zu dem ich, ich hoffe, diese Entschiedenheit erlaubst Du mir, auch niemals Zutritt haben möchte.

Meine eigene Unzufriedenheit habe ich auf unsere Beziehung und damit auf Dich übertragen. Anstatt Deine vielen, für mich so selten sichtbaren Anstrengungen zu sehen. Deine vielen Kämpfe, die Du anfangs monatlich, inzwischen beinahe täglich gegen Dich selbst kämpfst und gegen das, was zwar in Dir gewachsen ist, jedoch so seltsam fremd an Dir anmutet. Dieses andere Du, Frankenfelder, es steht Dir nicht. Du bist es nicht, dieses schreckliche Du!

Dass Du es zulässt, habe ich zu Dir gesagt. Und Dir damit die Schuld dafür gegeben. Nicht wahrhaben wollte ich, wie sehr Du Dich in Deinem Kampf mit Dir selbst aufzehrst. Wie sehr Du versuchst zuallererst mich, dann uns – und erst ganz zum Schluss vielleicht auch Dich selbst ein wenig zu schützen.

Und weil ich es nicht habe sehen wollen, weil ich nichts als Vorwürfe hatte, anstatt mit Dir gemeinsam gegen etwas anzukämpfen, was ich nicht begreife, nicht verstehe, nicht sehe und nicht einmal fassen kann – habe ich es wohl noch befeuert. Gerade das zu erkennen, mein geliebter Frankenfelder, tut mir sehr weh. Nie wollte ich Dir das Gefühl geben, dass Du alles falsch machst. Nie wollte ich Dir das Gefühl geben, dass ich Dich weniger liebe, wenn Du nicht Du selbst bist.

Es ist wahr, dass ich mich zurückgezogen habe, als Du nicht nur alle paar Monate, sondern mehrmals wöchentlich mit Dir selbst zu kämpfen begannst. Bin ich nicht sogar gemein geworden zu Dir? Habe Dich angeschrien, Dir eine Szene nach der anderen gemacht, Dich bedrängt. Doch verstehe auch mich, Frankenfelder: Ich hatte das Gefühl, dass meine Zukunft zerbricht. Inmitten unserer kleinen Dachgeschosswohnung stand ich neben Dir und hatte das Gefühl, dass Du es bist, der meine Lebensperspektive zerreibt und zerbröselt.

Weil er zulässt, dass ihn das einholt, was ich noch immer nicht in Worte fassen kann.

Ich fand es unfair, dass Du nach einem solchen Kampf mit Dir selbst am nächsten Tag einfach nicht aufstehen konntest, nicht zur Arbeit gingst. Während ich selbst so kämpfe im Hotel.

Ja, verdammt! Du bist nicht der Einzige, der ums Überleben kämpfen muss, Frankenfelder. Mit dem Unterschied, dass Du immer nur gegen Dich selbst kämpfst, während ich immer nur gegen andere kämpfe. Gegen konkrete Hindernisse, reale Feinde.

Ist das nun besser oder schlechter, Frankenfelder? Mein Kampf mag nicht so intellektuell sein wie Deiner – aber ist er darum weniger wert, weniger hart, weniger entbehrungsreich? Sage es mir, Frankenfelder!

Du hast irgendwann begonnen, Dich immer öfter in Dein Tal zu begeben, Dich einzuigeln, abzukapseln von der Welt, die Du nicht mehr erträgst. Das mag Dein persönlicher Kampf sein, Frankenfelder. Doch die Zeche dafür musste ich zahlen, immer nur ich. Denn je seltener Du die Wohnung verlässt, desto öfter muss ich hinaus. Und glaube nicht, dass mir diese Welt behaglicher oder wohlgesonnener wäre als Dir! Sie schlägt mir jeden Tag mit voller Wucht in die Fresse, Frankenfelder. Kaum trete ich hinaus, schon ist da die Menschheit, nimmt meinen Kopf und drückt ihn in den Straßenmatsch.

Du bist nicht der Einzige, der angewidert davon ist, Teil einer von Natur aus widerlichen Spezies sein zu müssen.

So viel zu meinen Vorwürfen. So viel aber auch zu meiner Scham. Ich habe nicht gesehen oder sehen wollen, dass Du nichts dafür kannst, dass Du bist, wie Du bist. Oder dass Du manchmal nicht Du, sondern ein anderer bist. Dass es nichts mit Nachlässigkeit zu tun hat. Sondern mit dem Gegenteil: mit Kampf. Und vielleicht sogar mit Liebe.

Weißt Du noch, wie Du einmal zu mir gesagt hast, dass man oftmals nur das sieht, was man auch sehen will? Ich glaube, da ist was dran, Frankenfelder. Und doch erklärt es nicht, wie ich so blind gewesen sein konnte. Alles, was ich weiß, ist, dass mich der zunehmend häufigere Ausbruch Deiner Veranlagung verunsichert hat. So sehr, dass Angst daraus geworden ist. Nicht vor Dir, Frankenfelder, nein. Angst vor mir habe ich verspürt. Vielleicht nicht die Art von Angst, von der Du mir einmal erzählt hast, diese Verstörung, die nach Dir greift, wenn Du gerade aus einem dieser Kämpfe mit Dir selbst kommst, Dich an den Kampf als solchen aber schon gar nicht mehr erinnern kannst. Kaum vorbei, schon getilgt aus der Erinnerung. Nein, diese Angst kenne ich nicht, sie ist mir zu abstrakt. Die Angst, die ich verspüre, ist eine Angst vor dem Schwinden meiner Kräfte. Eine Angst vor dem Ende meiner Zuversicht.

Das ist alles was ich an Ängsten in mir trage, Frankenfelder. Und? Ist das nicht geradezu lächerlich im Vergleich zu dem, was Du inzwischen wöchentlich zu durchstehen hast?

Doch ich kann nichts dagegen tun, ich bin ein realer, ein konkreter Mensch. Und während Du irgendwann beschlossen hast, Dich in diesem nicht zu gewinnenden Kampf mit der Menschheit, der Gesellschaft oder dem, was Du das System nennst, aufzureiben – habe ich mir überlegt, wie schön es wäre mit Dir Kinder zu haben. Und dann, noch während ich diesen schönen Gedanken hatte, mich ein wenig hineinlegte in diese schöne, in diese warme Vorstellung, entschwand mir der Frankenfelder, den ich einstmals kannte. Kann einer wie Du überhaupt Kinder haben, Frankenfelder? Du und ich: Sollten wir Kinder in die Welt setzen? Vielleicht, so habe ich überlegt, wären Kinder unser beider Rettung.

Vielleicht aber auch unser endgültiger Untergang.

Stelle Dir vor, Frankenfelder: Ich sitze in der Küche mit zwei kleinen Kindern, Deinen Kindern! Wir sitzen in der Küche und essen. Und im Radio läuft Chartmusik, die Du so hasst. Und im Fernsehen eine dieser Shows, von denen Du immer behauptest, sie wären nur so beliebt, da sie sich mit Anlauf auf die vielen niederen und niedersten Instinkte des Menschen stürzen.

Doch die Kinder – Deine Kinder, Frankenfelder! – und ich, wir sitzen an diesem Tisch, essen, hören die billige Musik und schauen uns diese plastikhafte TV-Sendung an. Und es geht uns gut dabei! Wir lachen, wir schmatzen, wir jauchzen. Würde Dich das bewegen, aus deinem Tal hinauf zu steigen, bis zu uns in die Küche? Oder würde es Dich nur bestärken in Deinem Entschluss, dieses Tal nie wieder zu verlassen?

Ja, ich stelle mir uns manchmal als Eltern vor. Denn weißt Du, wir beide, wir haben nicht nur das richtige Alter dazu, nein, es ist auch die richtige Liebe, die Dich und mich verbindet und die doch gar nicht anders kann als irgendwann in diesem Wunsch nach Kindern zu münden. Oder etwa nicht, Frankenfelder?

Ich denke so gern an unsere ersten gemeinsamen Jahre zurück: die Zeit, in der wir zusammen im Hotel gearbeitet haben, dann die Zeit in der ich zu Dir in Deine Dachgeschosswohnung gezogen bin, unsere gemeinsamen Urlaube, später dann, als Du nicht mehr ins Hotel gekommen bist und somit keine Nachtschichten mehr schieben musstest, unsere gemeinsamen DVD-Abende auf der Couch. Ein wenig kurios bist Du schon immer gewesen, mein kleiner Verrückter, mein spleeniger Frankenfelder. Aber das habe ich gemocht, wie ich Dich auch immer geliebt habe, Dich noch immer liebe. Ja, verdammt, ich liebe Dich und es macht mir Angst, wenn Du so völlig entrückt auf deiner Matratze sitzt und ich an Dir herumrütteln und herumschütteln kann, wie ich will, ich kriege Dich einfach nicht mehr heraus aus diesem Tal, in das Du Dich plumpsen lässt, weil Dich Deine Angst vor Dir selbst mitsamt all den unweigerlichen Kämpfen mürbe gemacht hat. Ich rüttel und ich schüttel Dich, ich rufe: Frankenfelder, bist Du da? Antworte, rufe ich, wenn Du mich hören kannst, so antworte mir!! Und die Tränen steigen mir ins Gesicht, weil ich so etwas nie zuvor erlebt habe, nie gedacht hätte, dass so etwas möglich ist. Dass ein Mensch einfach so und direkt vor meinen Augen in die allertiefste Lethargie versinkt!

Doch Du regst Dich nicht, sitzt einfach nur da wie tot. Und schaust mich dann mit einem Male an und sagst: Was wollen Sie von mir? Sie können mir nicht helfen!

Ich sehe, wie es Dich zerreißt, sehe, wie Du leidest. Doch tun kann ich nichts dagegen. Ich habe nur meine Liebe. Und auch wenn es heißt, Liebe könne alle Hindernisse überwinden und Licht ins Dunkel bringen – es stimmt nicht. Meine Liebe zu Dir vermag so schrecklich wenig, Frankenfelder!

Frankenfelder allein in seiner Wohnung, 2016

Die Grässlichkeit eines einzelnen Augenblicks ist mit Worten kaum zu beschreiben. Du fällst in diesen Augenblick wie in ein schwarzes Loch – und erreichst keinen Grund. Du fällst und fällst und während du derart fällst rasen deine Gedanken, die Angst vor dem Aufschlag bemächtigt sich deiner. Bis du dir, du fällst noch immer, freiwillig den Tod ersehnst. Du kennst diese Augenblicke, bist zu Genüge durch sie hindurchgefallen. Hast dich gefühlt wie einer, der in fünfunddreißigtausend Fuß Höhe aus einer Boeing gestoßen wird, fallschirmlos. Die an dir vorbeijagende, dann über dir verschwindende Wolkendecke, die hast du noch mitbekommen. Danach aber machte deine Panik auch schon jener Besinnungslosigkeit von Selbstmördern Platz. Machte so sehr Platz, dass der letzte Gedanke, den du bewusst wahrnahmst, jene Frage war, ob du wirklich gestoßen worden oder aber doch selbst gesprungen bist. In der Grässlichkeit eines einzelnen Augenblicks erinnerst du dich auch an den 11. September des Jahres 2001. Wie du vor dem Fernseher saßest, die dampfenden und rauchenden Türme des World Trade Centers betrachtetest. Und dann, winzig klein, in den obersten Stockwerken, knapp oberhalb der Einflugstellen der Flugzeuge, Menschen wahrnahmst. Echte Menschen, die sich entschieden, in knapp 400 Metern die Fenster zu öffnen und in den Tod zu springen. Eine Faszination für dieses Bild hat sich in dein Hirn gebrannt, oft hast du versucht, es wieder loszuwerden, dieses Bild winzig kleiner, aus einem brennenden Wolkenkratzer springender Menschen.

Ein letztes Mal fliegen, ein letztes Mal Herr über sein eigenes Schicksal sein, das, so bist du überzeugt, muss die Grundüberzeugung jener freiwillig aus dem 113. oder 114. Stock springenden Menschen gewesen sein. Der Aufrechterhalt eines letzten Restes Würde und Selbstbestimmtheit angesichts eines unausweichlichen Endes. Denn genau so fühlst du dich, so wie diese springenden Menschen, erlebst diesen Sprung wieder und wieder nach, in deinen Träumen, aber auch, wenn du irgendwo stehst und für einen Moment keine Gedanken mehr in dir trägst, wenn du nicht weißt, wo du noch hinschauen sollst, nach links oder rechts, in den Himmel oder auf den Boden, alles erscheint dir gleich alternativlos, dem Untergang geweiht, weil deine ganze Familie ein Geschlecht untergehender Menschen ist. Nicht so sehr die Frauen, aber die Männer, die verrecken allesamt an ihren inneren Feinden, die sie sich zu allem Überdruss selbst herangezüchtet haben und die sie dann so lange ignorierten, bis sie zu brüllenden Bären und reißenden Löwen wurden. Deinem Großvater zerriss es die Lunge, nachdem er jahrzehntelang in einem Bergwerk unter Tage gearbeitet und den Kohlenstaub mitsamt seinen zunehmenden Hustenanfällen ignoriert hatte. Deinen Vater hingegen zerlegt gerade der Krebs, der sich nur deswegen ungestört in seiner Magenhöhle niederlassen und zu prachtvoller Größe heranwachsen konnte, weil dein Vater sich entschied, nur jenen Feinden Respekt zu zollen, die sich ihm von außen näherten.

Und wie steht es mit dir und Cosmin, deinem schönen Bruder? Seid ihr nicht auch längst von einer Kohlenstaublunge und einer Art Karzinom befallen, ganz so wie Vater und Großvater? Ihr hustet und röchelt zwar nicht und man muss euch auch noch nicht an lebenserhaltenden Geräten anschließen, aber auch das kann nur noch eine Frage der Zeit sein. Dich selbst werden nicht deine schwarzen Löcher umbringen und auch nicht dieser vermaledeite 11. September, den du nicht aus deinem fotografischen Gedächtnis getilgt bekommst, obschon du gar nicht vor Ort gewesen bist. Nein, nicht das wird dir den Rest geben, sondern dieses seltsam wohlige Gefühl, das dich überkommt, wann immer du an deinen eigenen Tod denkst, wenn immer du dir ausmalst, wie es sein könnte ein ebenfalls von diesem Planeten ausradierter Mensch zu sein. Dieser wohlige Schauer ist es, der dir eines Tages den Rest geben wird, so wie auch Cosmin in nicht allzu ferner Zukunft seinem eigenen wohligen Schauer erliegen wird, der ihn überkommt, wann immer er überdreht und überheizt, wenn er seine Tage zu Nächten und seine Nächte zu Tagen werden lässt.

Wie eine Supernova wird Cosmin eines Tages explodieren, derweil es deinen Körper zusammenziehen wird. Langsam und qualvoll wird dir deine Haut deine Eingeweide zusammenpressen, deine Knochen werden brechen, einer nach dem anderen. Es wird aussehen, als fällst du in dich zusammen, doch das ist es nicht, vielmehr schrumpelst und faulst du lautlos vor dich hin, bis du zu jenem kleinen Haufen Elend verkommen bist, als das du dich seit Jahren wahrnimmst. Bei Cosmins Tod wird es *BÄMMM!* machen, er wird explodieren und die Leute werden zusammengelaufen kommen wie nach einem Selbstmordattentat. Sirenen von Polizei und Krankenwagen werden aufheulen und Spezialisten werden Cosmins Einzelteile von Ladenfenstern und vom Bürgersteig abkratzen und im Labor versuchen, ihn erst zu identifizieren und schließlich wieder herzurichten für eine würdevolle Beerdigung. Doch es wird nicht gelingen, Cosmin wird sich nicht identifizieren lassen, denn einer wie Cosmin, der macht keine halben Sachen, Cosmin kennt nur volle Pulle, kennt nur 250 %. Und so wird er auch explodieren und hernach einfach weg sein, verloren für nachkommende Generationen und ihren beständigen Wunsch nach Aufklärung und Aufarbeitung. Darin, immerhin, werden Cosmin und du euch ähnlich sein, wird man doch auch dich nicht mehr identifizieren können als Spross einer von Kohlenstaub und Krebs zerfressenen Familie.

Und nun lächelst du, doch ganz sicher, du lächelst bei dem Gedanken, dass deine Familie einfach so getilgt wird, erst aus dem Leben, dann aus dem Gewissen und der Erinnerung der Menschheit. Nicht, dass ihr eine derart abscheuliche Sippe gewesen wäret, das nicht, in deinem Stammbaum hocken die gleichen Schläger, Säufer, Nazis und Feiglinge, die ein jeder Familienstammbaum zu bieten hat. Und doch gefällt dir die Vorstellung, es würde die Frankenfelders sämtlichst eliminieren, denn nur wer tot ist, ist auch frei von Schuld und kann wirklich von sich behaupten, nichts zu schaffen zu haben mit dem Niedergang der Menschheit. Anständig ist es also, dieses familiäre Verschwinden, ein Akt letzten Respekts vor der Welt, diese Sippentilgung.

Noch immer musst du lächeln, weil du weißt, dass du jetzt, wo du schon so weit bist, die Deinen dem Schafott auszuliefern, wirklich zu allem bereit bist. Hättest du Gift, du ließest es hinab in einen Brunnen, hättest du den roten Atombombenknopf unter dem Finger, du würdest ihn drücken, hättest du einen Flugschein, du wüsstest, auf welches Objekt von Weltrang du zusteuertest, wärest du Genforscher, du wüsstest, was du womit kreuzen müsstest, und wärst du Virologe, du wüsstest, was du in die Welt entlassen müsstest.

Ja, die Lust, nicht nur deine Familie einer Auslöschung zuzuführen, sondern auch viele andere Familien auf diesem Wege reinzuwaschen, sie juckt dir in den Fingern.

Was dich davon abhält, fragst du dich. Und kommst zu dem siegessicheren Schluss, dass das Einzige, dass dich noch abhält, die Tatsache ist, dass da eben nichts mehr ist, dass dich noch abhält. Das, Frankenfelder, mein Junge, so denkst du, ist die Freiheit, die du dir immer ersehntest. Hier auf deiner Matratze hockend hast du dich selbst zur Untätigkeit verdammt, deinen eigenen Verwesungsvorgang eingeleitet. Hast erst alle menschlichen Kontakte, so gut es eben ging, getilgt, dir dann einen Hammer besorgt, dann deine Wohnung zerlegt. Ein Großreinemachen braucht die Menschheit, einen riesigen Entschlackungsvorgang.

Und du, Frankenfelder, der im Alter von 18 Jahren im Suff auf einen sündhaft teuren Bürostuhl schiss und dem es nie gelang, das zu bereuen, sondern der stattdessen so oft wach lag des Nachts und sich überlegte, ob nicht noch viel mehr Architekten ihre Bürostühle vollgeschissen und noch viel mehr Stromkunden ihre Stromrechnungen geklaut bekommen müssten. Und was er sonst noch tun könnte in einer Zeit, in der Demokrat zu sein und demonstrieren zu gehen, in eine Gewerkschaft einzutreten, dieses oder jenes zu boykottieren, einer lächerlichen Zeitverschwendung ähnelt, einem gesteuerten Furor, der gar kein Furor ist, sondern sein genaues Gegenteil, die finale Entmündigung der Massen, das finale Kleinhalten derer, die offenbar geboren wurden sich kleinhalten und instrumentalisieren zu lassen. Zu denen du aber nicht gehören willst, da Freiheit und Unabhängigkeit für dich letztlich nur eines bedeutet. Nämlich, dass es nur einen, nur einen gottverdammten Menschen geben darf, der dich verheizt: Und das bist du selbst.

Also wirst du nun hier hocken und Schimmel ansetzen. Vergammeln bei lebendigem Leib. Weil du es inzwischen vorziehst, nicht mehr länger Teil zu sein von etwas.

Verweigerung, Frankenfelder. Sie mag zu deinem Tod führen, doch lieber stirbst du hockend hier drinnen als aufrecht laufend dort draußen, ist der aufrechte Gang dort draußen doch längst zu einer Farce geworden. Hat sich seines Anstands und seiner Würde entledigt und ist zu einem Wahn permanenter Selbstoptimierung geworden.

I prefer not to, sagte schon Melvilles Bartleby. Und Gontscharows Oblomow, obschon gut betucht und angesehen, mochte nicht mehr aufstehen aus seinem Bett.

Einen solchen neuen Menschentypus braucht es, einen blaublütigen Bartleby-Oblomow. Einen der sich herauszieht aus der Gemeinschaft, ihr geringschätzig gegenübertritt, keine Lust und keine Begierde mehr verspürt auf das Leben dort draußen. Und der die Menschheit gerade dadurch rettet. Durch Entsagung, Verweigerung und Selbstaufgabe.

5. KAPITEL

MP3

Frankenfelder allein in seiner Wohnung, 2016

Mein Kopf ist Bollywood, denkst du, sitzt auf meinem Hals, um mich farbenprächtig zu unterhalten. Mit Gesang und Tanz zu amüsieren, mir emotionale Zerwürfnisse und romantische Tragödien zu suggerieren, die es ohne ihn gar nicht gäbe.

Und obschon du es gar nicht möchtest, obschon du weißt, dass es dir viel besser zu Gesicht stünde, ein mürrischer, ein humorloser Zeitgenosse zu sein, musst du nun grinsen, da du ahnst, dass auch diese ganzen Überlegungen ein Schmarrn sind, *Schmarrn revisited* gewissermaßen, ein einziger großer Unfug. Zumal du dir doch gerade eben erst vorgenommen hattest, keinen einzigen Gedanken mehr zu haben, in eine Stumpfheit zu entgleiten, nur noch auf deiner Matratze zu hocken, eine kahle Wand und eine massive Tür zu beschauen, bis ans Ende deiner Tage.

Doch das ist gar nicht so einfach, stellst du fest. Die ganze Welt kann man austricksen und hintergehen, nur sich selbst nicht. Wo immer du dich hinbewegst, sei es nur im Kopf oder dort draußen in der Welt – du selbst bist bereits da, nimmst dich selbst mit offenen Armen in Empfang. Du reist nach Lissabon in der Erwartung, Lissabon zu sehen, triffst jedoch nur dich und deine Wahrnehmung von Lissabon, läufst gleichermaßen also durch *dein* Lissabon. Und kehrst du zurück von deiner Reise, so betrachtest du die vielen Fotos, die du gemacht hast, dort in Lissabon. Und stellst fest, dass du wieder einmal nur dir selbst begegnet bist, deine eigenen Ansichten besucht und fotografiert hast. Deinen dich seit Jahren auf allen Reisen begleitenden Argwohn hast du fotografiert, direkt vor dem Castelo de São Jorge. Dein dir seit Jugendtagen eingeimpftes Misstrauen am Torre Vasco da Gama. Und deine Lust, dich mal für cleverer, mal für dümmer zu halten als den Rest der Menschheit, entdeckst du schließlich auf einem Schnappschuss, der dich in der Avenida da Liberdade zeigt. New York, Paris, Shanghai – wo du nicht schon überall gewesen bist auf dieser Welt. Hast es *Reisen* genannt, doch letztlich nur deine Lebensansichten einmal um den Globus herum spazieren getragen. New York gezeigt, was abgeht in deinem Kopf, Paris demonstriert, welchen Geistes du bist. Shanghai und Lissabon deine Sicht der Dinge aufgezwungen. Und als Zeichen deines Triumphes über eine Millionenstadt Tausende von Fotos heimgebracht, allesamt geschossen aus deinem Blickwinkel, mit der von dir gewählten Brennweite. *Schaut her*, hast du allen Gaffern dann aber zugerufen, *betrachtet meine Fotos: Dies ist Lissabon!*

Ein schamloser, eitler Lügner bist du. Permanent von sonst wem eine gescheuert kriegen müsstest du. Ach, wenn das nur ginge, wenn du so jemanden nur hättest.

Dessen aber bist du dir immerhin klar: Ein jeder Blickwinkel ist Quatsch und auch ein jeder Gedanke ist Quatsch. Ablenkung, Entertainment, um die Spanne zwischen Geburt und Tod nicht so elend lang werden zu lassen. Es in Lissabon oder Shanghai überhaupt erst aushalten zu können, nicht schon nach einer Viertelstunde wahnsinnig zu werden an der Unmöglichkeit, etwas korrekt erfassen oder doch zumindest korrekt abbilden zu können. Auszurasten deiner Ohnmacht wegen, loszurennen, Passanten wutschnaubend die Fresse zu polieren. Und das nur, weil sie so borniert sind zu glauben, in Lissabon *zu stehen* sei gleichbedeutend mit in Lissabon *zu sein*.

Du weißt um die Unerquicklichkeit derartiger Überlegungen, du kennst das Gefühl, Fangen mit dir selbst zu spielen. Ein einsamer Mann bist du darüber geworden, weil es sich mit niemandem so grandios Fangen spielen lässt wie mit dir selbst. Denn du selbst bist der einzige Mensch, ja das einzige Lebewesen, das immer in Sichtweite vor dir herläuft, alle anderen siehst du schon gar nicht mehr, sind sie dir doch entweder zu schnell oder zu langsam. Und gerade die langsamen Menschen, das sind die schlimmsten von allen. Denn mit wenigen Schritten holst und fängst du sie ein, rufst: *Bist es!* Und sie seufzen, verdrehen die Augen, sagen betont gelangweilt: Jaja, du hast ja gewonnen,

Frankenfelder. Mit der ganzen Welt verhält es sich so, wie du es sagst, Frankenfelder!

Erdolchen möchtest du diese Menschen, die sich so einfach einholen lassen von einem wie dir. Menschen, die dir nach reiflicher Überlegung zustimmen, sollten verboten werden.

Und nun gestehst du es dir ein: Du empfindest eine klammheimliche Freude an der absurden, bestenfalls ein klein wenig Lebenszeit vertrödelnden Idee, dass ausgerechnet diese alte massive Holztür, die Tür deiner kleinen, deiner so beruhigend spröden, deiner so beruhigend minimalen Dachgeschosswohnung, dass ausgerechnet diese Tür so alt wie die Menschheit sein könnte. Du spürst das Lächeln auf deinem Gesicht, doch versagst es dir noch, es in schallendes Gelächter ausarten zu lassen. Nur einen leichten, deine Lippen sanft umspielenden Zug gönnst du dir. Unmerklich, so spürst du, zucken deine Mundwinkel. Doch auch das ist nur ein weiterer Quatsch-Gedanke, er entstammt dem landläufigen Quatsch-Gerede der Menschen. Denn würden deine Mundwinkel unmerklich zucken, du würdest es nicht bemerken. Da du es aber bemerkst, zucken sie eben merklich.

Doch du willst nicht kleinlich werden, willst den Menschen, zu denen du schließlich selbst gehörst, nicht jede Nachlässigkeit hinterhertragen. Zumal du weißt, dass du einer bist, der auch nichts besser weiß, nichts besser kann. Und so ist dein Gesicht, von dem du dir vorstellst, dass es wie in Stein gehauen auf der Vorderseite deines Kopfes sitzt, gerade vielleicht sehr wohl mit einem breiten Lachen ausgestattet. Nur weil du dir dieses Lachen nicht eingestehen willst, weil du es nicht in deiner Dachgeschosswohnung haben willst, weil stumpfe und lethargische Menschen in deiner abstrusen Vorstellung nicht lachen – würden sie lachen, wären sie irre – muss das nicht bedeuten, dass es nicht längst da ist, das Lachen. Direkt dort auf der Vorderseite deines Kopfes.

Dein Kopf selbst sagt dir, es wäre nicht da, doch wer, mit Verlaub, ist schon dein Kopf? Und nur weil du nichts zu hören glaubst, da zu einer allumfassenden Stumpfheit für deinen Geschmack neben dem Nichtlachen auch die Ignoranz jeglicher Sinnesfunktionen gehört, muss es nicht bedeuten, dass du nicht gerade jetzt dein Zimmer füllst mit lautem Gelächter. Mit *Hahaha*, mit *Hihihi,* mit *Hohoho*. Verabscheust du doch Adjektive, Prädikate, Subjekte. Bist jedoch seit jeher Freund der Vokale.

Du weißt es schlichtweg nicht, gestehst du dir ein, lachst du oder weinst du, bist du erheitert über dich oder wieder einmal nur abgestoßen von dir – alles ist möglich in dieser Situation, in der die dich umgebenden Wände so kahl sind, dass sie keine Fantasie erzeugen, keine Ablenkung, keine Zerstreuung. Vollkommen zurückgeworfen auf dich selbst bist du. Niemand außer du selbst verführt dich, etwas zu denken oder nicht zu denken. Du selbst hast dich in diese Situation gebracht, du selbst gestaltest sie noch. Denn du hast dir vorgenommen, die größtmögliche Distanz zu dir selbst aufzubauen, anstatt auch nur einen einzigen Tag noch an dir herumoptimieren zu wollen. Nur demjenigen, dem es gelingt, vor seiner Vorstellung von sich selbst zu fliehen, so vermutest du, offenbart sich die Welt wie sie ist. Und so ist dieser Weg, den du nun beschreitest, eine Einbahnstraße, zurück geht es nicht mehr. Denn die von Menschen nach ihrer Vorstellung geformte und Gottheiten oder auch sich gegenseitig in die Schuhe geschobene Welt, die willst du nicht mehr. Was für eine Welt soll das sein, die ausgestaltet wird von Menschen, die es nicht besser wissen, die nur auf der Flucht vor der Wahrnehmung von Zeit sind? Jegliche Form von Ablenkung und Irreleitung willst du töten. Bevor du zu einem Entertainmentopfer wirst, willst du einen Blick auf das unverstellte Leben erhaschen.

Du stehst noch ganz am Anfang deines Weges, doch deine Bewegungen hast du bereits derart eingestellt, dass jenes unvermeidbare Augenblinzeln, das dich spätestens alle 12 Sekunden überkommt, dir wie ein Akt der Gewalt vorkommt. Alle 12 Sekunden kommt das Blinzeln, denkst du. Und nach all den Jahren des Lebens auf dieser Welt bist du noch immer nicht in der Lage, es zu steuern, es zu unterbinden. Überfallen wirst du, hinterrücks übertölpelt von dir selbst, alle 12 Sekunden. Und ein Missmut macht sich breit in dir, löst das vermutliche Grinsen der vergangenen Minuten ab, stellst du doch fest, dass dir bei all den kleinen Fortschritten, die du auf deinem Weg in die Stumpfheit hinein bereits getan hast, dir der Drang, Zeit zu bemessen, noch immer im Leibe hockt.

Derartiges Zeug denkst du also, während du mit angezogenen Knien auf deiner Matratze hockst und die Tür fixierst, von der du dir vorgenommen hast, dir vorzustellen, sie könne so alt wie die Menschheit sein. Vermutlich aus dem einzigen Grund heraus, dass es ansonsten nicht mehr viel nachzudenken gibt, weder in diesem Raum, noch in deinem Leben. Die Langeweile, in die du dich auf deiner Reise in die Lethargie bereitwillig zu stürzen gedenkst, wird dir schon auf den ersten Metern deines Weges zur Last. Doch diese Langeweile musst du zu ertragen lernen, zu deinem Lebensprinzip erklären, aus diesem quälenden Ausnahmezustand eine frische Normalität erwachsen lassen. Um hernach die Früchte deines kompletten, nicht rückgängig zu machenden Loslassens ernten zu können.

Die Intensität von Quatschgedanken steigt, je bedeutungsloser eine Existenz sich anfühlt. Höre einem Mann oder einer Frau beim Reden zu und du weißt, wie sinnlos er oder sie sich vorkommt. Je stummer, desto zufriedener, das – und nur das! – ist eine Formel, mit der sich das Wesen eines Menschen dechiffrieren lässt. Du aber bist nicht zufrieden, bist ein ganz und gar unzufriedener, viel zu oft zorniger, ab und an gar cholerischer Mensch. Und so machst du dich vorsorglich auf allerhand Kopfspirenzchen gefasst, abstruse Ideen, die dich überkommen werden, je sturer du deinen Weg gen Stumpfheit voranschreitest. Denn du willst dich verloren fühlen. Und dein auf Geschrei, Gebrüll und Selbstdarstellung geeichter Kopf wird es dir nicht gestatten. Wie bei diesem Spiel, bei dem es darum geht, einen Menschen, der sich vorgenommen hat, nicht zu lachen, durch Grimassen oder lustige Bemerkungen genau dazu zu verleiten, so wird dein eigener Kopf versuchen, dich von der Stumpfheit, nach der du dich so sehnst, abzuhalten. Ein jedes Mittel wird ihm dazu recht sein.

Du hast die Strategie deines Kopfes durchschaut. Freude krabbelt dir die Brust empor, es fühlt sich an wie eine erste gewonnene kleine Schlacht gegen einen Gegner, den du seit jeher für übermächtig hältst, der bis dato mit dir verfahren konnte, wie er wollte.

Ha!, machst du deswegen nun. Ganz sicher, du spürst das jähe Aufreißen deines Kiefers, spürst deine Zunge hervorschnellen, hörst es: *Ha!* Es hallt von deinen kahlen Wänden wieder, sogar die massive Holztür lässt es an sich abprallen, wirft es in den Raum zurück. *Ha!* Du vernimmst es, erschrickst beim Klang deiner eigenen Stimme und verstummst, verkehrt sich so dein kleiner Sieg in einer kleinen Schlacht doch im Nu zu einer Niederlage. Denn dein Kopf hat dir seine Macht offenbart, hat dich mit einem simplen Bauernkniff ausgehebelt, dir das Gefühl gegeben, Herr in deinem eigenen Körper zu sein, dich erfreut, dich *Ha!* machen lassen. Und du bist darauf hereingefallen. *Ha!* All das, was du dir vorgenommen hast, künftig zu vermeiden, ist binnen einer Zehntelsekunde zunichtegemacht worden.

Das ist nicht schön, doch es bekümmert dich nicht, du wusstest, dass dein Kopf dich nicht kampflos wird ziehen lassen, dass er dich immer wieder Überlegungen anstellen lassen wird. Und so veränderst du deine Position nicht, gönnst dir aber dein laut und vernehmlich ausgestoßenes *Ha!* Und behältst die Tür fest im Blick, um nur nichts zu verpassen, um nicht eine Sekunde ihrer Unveränderlichkeit zu versäumen. Denn so wie diese Tür willst du sein. Ein Gegenstand des Raumes willst du werden, ein Objekt, das nichts aussendet, allenfalls zum verzerrten Spiegelbild, zur verzerrten Rückkopplung desjenigen wird, der es betrachtet.

So, denkst du, könnte es sich leben lassen.

Du spürst, dass du dich in einem Zustand befindest, den die Leute gemeinhin als Wahnsinn klassifizieren. Doch du fühlst dich gar nicht wahnsinnig, du fühlst dich lediglich gut. Fühlst dich bestens unterhalten von der Unveränderlichkeit einer massiven Tür, empfindest es als spannend und komisch und befreiend, diese Tür zu beobachten. Wohlwissend, dass nichts geschehen wird. Du wahrhaftig eher verrotten wirst, als dass diese Tür an etwas teilnehmen wird. Nein, sicher, du bist nicht wahnsinnig, du bist lediglich etwas angespannt im Kopf und ein wenig verspannt im Körper. Die letzten Tage, die letzten Monate, nein: Jahre, das alles fordert seinen Tribut. Du brauchst eine Pause, brauchst eine Auszeit, brauchst Urlaub von dir selbst. Dabei ist im Grunde gar nicht viel gewesen, gar nicht viel passiert. Nichts, was dich aus der Bahn werfen müsste. Du hast zuletzt lediglich ein wenig vor dich hingearbeitet, hast ein wenig geradeaus gelebt, hast ein paar Frauenmünder geküsst, ein paar Bier gezischt, deinem Fußballteam zugesehen. Was man halt so macht als Mensch auf der Welt, wenn einem die Zeit etwas lang wird.

Doch genau das, so spürst du, fordert nun einen Tribut, das Mitmischen im Alltag, das Menschsein, es strengt dich an. Das Aufrechterhalten einer Halluzination von Sinnhaftigkeit, es erfordert kräftige, klare Gedanken, doch was sind schon klare Gedanken, es gibt nur Einbildungen. Und das Aufrechterhalten der Einbildungen wiederum zieht eine Energie, über die du nicht mehr verfügst. Das Zustellen des eigenen Lebens mit Inhalt, mit Gründen, mit Pro-Argumenten, es zehrt weit mehr als Desillusion, Sinnlosigkeit und Suizidgedanken es jemals könnten.

Und du denkst noch ein wenig über die Undenkbarkeit klarer Gedanken nach, da gelüstet es dich mit einem Male, dich zu kratzen, einfach so. Doch du lässt es bleiben, lässt es jucken, bist du doch überzeugt davon, dass ein jedes körperliches Jucken im Kopf beginnt und dementsprechend auch nur dort wieder abgestellt werden kann. Statt dich zu jucken, schaust du also lieber in deinem nahezu leeren Domizil umher, überlegst, ob jemand gestorben oder gegangen ist oder ob dir jemand ein Leid angetan hat. Irgendetwas, was es rechtfertigt, die Wohnung nicht mehr zu verlassen wie ein Depressiver, mit angezogenen Knien auf der Matratze hocken zu bleiben wie ein Wahnsinniger, jedwede Mittätigkeit am Leben einzustellen wie ein Selbstmörder. Gestorben sind einige, erinnerst du dich vage, gegangen viele, auch dein Vater liegt schon nur noch als Bündel Wirrnis in der Onkologie herum. Doch das sind keine Begründungen für die Situation, in die du dich nun selbst gebracht hast. Du vermisst niemanden, dass dein Vater sterben und Cosmin sich einen Kehricht darum scheren wird, das war dir vorher klar, schon als dein Vater noch nicht diese todbringende Krankheit hatte und Cosmin noch nicht der *schöne* Cosmin war, da war dir klar, wie es laufen wird eines fernen Tages. Nein, du bist nicht verzweifelt, nicht jäh eingeholt worden von einer unglücklichen Verkettung der Ereignisse, einer unfeinen Kulmination körperlicher und charakterlicher Zerfallserscheinungen in deiner unmittelbaren Umgebung.

Nein, dir will lediglich nicht mehr einfallen, wofür ein Aus-dem-Hause-gehen gut ist, wo der Sinn eines jeglichen Tretens vor die Tür liegen könnte. Vergessen hast du es oder verdrängt.

So du es aber weder vergessen noch verdrängt hast, so machst du gerade einen ersten großen Fortschritt, gelangst zu einer ersten größeren Ehrlichkeit, indem du dir eingestehst, dass es für einen Menschen keinen Grund gibt, seine Wohnung zu verlassen. Hinauszutreten, die Hand zum Gruße zu erheben, zu sagen: *Hallo, hier bin ich. Ich nehme teil.*

Dabei ist nichts frevelhaft daran zu grüßen. Gegrüßt zu werden hingegen verursacht dir die allergrößten Probleme. Denn trittst du auf die Straße vor deinem Haus, so triffst du unweigerlich auf Nachbarn. Die Herren lüften respektvoll ihre Hüte, derweil die Damen in Ehrerbietung erstarren. Sie zerren zwar ihre kleinen Kinder in die Wohnungen, kaum dass du auftauchst vor eurem Mietshaus, doch sie denken, es fällt dir nicht auf. Doch genau das tut es, natürlich fällt es dir auf, denn je respektvoller ein Mensch dich grüßt, desto schlechter denkt er von dir. Du hast zwar noch nie gesehen, dass sie ihre Kinder vor dir in Sicherheit bringen, doch du weißt es, denn was für einen Grund gäbe es sonst, dich derart behämmert zu grüßen? Keinen gibt es, außer eben den, dass sie etwas zu verbergen haben. Es erscheint dir fast als möchten sie knicksen, kaum dass du in ihrer Nähe auftauchst. Und sie alle kreuzen deine Wege, grüßen recht freundlich, sagen: Ach, der Herr Philosoph, einen schönen guten Morgen, einen schönen guten Mittag, einen wohlfeilen Abend wünschen wir!

Doch du hast keinen guten Morgen und auch keinen wohlfeilen Abend und du bist auch kein Philosoph. Das wissen sie auch, ihnen ist klar, dass du kein Philosoph bist. Was sie allerdings nicht wissen ist, was du überhaupt bist, was du so treibst, weswegen sie dich Philosoph nennen, aus einer grotesken Hilflosigkeit heraus. Du warst einmal zwanzig Jahre alt und Soldat, du warst einmal fünfundzwanzig Jahre alt und Student, dann warst du dreißig Jahre alt und arbeitetest in Hotels, als Portier, als Nachtwache, als Putzkraft, beim Zimmerservice. Du vertricktest Immobilien und lerntest in allerlei Branchen allerlei Kunden möglichst galant die Därme hinaufzukraxeln.

Und dann schließlich standest du auf der Bühne, hast gesungen, getanzt, gedichtet, warst auf Zuruf lustig und auf Knopfdruck zu Tode betrübt. Weil jemand erkannt hatte, dass du ein wenig Stimme, ein wenig Ausdruck und ein wenig Lust an der vorsätzlichen Vorspiegelung falscher Tatsachen mit dir führst.

Richtig versagt hast du nirgendwo, richtig erfolgreich bist du ebenfalls nirgends gewesen. Du kamst, schautest, gingst. Man vergaß dich schnell, wie auch du schnell zu vergessen bereit gewesen bist. Auch die Menschen, mit denen du deine Berufe geteilt hast, hast du fast sämtlich vergessen. Ab und an taucht ein Gesicht vor deinem geistigen Auge auf. Doch weder fällt dir ein Name noch ein Ort oder eine Tätigkeit zu diesem Gesicht ein. Es war mal da, wo auch du dich aufhieltest. Doch dann gingst du oder sie oder er oder die ganze Firma, die ganze verkackte Branche flog euch um die Ohren, und es war aus die Maus, Schluss mit Gehalt, Schluss mit Bekanntendasein.

Deine Jahre gaben sich die Klinke in die Hand und mit ihnen deinen Jobs, deine Wohnorte, auch deine Liebschaften, auch wenn keine sich so hartnäckig hielt wie Cristina.

Und nun? Nun bist fast vierzig Jahre alt und wäschst Geschirr in einem heruntergekommenen Schuppen in der Altstadt. Und weißt nicht einmal, ob das der mieseste oder aber der beste Job ist, der dir bis dato in deine Vita gespült worden ist. Abend für Abend reibst du schmutzige Teller und schmutzige Tassen mit einem seifigen Schwamm ein, hältst sie hernach unter einen klaren Wasserstrahl, trocknest sie ab, räumst alles in ein Regal. Stapelst Teller und Tassen derart aufeinander, dass es eine Zierde ist und der Restaurantbesitzer mit der Zunge schnalzt, anerkennend seine fetten Pranken in die Hüften stemmt und sagt: *Fein. Fein.*

Möglich, dass auch in der Eintönigkeit des Tellerwaschens ein Hauch Philosophie liegt, dem nur du noch nicht begegnet bist. Sei es, weil du bisher immer in den falschen Läden gespült hast oder aber, weil du eben du bist und es auf ewig Typen wie dich geben wird. Typen, die man Buddha oder Mohammed oder Gandhi direkt auf den Schoß setzen könnte, ohne dass es sie auch nur eine Nuance erleuchteter machen würde. Typen, die Bibel, Koran, Kant, Nietzsche, Hegel, Humboldt und

Aristoteles gelesen haben, aber nicht weiser, sondern nur verwirrter dadurch geworden sind.

Und so empfindest du deine Tätigkeit keineswegs als philosophisch und ahnst, dass deine Hüte lüftenden, deine beinahe knicksenden Nachbarn sich hinter deinem Rücken über dich lustig machen. Eben weil du bald 40 Jahre alt bist und seit Cristinas Fortgang als Junggeselle in dieser nahezu, inzwischen sogar gänzlich unmöblierten Einsiedlerwohnung unterm Dach lebst, das Licht und die Leute des Tages meidest, dich erst mit Einbruch der Dunkelheit heraustraust. Fasziniert und erschreckt erahnen dich deine Nachbarn eher, als dass sie dich denn direkt über ihren Köpfen hausen wissen. Wie einer wie du seine Miete zahlt, ist ihnen ein Rätsel, auch das könnte der Grund für ihre seltsame Ehrfurcht dir gegenüber sein, du verstößt gegen alle ihnen bekannte Gesetze des menschlichen Miteinanders, in einem anderen Umfeld würden sie dich womöglich ächten und verstoßen. So aber, weil du direkt über ihren Köpfen haust, werden sie von Vorsicht geleitet, von der Sorge, du wärest zu Dingen imstande, zu denen keiner von ihnen imstande wäre.

So einer also bist du. Oder nein: So einer warst du. Denn jetzt bist du nur noch einer, der mit hochgezogenen Knien auf seiner Matratze hockt und danach trachtet, sich die Aktivitäten und das Denken abzugewöhnen. Doch es gelingt noch nicht wie gewünscht, es gibt keinen direkten Weg in die Gedankenlosigkeit. Der gleicht einer holperigen Straße, bestehend aus erodierenden, sich verflüchtigenden Ideen. Eine jede davon flüchtig und absurd genug, dich mitzureißen.

Nein, du fühlst dich nicht mehr depressiv und noch nicht lethargisch. Du siehst dich auch nicht als einen nutzlosen Versager, das erkennst du sofort, denn wenn du etwas kennst vom Leben, so ist es dieses Gefühl, dich unnütz zu fühlen, an keinem Ort der Welt gewinnbringend einsetzbar zu sein. Da mögen deine Quoten und Performance-Werte sagen, was sie wollen.

Aber da sind keine Tränen, da sind keine Flüche und Verwünschungen und nicht einmal dein eigener Schrei, dein treuer Begleiter, ist da, um dir den Weg in ein potentielles Jammertal zu weisen. Nichts davon ist diesmal da. Du bist lediglich aufgewacht an diesem Vormittag und hast keine Gründe mehr in dir vorgefunden, das ist alles. Und so hockst du auf der Matratze, seelenruhig, tiefenentspannt, begegnest der Weglosigkeit.

Nicht der *Ausweglosigkeit*, nein, das ist etwas anderes. Die sogenannte Ausweglosigkeit ist das genaue Gegenteil von dem, was es vorgibt zu sein. Eine klare Zielvorgabe ist die sogenannte Ausweglosigkeit, ein Aufruf zur überhasteten Aktion. Bis unter die Schädeldecke vollgepumpt mit Adrenalin sind ausweglose Menschen, laufen mit zum Bersten gespannten Nerven durch die Straßen, allzeit bereit, hier zu rüpeln, dort zu drangsalieren, diesem und jenem gehörig das Maul zu stopfen. Die Weglosigkeit, die dir nun widerfährt, die will nichts von dir und du willst auch nichts von ihr. Wie erkaltete Fremde haucht ihr euch an, du und die Weglosigkeit, entlasst euch gegenseitig in die Untätigkeit, haltet euch umklammert, werdet jedoch taub und stumm aneinander, fühlt nichts füreinander.

Du hast dir vorgenommen, nichts mehr zu tun, aber natürlich tust du etwas, kein Mensch der Welt besitzt die Fähigkeit zum Stillstand, sei es das Atmen, sei es das Schwitzen, sei es der ungeplante, nicht aktiv von dir gestattete Transport von Blut durch deine Venen. Dein Körper gehört nicht dir. Du bist still, das mag sein. Dein Körper jedoch nicht, aufrührerisch malocht er vor sich hin, hält dich ungefragt und eigeninitiativ am Leben, versorgt dich mit Eindrücken und Wahrnehmungen, stellt die Frage nach deinem funktionierenden Organismus über die Frage nach deiner funktionierenden Existenz. Du willst nicht tot sein, nein, in dieser düsteren Stimmung bist du nicht. Du willst einfach nur *gar nicht sein* und während du dort auf deiner Matratze hockst, nichts verrichtest, während dein Körper sich weigert, Ruhe zu geben, fragst du dich, ob es denn zu viel verlangt ist, gar nicht zu sein, zu verrinnen, zu vergehen, abzuebben.

Kurz überlegst du, ins Toben darüber zu geraten, dass dein Körper nicht dir gehört, dass dir permanent Geräusche entfahren, die dir selbst fremd sind, dass ein Schmerz von einem zum nächsten Moment auftauchen und einen Wimpernschlag später schon wieder vergangen sein kann. Dass du eine Waage, ein Maßband, ein Röntgengerät, einen Arzt fragen musst, um zu erfahren, wie es dir geht, da du deinem Blick in deinen eigenen Körper schon lange nicht mehr traust, ein seltsames Stechen mal als beginnende Flatulenz, dann wieder als bösartigen Tumor deutest. Doch du regst dich nicht auf, hast dich oft genug in deinem Leben aufgeregt über dieses und jenes, hast ein großes Affengebrüll in die Welt gesetzt, um etwas einzufordern, etwas richtigzustellen, dich zu rechtfertigen, eine klare Sicht über das Sein der Dinge und in das Wesen der Welt zu erhalten. Und es damit immer nur schlimmer gemacht. So oft und so ausgiebig aufgeregt hast du dich, dass du dir nun den Luxus erlauben und auf deiner Matratze hocken bleiben kannst. Ohne Arroganz und Selbstgefälligkeit eine wegwerfende Handbewegung kannst du nun machen, kannst aufgesetzt und plakativ seufzen, stöhnen, raunen: *Ach, wozu die ganze Aufregung!*

Das immerhin hast du dir verdient.

So einer bist du nun also, in diesem Augenblick. Es presst dich nicht nieder auf die Matratze, auch hält dich nicht die Depression mitsamt ihrem eisigen Klammergriff auf deiner Bettstatt, nein, du hockst um des Hockens Willen, zelebrierst die Verweigerung. Oder zumindest ihren Beginn, deine ersten unsicheren Schritte dort hinein. Das ist bereits die ganze Geschichte deines Verbleibens in deiner Wohnung an diesem Vormittag. Keine Pointe, kein Gag, keine Punchline.

Noch immer willst du dich am Zeh oder unter den Achseln kratzen, ein ungefragtes Puckern zieht von dort durch deinen Körper, wühlt sich einen Pfad zu seinem Ausgangspunkt, in deinen Kopf hinein. Versucht, deine Aufmerksamkeit zu gewinnen, indem es sich auf deinen Nerven niederlässt. Doch es gelingt nicht, du hast heute keine Zeit für deine Nerven. Hast alle Zeit der Welt, außer Hocken und die Wohnung nicht verlassen nichts weiter vor, doch bist gerade dadurch nicht zu sprechen für deine Nerven, reagierst nicht auf ihr malträtierendes Werben um Aufmerksamkeit. Zu sehr beschäftigt bist du nun damit, doch noch Gründe für ein Verlassen der Wohnung zu finden, Argumente für ein Laufen durch die Straßen oder ein Sitzen im Café. Nicht im Schlechten willst du es mit dir versuchen, nicht misanthropisch oder existentialistisch wie eh und je sein, nein, im Guten willst du es diesmal mit dir versuchen. An den anderen Tagen recktest und strecktest du dich, doch bliebst in dir drin ein Verkümmerter und Verhärmter, einer, der sich durch die Stunden schleppt. Heute willst du den Spieß umdrehen, sinkst mehr und mehr in dich zusammen, dort auf der Matratze, setzt innerlich jedoch zu einem Flug an, nabelst dich ab von allem, was dich hält, von allem, was dein Sein ausmacht. Ja, du bist bereit, eine Botschaft zu empfangen, eine spirituelle Wohltat zu erfahren. Also hockst und wartest du, hockst und wartest du, hockst und wartest du.

Doch nichts geschieht, du schlackerst in dir drin mit deinen frisch erdachten Quatschflügeln, aber bleibst vorerst noch der, den man weiterhin sofort erkennen, sofort auf der Straße grüßen würde.

Doch so weit wird es nicht kommen, niemand soll es mehr wagen, deinen Namen zu rufen, dich zu grüßen, dich in ein Gespräch und somit in die bewusste Verschleppung von Zeit zu ziehen. Denn dir fällt nichts ein, nicht ein einziger plausibler Grund will sich dir aufzeigen. Im Gegenteil, wird dir doch mit einem Male klar, dass gerade dieses ständige Herausgehen aus den Wohnungen der Grund für die Schlechtigkeit der Menschen ist. Häusliche Gewalt sei ein großes Problem, so steht es in den Zeitungen. Doch der Ursprung einer jeden häuslichen Gewalt liegt außerhalb eines Hauses. In einer Kneipe, in der der Whiskey so fein mundet, in einem Fernseher, in dem noch einer jeglichen Sehnsucht auf die Sprünge geholfen wird oder in einer Kirche oder politischen Partei oder einem Beruf, wo Gedanken und Gehirne systematisch verformt und verbogen werden, bis sie gar nicht anders können, als in den eigenen vier Wänden ganz schrecklich freizudrehen.

Nein, nicht das Bleiben im Haus ist ein Problem, sondern dieses ständige Hinaustreten auf die Straße. Tritt ein Mensch auf eine Straße, so ist er schon verloren, denn er muss eine Richtung einschlagen, ihm bleibt nichts anderes übrig. Er muss mit dem Schreiten beginnen, denn vier Himmelsrichtungen kennt der Mensch und ist er erst einmal aus seiner Wohnung heraus, so muss er seinen Kopf hierhin oder dorthin wenden. Geradeaus laufen, abbiegen oder – Hohn der Welt! – sich in einen Kreisverkehr begeben, auf einer Autobahn ein- und ausfädeln. Doch wohin führt es? Es führt zu einem Punkt x oder einem Punkt y, an dem es sich nie sonderlich lange aushalten lässt, an dem einem die Sehnsucht, weiterzureisen oder sich doch zumindest treiben zu lassen, nur umso ärger vor die Stirn schlägt. Die Welt ist kugelrund und alle Menschen von gleicher Anatomie und gleichem Geiste, gesteuert von den immergleichen Instinkten, denkst du also. Und dass es kein Argument gibt, die Wohnung zu verlassen, gibt es doch nichts zu sehen und nichts zu erleben, was man nicht längst kennt. Nicht ein Geheimnis, dem auf die Schliche zu kommen ist, denn die Welt ist kugelrund und die Menschen gleichen sich anatomisch. Und wo man auch hingeht, man begegnet vorrangig sich selbst, sei es in Lissabon, sei es in New York, sei es in Paris. Oder auf den Malediven.

Was soll da schon kommen, nach dem Öffnen der Tür? Nichts.

Wer nur zu Hause hockt und der Zeit beim elendigen Verrinnen zuschaut, so heißt es allenthalben, der verschleudere sein Leben. Und so muss der Weg zu einer glücklichen Existenz wohl oder übel über den Zeitvertreib gehen, über die Belustigung, über die Betätigung, über alles, was Zeit abstrakter und abstrakter und dich selbst immer zeitloser werden lässt. Spürst du die Zeit, wie sie dir lähmend und schwer auf den Lungenflügeln hockt, so machst du etwas falsch, sagen die Ärzte und die Lebenstherapeuten. Aber stimmt das? Du hockst mit angezogenen Knien auf deiner Matratze und spürst zum ersten Mal die Zeit. Spürst, wie sie dir wirklich widerfährt. Du stellst dich ihr, bietest ihr gerade durch deine Untätigkeit und durch deinen Entschluss, diesen Raum nie wieder zu verlassen, die Stirn. Deine Entschlusslosigkeit, deine Unentschlossen-, deine Unentschiedenheit – sie kehren sich um, werden zu tragenden Säulen deines neuen Mutes, deiner Lust am Risiko. Diesem Wagnis, deinen eigenen Verstand herauszufordern. Schach mit deinen eigenen Gedanken zu spielen.

Es wird jemand kommen, um zu klopfen. Natürlich wird jemand kommen, um zu klopfen. Du bist nicht beliebt, du bist aber auch nicht unbeliebt, irgendwer wird also schon kommen, um zu klopfen. Cristina vielleicht, die mit ihren langen Volleyballerinnenbeinen mühelos die vier Stockwerke erklimmt und dann – nicht einmal außer Atem – zartbesaitet gegen die Holztür pocht. Sanft deinen Vornamen ruft. Cristina mag es nicht sonderlich, wahrgenommen zu werden, wie alle Frauen trägt sie eine

Scham vor sich selbst dauerspazieren und wenn du es einmal genau überlegst, so ist sie ein Mensch, der ebenfalls wie geschaffen ist, sich in einer Wohnung mit angezogenen Knien auf einer Matratze zu positionieren und den Entschluss zu fassen, nie wieder auch nur einen Finger zu krümmen, bei lebendigem Leibe zu vergehen. So ist Cristina, so bist du und ein so schönes, so unbewegliches Paar hättet ihr sein können. Wäre nicht Cosmin eines Tages unangemeldet an eurem Horizont aufgetaucht, hätte nicht Cosmin sich eines Tages in euer Leben einzumischen begonnen, aus einer puren Langeweile heraus. Oder aber der simplen grausamen Lust, angesichts eines sterbenden Vaters nun doch noch einmal für alle Welt klarzustellen, wer hier der glänzende und wer hier der verglimmende von euch beiden ist. Aber Cristina und du, ihr wart ein flexibles Paar, jederzeit bereit euch zu verrenken, euch auf eine jede erdenkliche Situation neu einzustellen. Bis ihr euch vom einen auf den anderen Tag dann doch nicht mehr ausgehalten habt, Cosmins ewige Avancen und deine Unfähigkeit, ihm Einhalt zu gebieten, euch besiegt hatten. Also hat Cristina ihre Sachen genommen und ist gegangen, nicht zu Cosmin, vermutlich nicht, nein. Aber doch, immerhin und glasklar zu einem anderen Mann. Kommt nur noch ab und zu vorbei, um einen vergessenen, vielleicht noch nicht von dir zertrümmerten Gegenstand zu holen. Und nach dem Rechten zu sehen, wie sie sagt. Da dein Gesichtsausdruck sich so seltsam verändert habe, seit sie nicht mehr bei dir ist, du so abwesend, so entrückt, so vollkommen von dieser Welt wirkst.

So eine ist Cristina und so einer bist du und es ist gut möglich, dass sie über kurz oder lang kommen, klopfen und Einlass begehren wird, um diesen oder jenen Gegenstand nachträglich noch aus deiner Wohnung zu entfernen. Und wie beiläufig einen Blick auf deine dämmerigen Gesichtszüge werfen wird, um sich eine Meinung über dich und dein Werden zu bilden. Doch noch ist es nicht so weit, keine Cristina weit und breit, als hättet ihr euch nie gekannt, als wäre die Zeit nur ein Hirngespinst. Ja als gäbe es gar keine Frauen, die Cristina heißen und zu zärtlichen Berührungen fähig sind. Und als gäbe es auch keinen Cosmin, den du hasst, da er sein kann, wie du niemals sein wirst.

Cristina, 2016

Sechs Stockwerke sind es, dann ist man oben. Ich laufe immer, nutze nie den Fahrstuhl, der mir zu alt, zu klapperig erscheint. Er ängstigt mich. Wie das ganze Haus mich ängstigt. Und dennoch habe ich acht lange Jahre hier gewohnt. Mit ihm. In seiner Wohnung.

Ich weiß, das ist unfair. Denn ich weiß ja, dass er es wirklich versucht hat. Das mit uns. Bin ich gegangen? Oder hat er mich hinausgeworfen? Es gibt Tage, da bin ich mir darüber nicht so ganz im Klaren. Als ich ging, da schien er traurig und erleichtert zugleich. Stand mit in den Hosentaschen vergrabenen Händen neben der Wohnungstür, schaute mich mit wässerigen Pupillen an, machte jedoch keinerlei Anstalten, mich aufzuhalten. Dabei hätte es gar nicht viel bedurft. Ein einfaches: Halt! Das hätte gereicht. Und schon hätte ich meinen Koffer und den vollgestopften Rucksack sinken lassen. Und wäre geblieben.

Aber er hat nicht *Halt!* gesagt. Als ich ging, signalisierten mir seine Augen, sein Mund, sogar seine Stirn allertiefste Verlorenheit und Trauer. Und doch ging kein Zeichen von Halt! von ihm aus. Er stand nur neben der Tür, sah mich an mit seinem traurigen Blick. Ein Blick, vor dem ich mich schon jetzt fürchte, während ich wieder diese mir so vertraut gewordenen sechs Stockwerke emporsteige. Ist es doch der Blick des Hintergangenen. Der Blick desjenigen, der einen jeden Glauben an mich verloren hat.

Ein Blick, der mir noch immer vorwirft, eine geheime, unausgesprochene Leidenschaft für Cosmin zu hegen.

Wann hat das alles angefangen? War es schon so, als wir uns kennenlernten? Ich erinnere mich nicht mehr, wie verwachsen bin ich mit unserer gemeinsamen Vergangenheit in dieser Wohnung. Wie verwachsen bin ich auch mit ihm. Und doch, bei aller Vertrautheit, bei all der Wärme, die mich umfängt, wenn ich nur diese ausgetreten hölzernen Treppenstufen und das abgegriffene Geländer sehe, ist da eine seltsame Fremdheit, eine Ferne, eine Unvereinbarkeit. Ich mache mich auf, steige ein weiteres, diesmal wirklich allerletztes Mal empor zu dem Mann, den ich liebte, den ich mit Sicherheit auch geheiratet hätte, wäre ich nicht rechtzeitig geflohen oder hätte er mich nicht rechtzeitig hinausgeworfen. Ich steige empor zu ihm und fürchte, ihn anzutreffen, ihm in seine großen braunen Augen zu blicken, darin aber erneut nur seine vielen Gedanken an Cosmin zu sehen. Oder noch schlimmer: Ich steige empor, klopfe an seine Tür, er macht auf, ich freue mich bereits, mein Atem geht schnell, das Blut steigt mir in die Wangen, wie es mir acht Jahre lang Tag für Tag in die Wangen gestiegen ist vor Liebe und Verlangen nach ihm – und dann ist es gar nicht er, der die Türe aufmacht. Sondern Cosmin. Cosmin, der sich einfach weigert, aus unserem Leben zu gehen, Cosmin, der uns nicht in Ruhe lassen will. Cosmin, der schöne, der tolle Cosmin, über den wir gestolpert sind mitsamt unserer Liebe und unseren vielen Zukunftsplänen. Der sich eines Tages einfach eingenistet hat in seiner Dachgeschosswohnung, ungefragt aufgetaucht und ebenso ungefragt wieder abgedampft ist, der mich betört und zugleich angeekelt hat mit seinem Lachen, seinem Tanz, seiner Unverfrorenheit, war er doch all das, was sonst nicht anzutreffen war in unserer Dachgeschosswohnung. Und nach dem ich mich sehnte, obschon ich um seine zerstörerische Kraft wusste.

Habe ich alles kaputtgemacht, weil ich Cosmin, aller festen Vorsätze zum Trotz, verfallen bin, so ab und an? Oder ist er schuld, er allein, weil er Cosmin überhaupt erst zugelassen hat, weil er ihn in unsere Wohnung geholt hat? Als ob sie nicht schon für zwei Personen zu eng bemessen gewesen wäre, hat er einfach so eine dritte Person unter unserem Dach zugelassen, bereitwillig immer wieder seinen Platz am Küchentisch geräumt und ihn Cosmin überlassen, ist auf der Couch ein Stück zur Seite gerückt, damit Cosmin sich zwischen uns setzen konnte. Und ist nachts sogar aufgestanden aus unserem Bett, ins Badezimmer gegangen – und erst wieder zurückgekehrt als Cosmin längst fertig war mit mir, als Cosmins Lachen und sein wilder Jubel meine Ohren und sein fester, wollüstiger Griff meinen noch immer vor Lust zitternden Körper verlassen hatte.

Was für eine Liebe soll das bitteschön sein, derart kampflos einem anderen Mann die Frau zu überlassen? Er sagt, er habe gegen Cosmin angekämpft, Tag für Tag habe er sich ihm aufs

Neue in den Weg gestellt, aber das stimmt nicht! Und so es doch stimmt, so hat er es nicht ausreichend genug versucht. Ist lieber in die Leere und die Lethargie abgedriftet, hat sich lieber geschlagen gegeben, anstatt es wirklich mit Cosmin aufzunehmen, ihn beim Schopf zu packen und aus der Wohnung, aus unserem Leben, aus sich selbst herauszuwerfen. Aber er ist immer nur zur Seite geglitten, von dannen gehuscht, sobald Cosmin auftauchte, um mich zu befummeln und zu begrapschen, über mich herzufallen, mir zu geben, wonach ich mich so sehr sehnte, wenn auch nicht durch Cosmin. Doch nicht nur das, auch all das Frankenfelderlachen, das unsere Wohnung nicht oft, aber doch ab und an durchdrang, es stammte letztlich von Cosmin. Im Fernsehen ein Witz, Frankenfelder lachte, ich freute mich mit ihm über den Witz, über die gute Laune in unserer kleinen Wohnung. Doch dann sah ich genau hin und erkannte, dass es nicht Frankenfelder ist, der da lacht, sondern Cosmin. Sehr argwöhnisch hat mich das werden lassen. So argwöhnisch, dass ich Frankenfelder letztlich keine Ausgelassenheit, keine Heiterkeit mehr zutraute und wann immer er eine solche zeigte, Cosmins Fratze durch Frankenfelders Gesichtszüge hindurchstarren sah.

Zu Beginn wusste ich gar nichts von Cosmin. Als ich Frankenfelder kennenlernte, redete er nicht viel und wenn er etwas sagte, so war es in der Regel ein wenig seltsam. Dennoch fasste ich sofort Vertrauen zu ihm, kaum dass ich ihm zum ersten Mal über den Weg gelaufen war, damals, als er sein Studium abbrach, um irgendetwas anderes in Angriff zu nehmen. Etwas, von dem er damals, im Jahr 2005, selbst noch nicht so recht wusste, was es sein könnte. Ich erinnere mich noch, wie er aufgetaucht ist an der Rezeption, mit seinem leicht verwirrten, irgendwie orientierungslosen Gesichtsausdruck. Ich bin es gewohnt, dass allerhand Gestalten an unserer Rezeption auftauchen, so ab und an. Schließlich hat unser Hotel nur drei Sterne und hat ein Hotel nur drei Sterne und steht dazu in einer Stadt, in der es nur so wimmelt vor Hotels und in einer Gegend, in der ansonsten Glanz und Gloria vorherrschen, so bekommt es automatisch den Charakter einer Absteige. Dabei sind wir keine Absteige, im Gegenteil, ein ehrenwertes Haus in dritter Generation sind wir.

Doch unsere Zimmer sind klein, die Aufgänge schmal und unser Lift, ich gebe es zu, hat seine besten Jahre hinter sich. Dafür hat unser Haus noch einen eigenen Charakter, jedes der wenigen Gästezimmer hat meine Mutter individuell gestaltet und dekoriert, wer einmal bei uns übernachtet hat, der kommt immer wieder, gibt es bei uns doch noch eine liebevolle und persönliche Betreuung zu erleben. Warme Ehrlichkeit, die sich niemand antrainieren kann und die sich auch nicht mittels übertrieben adretter Kleidung mal eben so angezogen werden kann. Nein, entweder man ist Hotelier oder man ist es eben nicht, entweder man liebt jeden seiner Gäste – oder man tut nur so. Manchmal, wenn ich des Nachts an der Rezeption stehe, an der auch Frankenfelder schließlich einige Jahre gestanden und Gäste in Empfang genommen und wieder verabschiedet hat, dann denke ich mich zu ihm, in seine Wohnung. Die Wohnung, die für eine Zeit unser beider Wohnung war, in der ich für eine Zeit auch ein echtes Zuhause gefunden habe.

Bis Cosmin auftauchte, Frankenfelders vermutlich erst an unserer Rezeption erwachte Gastfreundlichkeit ausnutzte und alles zerstörte, ein Leben mit Frankenfelder unmöglich machte. An exakt der Rezeption, an der ich nun wieder regelmäßig stehe, weil wir bis heute keinen adäquaten Ersatz für einen wie Frankenfelder haben finden können. Und bis zu jenem Tag, an dem es ihm scheinbar zu langweilig wurde in unserem Hotel, mit uns, vielleicht auch mit mir. Und er sich entschied, einen künstlerischen Lebensweg einzuschlagen, Gedichte zu schreiben und Essays, sich auf Bühnen zu stellen und Teil diverser Ensembles zu werden. Eine, ich kann es nicht verleugnen, keinesfalls abwegige Überlegung, denn kommst du an der Rezeption eines Hotels klar, hast dich über viele Monate hinweg durch alle Einsatzschichten hindurch bewährt, einen jeglichen Menschenschlag zu handlen gelernt, dann bist du reif für die Bühne. Denn wo lernt man die Menschen schon besser kennen als hier bei uns, wo von reich bis arm alles auftaucht? Jeden Moment kann in unserem ehrenwerten Mittelklassehotel die große silberne Schwingtür aufgehen und jeder hereinkommen. Und wenn ich sage jeder, so meine ich jeder. Stehe ich als Frau des Nachts an dieser Rezeption, so habe ich noch immer Angst, aus exakt diesem Grund. Frankenfelder mochte es, ganz vernarrt war Frankenfelder in die Idee, dass die Tür aufgeht und in der Folge alles, wirklich alles denkbar ist. Ob ein schwerreicher Ölscheich mitsamt Entourage eintritt – was einmal wirklich passierte – oder ein wortkarger Mann mit einer ausnehmend herausgeputzten Frau, die sich bedächtig im Hintergrund hielt, während er sofort und in bar bezahlte, was bedeutete, dass das Zimmer nach allenfalls zwei Stunden wieder frei sein und einer intensiven Reinigung bedürfen würde – Frankenfelder liebte die Unvorhersehbarkeit der Situation, in der sich ein des Nachts tätiger Rezeptionist befindet. Selbst die eine Zeit lang durchaus realistische Befürchtung, dass ein Vermummter mitsamt Kalaschnikow und unter lauten *Allahuakbar*-Rufen ein Blutbad anrichten könnte, behagte ihm. Während ich mir in meinen Schichten bis heute in die Hosen mache, kommt nur ein Mann mit dunklem Teint und Vollbart herein. Er kann galant und freundlich nach einem freien Zimmer fragen, der dunkelhäutige Vollbartträger, mit nur einer Hand bearbeite ich seine Anfrage, weise ihm ein Zimmer zu, bitte ihn hölzern sich den Weg nach oben zu seinem Zimmer doch bitte selbst zu bahnen, seine Koffer doch bitte allein zu tragen. Das alles bewerkstellige ich mit einer einzigen Hand, während die Finger meiner anderen Hand sich unter dem Tresen festkrallen, jederzeit bereit den dort postierten roten Knopf zu drücken, den meine Mutter für Notfälle angebracht hat, nachdem sie selbst in frühen Jahren von einem Gast angegangen worden ist, von einem Mann, der eigentlich nur zu nächtlicher Stunde nach unten an die Rezeption geeilt war, um sich lauthals und polternd über dieses und jenes zu beschweren. Der dann aber schnell die Gunst der vorliegenden Situation erfasst hatte. Und anstatt sich weiter lauthals und polternd zu beschweren, lieber lauthals und polternd in meine Mutter eingedrungen war. Daraus bin dann ich entstanden. Das glaube ich zumindest, denn meinen Vater kenne ich nicht, Mutter weigert sich, über ihn zu erzählen. Doch diesen Mann, der kam, um sich zu beschweren und offenbar ging, um ein vaterlos aufwachsendes Kind zu hinterlassen, den erwähnt sie permanent.

Doch lassen wir das, das sind alte Kamellen. Meine Angst vor Männern ist begründet und mehr als kämpfen und mich nicht umbringen kann ich nicht tun, also unterlasse ich jede weitere Überlegung darüber, wie und warum ich entstanden sein könnte. Und warum ich mir manchmal, wenn ich verängstigt nachts allein an unserer kleinen Rezeption stehe, wünsche, dass alle Männer jämmerlich verrecken. Warum ist mir eigentlich egal, Hauptsache sie verrecken, Hauptsache sie sind weg.

Frankenfelder aber war anders und darum liebte ich ihn, wie ich ihn aus dem gleichen Grund noch immer liebe. Von schmaler Gestalt und durch und durch vergeistigt konnte auch er sich nicht sicher sein, wenn er seine Nächte allein an unserer Rezeption zubrachte. Im Gegenteil, in sportlichen Dingen bin sogar ich ihm immer überlegen gewesen. Lief ich alleine die sechs Stockwerke zu seiner Wohnung empor, so war ich flink oben, nicht einmal vollgepackte Tragetaschen konnten mich stoppen. Mit Frankenfelder an meiner Seite wurde der Gang durchs Treppenhaus zur Langwierigkeit. Denn während ich nach 12 Jahren Volleyball- und Schwimmtraining ein Treppenhaus als eine erfrischende Aufforderung zu einer Sprintübung sehe, wird es für Frankenfelder zu einem Bergaufstieg. Sogar Tragetaschen abgenommen habe ich ihm – und musste dann doch zwei Stockwerke höher bereits auf ihn warten, während er sich laut schnaufend das Geländer hochzog. Er erzählte, das erinnere ihn an seine Zeit bei der Deutschen Armee, wo sich bei langen Fußmärschen auch immer ein Kamerad zu ihm zurückfallen lassen und ihm seinen Rucksack und seine Waffe abnehmen musste, den ganzen Krempel für Frankenfelder tragen musste. Ja, so einer ist Frankenfelder, denke ich, während ich kurz davor bin, zum allerletzten Mal dieses Treppenhaus hinaufzulaufen, um meine letzten Sachen zu holen, nach ihm zu sehen. Und so es sich ergibt: ihn ordentlich zusammenzustauchen. Denn so ängstlich ich auch bin, des Nachts mutterseelenallein an unserer Rezeption, in meiner Beziehung zu Frankenfelder bin ich immer die stärkere, die diszipliniertere Person gewesen.

Nun bin ich oben, stehe direkt vor Frankenfelders Tür. Gott gib, dass er allein ist. Mach, dass er nur er selbst ist, niemand anders. Was ich ihm zu sagen habe, duldet keine Zeugen.

Ich klopfe.

Frankenfelder in Hönningstrup, 2017

Du weißt nicht, was für ein Problem du mit Menschen hast, die dich lieben. Und warum du jenen vertraust, die gar nicht erst vorgeben, dich zu lieben. Die ausdünsten, dass sie über ein Gefühl von partieller und temporärer Sympathie für dich nie hinauskommen werden, es auch gar nicht wollen. Cristina, die dich wirklich liebte, hast du irgendwann verachtet. So sehr verachtet, dass du öfter und immer öfter Cosmin hast kommen lassen müssen, um Umgang mit ihr zu pflegen. Cosmin konnte das, Cosmin wollte das. Du aber nicht, wann immer Cristina dir sagte, dass sie dich liebt, hast du aufstoßen müssen und hätte es nicht Cosmin gegeben, Cosmin die Generallösung, wer weiß, vielleicht hättest du dich sogar übergeben in einer solchen Situation. Wahre Liebe ist anstrengend, wahre Liebe erfordert Hingabe, geistige und körperliche Ressourcen müssen angezapft werden, wenn ein Mensch liebt. Ein Aufwand, der sich für viele Menschen lohnen mag, Teil einer Rechnung ist, die aufgeht, ist der Gewinn, der auf den Aufwand folgt, doch groß. Für dich aber ging diese Rechnung nie auf, je mehr du dich angestrengt hast, umso größer wurde die Liebe, die dir entgegengebracht wurde. Und dann standst du da mit dieser Liebe wie mit einem Geschenk, um das du nie gebeten hast. Und für das du kein Regal, keine Kiste, keinen Stauraum hattest. Warum du Liebe nicht kannst, das weißt du nicht, vielleicht lässt sich die Menschheit einfach in zwei Teile trennen, diese, für die Liebe des Unbehagens Lösung ist und jene, für die Liebe des Unbehagens Ursprung ist. Du hast es versucht und es hat nicht funktioniert und nun bist du über 40 und stehst hier mit dem Hund deiner Frau, die dich nicht liebt, dem Hund zweier kleiner Mädchen, die du nicht liebst. Du weißt, dass es für viele Menschen unsagbar daneben klingt, sich eine Lebenskonstellation auszusuchen und aufrechtzuerhalten, die nicht auf Liebe beruht, sondern auf Sicherheit. Doch genau deswegen funktioniert es, wäre da wirkliche, tiefempfundene Liebe zwischen der Frau, den Mädchen und dir, es wäre der Anfang vom Ende. Die Mädchen zu lieben, deren Vater man nicht ist, eine Frau zu lieben, die die weibliche Liebe zu Männern als größte verbliebene Frauenidiotie entlarvt hat und von Mädchen und Frau geliebt zu werden, obschon es dich nur anstrengen und abnerven würde, die große Katastrophe wäre vorprogrammiert. Eine Katastrophe wie sie ein halbes Dutzend Mal jährlich in den Nachrichten stattfindet, wenn ein so fahrlässig auf Liebe aufgebautes Konstrukt aus den Fugen gerät, der Mann erst kurzen Prozess mit seinen Lieben, dann mit sich selbst macht. Viele würden die Beziehung zwischen dir und deiner Frau als traurig klassifizieren, doch was ist daran traurig, wenn man friedlich zusammenlebt, viel und oft lacht, sich gegenseitig Halt und Sicherheit gibt, sich gegenseitig davor bewahrt den Boden unter den Füßen zu verlieren. Deine Frau weiß, dass du lieber selbst verreckst, als ihr oder den Mädchen auch nur ein Haar zu krümmen – denn dazu fehlt es dir an Liebe – wie auch du weißt, dass deine Frau lieber dich verrecken sähe, als sich auch nur ein einziges Mal in ihrem Leben auch nur eine Nuance auf einen Mann zuzubewegen, sich für einen solchen krumm zu machen. Es fehlt ihr an Liebe dazu. Warum vor bald 200 Jahren die Liebeshochzeit populär wurde, leuchtet dir ein. Warum sie es heute noch immer ist, wirst du nie verstehen.

Wenn nur der Hund nicht wäre, dieser verdammte Köter. Denn der liebt. Oh und wie er liebt. Die Mädchen, die Frau, dich. Verlässt du das Haus, begibt er sich tief geknickt unter den Wohnzimmertisch, schaut mit gramgebeugtem Hundeblick hinaus in seine Welt, jault leise vor sich hin. Kehrst du zurück, erwartet er dich schon ganz aufgeregt an der Tür, die langen Schlappohren schlagen ihm um den Schädel, die feuchte Zunge waschlappt wild durch die Luft, ein Hecheln und ein Keuchen, ein Kläffen und Springen ist das. Zehn lange Minuten kriegt sich die Dreckstöle nicht mehr ein vor Freude, weil du nach deinem ihn so zermürbenden Abgang nun wieder in der Türe stehst. Du warst nur kurz zur Mülltonne, in Pantoffeln und T-Shirt, das das doofe Vieh, so ganz ohne Zeitempfinden und Plausibilitätsprüfungen, es wähnte dich tagelang weg, hatte dich schon verschollen und für alle Zeiten verloren geglaubt und führte sich bei deiner Rückkehr, keine zwei Minuten später, dementsprechend auf.

Der liebt dich wahrscheinlich so, weil er dich liebt, sagt die Große nach einigem Nachdenken und die Kleine nickt anerkennend mit dem Kopf, immer offen für die Weisheiten ihrer älteren Schwester. Du selbst hattest, als sie das sagte, am Wohnzimmertisch gesessen und deine Briefmarkensammlung betrachtet. Natürlich ist kaum ein klassisches Hobby so sehr dem Untergang geweiht wie das Sammeln von Briefmarken und auch du hast es genaugenommen nicht wieder neu aufgenommen. Als du jedoch hier eingezogen warst, hatte deine Frau darauf bestanden, dass du neben deiner Kleidung und Wäsche nur einen kleinen Karton persönlicher Habseligkeiten mitbringst. Eine Forderung, die dich vor große Probleme stellte, da du alle Habseligkeiten in deiner letzten festen Bleibe, dort in der Dachgeschosswohnung in der Fremde, nach und nach verschrottet und entsorgt hattest. So dass dich nun die Sorge trieb, dass du nicht einmal diesen einen kleinen Karton mit Persönlichkeit vollkriegen würdest, was deiner Frau gewiss auffallen und sie sehr stutzig machen würde. Also hattest du dich, ein wenig panisch, im Keller deiner Mutter umgesehen, hattest die sechs kleinen Alben entdeckt und sie als einziges Zeugnis von Ich mit in den Haushalt der Frau geschleppt. Zwar hattest du das Sammeln von Briefmarken vor 30 Jahren eingestellt und nichts brachte dich dazu, mit einem solchen Blödsinn wieder anzufangen, aber als du feststelltest, dass deine Frau kein bisschen stutzig wurde, als du nur diese kümmerlichen Alben als Persönlichkeitsnachweis anschlepptest, einfach weil sie sich kein Stück für dein gestern oder deine Persönlichkeit interessierte, da warst du froh, dass ausgerechnet diese überflüssigen Alben diesen Charakterzug deiner Frau so überdeutlich zutage förderten. Und wieder hattest du dich ein klein wenig in sie verliebt für ihre Fähigkeit, dich nicht zu akzeptieren als das, was du bist, sondern dich bereits als das anzuerkennen, was du sein möchtest: frei von dir selbst.

Du hattest also am Tisch gesessen und in deinen Alben geblättert, gibt es doch kaum eine bessere Möglichkeit als Briefmarken, um festzustellen, wie emanzipiert man von sich selbst schon ist. Wenn du im Album blättertest, so konnte es passieren, dass du dich vier oder fünf Seiten lang nur über Farben, Zahlen und Zähne freuen konntest, ganz selten auch einmal über einen verblassten Stempelabdruck. Es gab jedoch auch Tage, da warst du nicht gut, da erblicktest du beispielsweise die besonders schönen Marken der DDR, die immer viel gelungener waren als die aus der Bundesrepublik. Und eh du dich versahst, dachtest du darüber nach, warum ein gern als Terrorregime benannter Staat nur so wundervolle Briefmarken hervorbringen konnte, derweil die freiheitliche Bundesrepublik eine Aussagelosigkeit nach der nächsten in Umlauf brachte. Und noch während du über für und wider die Herausgabe schöner Briefmarken nachdachtest, bemerktest du, dass das auch schon wieder politisch war, schnell klapptest du das Album daher zu an solchen Tagen. Besonders schön waren auch die Marken aus Kuba, immer formvollendet kräftig bunt. Und kamst du zu den Marken, auf denen das Konterfei von Che Guevara oder Castro zu sehen war, dann musstest du manchmal noch dümmlich vor dich hingrinsen, denn zwei der größten Homosexuellenfeinde und Minderheitenlagerkonstrukteure der Weltgeschichte als derart verehrte Ikonen der Linken sehen zu dürfen, versorgte dich mit einem derart wundervoll-ekligen Gefühl, rechtzuhaben, dass du das Album auch hier schnell zuschlugst, bevor du in die unschöne Lage kamst, Gedanken darüber anzustellen, warum Menschen auf Demonstrationen für Frieden und Menschenrechte bis heute Che-Guevara-Shirts tragen.

Und während du also am Tisch gesessen hattest, hatte der Hund angefangen, wie wild um deine Beine zu streichen, und die Große hatte das mit der Hundeliebe für deine Person gesagt, du hingegen hattest dir überlegt, dass es wohl an der Zeit wäre Gassi zu gehen. Ob nun du mit dem Hund oder der Hund mit dir, das ist einerlei, der Drang, mal ordentlich auszutreten, war in ihm wohl nicht weniger vorhanden als in dir in dieser Situation. Und so hattest du die Mädchen angezogen, hattest dir die Hundeleine geschnappt und keine 15 Minuten später wart ihr schon in dem kleinen angrenzenden Waldstück gewesen, dem Forst von Hönningstrup. Und der Hund war wie von Sinnen umhergehopst, zunächst vermutlich, weil die Blase noch voller Urin gewesen war, nach dem Wasserlassen vermutlich, weil die Blase nun ohne Urin gewesen war. Einen Grund, dämlich durch die Gegend zu springen, dich dauernd anzuspringen, dir freudig erregt seine Dauerliebe auf für Köter so typisch anbiedernde Weise entgegenzubringen, fand sich immer für das Tier. Und wie der Hund so flummihaft immer wieder auf dich zusprang und die Große wiederholte, dass er dich wohl einfach liebe und die Kleine wieder wissend mit dem Kopf nickte, da hattest du auf einmal das Gefühl gehabt, in einem ganz schlechten Film zu sein. Gar nicht lange, fünf Minuten nur, vielleicht auch zehn Minuten, mit den Kindern und der springenden Dreckstöle im Forst von Hönningstrup, kurz nachdem er sich in die Büsche geschlagen, sich entleert und wieder zurückgekehrt war, springend, hechelnd, sabbernd. So voller Freude über dich und dein simples Dasein im Forst von Hönningstrup war das Getier gewesen, dass dich der Drang überkam, dir mit dem Zeigefinger unter der Nase entlangzustreichen, mit der Hand eine geschwungene Bewegung vor der Stirn zu vollziehen und dir danach mit der Spitze des Zeigefingers auf den Schädel zu tippen. Die lieben Kinderchen unter einem Vorwand schon einmal auf den kurzen Weg nach Hause zu schicken, abzuwarten bis sie um die einzige kleine Biegung herum waren. Dann die Ärmel hochzukrempeln, vor dich hinzuraunen: Na, wenn es denn der Wahrheitsfindung dient.

Frankenfelder allein in seiner Wohnung, 2016

Es sind die Lebenszeichen, die dir mit den Jahren zu Propheten deines nahenden Todes geraten sind. Anrufe auf deinem Handy, hinterlassene Nachrichten auf deinem Anrufbeantworter. Fragen, einige besorgt, viele anklagend. Aufforderungen, einige unberechtigt und aus der Luft gegriffen, viele wohl durchdacht, wohl platziert, aus gutem, sogar für dich nachvollziehbarem Grunde erhoben.

Die Menschen wollen zurückgerufen werden, so hattest du bereits als junger Mensch festgestellt. Rufst du einen Menschen nicht zurück, so beginnt er, dir Ultimaten zu stellen, droht mit Kriegserklärungen emotionaler oder auch juristischer Art. Rufst du nicht zurück, so sind selbst die wohlmeinendsten aller

Menschen gewillt, es als Akt der Dreistigkeit zu empfinden. Als charakterliche Lumpenhaftigkeit und Niedertracht.

Doch du konntest sie nicht zurückrufen. Betrachtetest Tage nach deinem letzten Ausritt mit Cosmin dein Handy, sahst die vielen eingegangenen Anrufe, die vielen nicht abgehörten Nachrichten. Und wie von Geisterhand gewürgt begann sich deine Kehle zusammenzuschnüren. Heldenmut hätte es erfordert, die Nachrichten abzuhören. Und ein Gott hättest du sein müssen, um dich all diesen Anrufen stellen.

Nicht, dass du es nie versucht hättest. Oh doch, das hast du. Doch die Lehre, die du aus diesen Versuchen gezogen hattest, war, es künftig zu lassen.

Mit Argwohn betrachtetest du dein Handy, das dir in diesen Tagen zum Symbol deines Scheiterns wurde. Du trugst es pflichtgemäß und einem modernen Menschen gleichend in deiner Hosentasche mit dir herum. Und spürtest es bei jedem Schritt, holtest deine beginnende Paranoia aus den nebulösen Windungen deines Hirnes und aus dem Reich der Abstraktion nicht zuletzt auch dadurch ins Hier und Jetzt.

Trägst du dein Handy bei dir, so wurde dir klar, so werden sie dich kriegen. Selbst wenn du ihre Anrufe weiterhin nicht beantwortest, auf stur schaltest, werden sie dich kriegen.

Wer *sie* sind und warum *sie* dich kriegen wollen sollten, es war dir einerlei. Da war etwas und es war hinter dir her. Trachtete dir nicht nach dem Leben, durchaus aber nach dem Verstand.

Geht einem Menschen der Verstand flöten, so zerhaut es ihm zunächst die Wertmaßstäbe. Direkt im Anschluss zerfließen die Koordinaten eines gesitteten, eines auf wiederkehrende Handlungen und festgelegte Uhrzeiten basierenden Lebens. Bis er schließlich in sich selbst zu schwimmen beginnt.

Oh, doch, und wie du es versucht hast. Hattest einen Anrufer zurückgerufen, hattest auf eine Forderung, auf eine Anklage reagiert. Hattest deinen Anrufbeantworter abgehört und dir strukturierte und wohldurchdachte Notizen gemacht, einen kleinen Gesprächsfaden angelegt, einen Plan über etwas, das du für einen sinnvollen und konstruktiven Austausch unter Menschen erachtetest. Hattest dann mit zitterigen Fingern die Nummer gewählt, das drei- oder auch vierfache Tuten tapfer durchstanden – und warst dann in dich zusammengefallen, kaum dass dein Gegenüber das Telefonat angenommen hatte. Hattest ein wenig gestammelt und inmitten deiner Sätze waren da plötzlich diese langen Pausenblöcke aufgetreten, diese Sekunden toter Luft, in die du direkt hineinfielst wie ein Flugzeug in ein jäh auftauchendes Luftloch. Herzlich irritiert hatte es dein Gegenüber, dich derart desolat daherreden zu hören, gelacht hatte der eine, erbost reagiert der andere. Der Vorwurf des Alkoholmissbrauchs, wie oft hast du ihn entgegennehmen müssen in jenen Situationen, in denen sich deine Sprache verflüchtigt hatte, du nach Worten rangst und zu Cosmin wurdest.

Wissen die Menschen nicht mehr weiter mit einem, begegnen sie im Kontakt mit einem anderen Menschen der eigenen Kleingeistigkeit, so beginnen sie stets zu attestieren. Unprofessionalität im beruflichen, Alkoholmissbrauch im privaten Bereich. Plumpe pauschal in die Luft beförderte Ausredensschatullen unbeweglicher Geister sind das.

Nein, dein Zurückrufen machte alles nur noch schlimmer, klärte nichts und häufte dafür weiteren Ärger auf den bereits bestehenden Missverständnisberg, der mit jedem Kommunikationsversuch nicht nur höher, sondern auch lockerer wurde. Um dann, nach einem weiteren mentalen Ausritt deinerseits, gleichsam von dir selbst losgetreten zu werden. Als Lawine über just jenes Tal zu kommen, in das du dich nach deinen mentalen Ausritten aus einer tief in dir angelegten Schutzbedürftigkeit heraus zurückzuziehen pflegst. Also hattest du dein Handy zu ignorieren begonnen. Und es schließlich weggeworfen.

Dass man dich nie erreicht, hattest du dir schließlich eine ganze Weile anhören müssen. Und auch wenn du es gar nicht vorgehabt hattest, bereits vorsorglich zusammengezuckt warst ob dieses weiteren Vorwurfs, wurde dir seltsam leicht zumute, wann immer du jemanden stöhnend deine Nichterreichbarkeit thematisieren hörtest. Wie schön müsste es sein, so hattest du also überlegt, von niemandem gekannt, von niemandem gesucht zu werden. Keine Freunde zu haben.

Und der Gedanke, eine vermisste, eine spurlos verschwundene, eine vom Erdboden verschluckte Person sein zu können, hatte dich zu wärmen begonnen.

Du weißt, dass es nur deine Schuldgefühle sind, die dich zu einer derart verfolgten Person machen. Die dich dazu bringen jenen, die dir ans Leder oder dich zumindest belehren wollen, recht zu geben. Woher das alles kommt, wieso du an manchen Tagen erwachst und dich selbst nur noch hängen sehen willst, das weißt du nicht. Irgendwas in dir rief irgendwann diesen Wunsch nach Selbstzerstörung hervor. Als ginge es darum, Beweise für deine Gesellschaftsuntauglichkeit zu sammeln, bewegst du dich seitdem durch dein eigenes Leben. Findest du keine Anstößigkeit an dir, so entfachst du sie selbst. Und je offensichtlicher an den Haaren herbeigezogen sie ist, umso besser.

Ja, du bist bereit, Sachverhalte zu kreieren, kunstvoll, nur um Gründe zu haben dich selbst als abstoßend zu empfinden. Dabei bist nicht du abstoßend, sondern die Welt dort draußen ist es, die Menschen, die sogenannte Gesellschaft. Für sich allein ist der Mensch gar nicht so übel, denkst du, auch du bist ein guter, ein besonnener, ein friedfertiger Mann, wenn du mit dir allein bist, niemanden siehst und niemandem zuhören musst, befreit bist von den unsinnigen Taten und dem erbärmlichen Gequatsche anderer Menschen. Erst in der Gegenwart anderer wird der Mensch zur Höllenmaschine, fährt seinen Dreizack und das Hackebeil aus, da er sich seines eigenen Opferstatus gewahr wird. Da er die reale Gefahr, verschluckt oder abgedrängt zu werden, minütlich am eigenen Leib erfährt. Ist er jedoch allein, nur mit sich und seinen Gedanken, umgeben von nichts anderem als vier Wänden, dann fällt all das ab von ihm. Der Mensch wurde nicht zur Krone der Schöpfung, da er sich über alle anderen Lebewesen erhoben hat, nein, er wurde es, da er sich in permanenter Gesellschaft mit seinen Artgenossen befindet und befand und sich über sie erheben wollte. Der Mensch erhob sich über den Menschen, dass er sich damit auch über die Katze, das Schwein und das Reh erhob, das war Zufall, das war ein Nebenprodukt des tiefen Argwohns seiner eigenen Geschwister gegenüber.

Aus purer Notwehr wurde der Mensch zur Krone der Schöpfung, aus purer Notwehr hat er sich von der Natur entkoppelt, aus Furcht vor seinem Nächsten, dem er allüberall begegnet, mit dem er sich allüberall auseinandersetzen muss. Ist der Mensch mit sich allein, so ist er friedfertig, jeder Mensch kann in seinen Schädel schauen und bestätigen, dass nicht er der Unhold ist, sondern die anderen, dass nicht er das Grausen über die Menschheit und damit über den Planeten bringt, sondern die anderen. Und ausnahmsweise handelt es sich bei diesem Gedanken nicht um Bigotterie, nicht um fahle Selbstbeweihräucherung, nein, es stimmt, einzeln und nur für sich genommen ist ein jeder Mensch sanft und gut. Und kommt erst in Gesellschaft anderer auf krumme Ideen, gelangt erst durch die Gegenwart eines Artgenossen auf verdrehte Überlegungen. Nicht hinaus auf die Straße und unter seinesgleichen gehört der Mensch folglich, sondern in Einzelhaft genommen, abgesondert, isoliert. Eine Religion müsste es geben, so überlegst du, die den Menschen verbietet, Handel zu treiben. Eine Religion, die jegliche Kommunikation, jeglichen Austausch untersagt. Sicher, es gibt bereits spirituelle Strömungen, die das Schweigen, die Entbehrung und die Einsamkeit als hohes Gut betrachten, doch das reicht noch nicht, ist nicht konsequent genug. Soll der Mensch doch reden, wie ihm der Schnabel gewachsen ist, dafür hat er ihn ja, den Schnabel. Und soll er doch fressen und saufen und onanieren wie er möchte, seinen Körper zum Spielplatz seiner Triebhaftigkeit werden lassen. Nichts ist dagegen einzuwenden, gar nichts, solange er es in Abgeschiedenheit vollbringt, derart fern von anderen Menschen, dass aus seinem Quatschen fruchtbare Dialoge mit sich selbst werden, er beim Abendessen lustvoll und aufrichtig nur noch sich selbst zuprostet und beim Griff an die eigenen Genitalien nur noch an sich selbst denkt, sich selbst findet. Ja, der Mensch ist gut, vollkommen ist er, tief in sich drin. Doch er sieht sich nicht mehr. Wie auch, wenn er sich permanent der Gesellschaft anderer Menschen aussetzt, mit denen er um dieses und jenes zu ringen hat? Zu einer großen Menschen- und Lebenskunst ist es erkoren worden, sich in sein Gegenüber hineinversetzen zu können, die Leiden dessen nachzuempfinden, den man schlägt und demütigt und die Freude derer, die man herzt und knuddelt. Empathie sei erstrebenswert, heißt es allenthalben. Dabei fängt er doch genau damit an, der Wahn der Welt, denn wer sich in einen anderen Menschen hineinversetzt, der verlässt den eigenen Schädel und den eigenen

Körper. Im wahrsten Sinne des Wortes fortwährend *außer sich* ist der Mensch in freier Wildbahn, schaut auf der Suche nach Lösungen hinaus aus seinem Körper anstatt hinein. Und hat sich gerade dadurch gleichsam aus der Natur heraus bugsiert, sich von sich selbst fort evolutioniert, sich ausschließlich nach außen hin emporoptimiert, derweil es ihn in seinem Inneren kleiner und immer kleiner hat werden lassen, er verkümmert ist in sich drin.

Sei es nun eine Gottheit oder lediglich ein Funke – alle Antworten, die du brauchst, die befinden sich längst in dir. Du siehst sie nur nicht mehr, da sie verschüttet worden sind von eintausend Gesprächen, zehntausend Begegnungen und hunderttausend von außen an dich herangetragenen Dingen. Alles das lastet nun auf dir, hat sich auf deiner Haut abgesetzt und sickert dir nun langsam und zähflüssig in dein Gewebe, bahnt sich seinen Weg in deinen Organismus, deinen Blutkreislauf. Würdest du dir genau jetzt, in diesem Moment, die Pulsadern öffnen, Blut träte heraus, aber nicht dein Blut, sondern Gesellschaftsblut, eine vor sich hin gärende Mixtur, gebraut in all den Momenten, in denen deine Mitmenschen auf deine Haut trafen, es zu einer Reaktion kam.

Eine Dialyse wäre notwendig, um dein Blut wieder dein Blut werden zu lassen, dich von dieser Fremdbestimmung zu kurieren, die sich durch deine Adern und deine Venen schiebt, von deinem Herzen bis in dein Gehirn gepumpt wird. Einmal ordentlich entschlacken müsstest du, eine richtiggehende Menschheitsentschlackung durchführen, den Kopf freikriegen und lernen, nur noch dich zu sehen, nur noch dich zu fühlen. Den Egoismus wieder salonfähig machen müsstest du, denn siehst und fühlst du nur noch dich selbst und schottest dich ab von deinen Artgenossen, dann entziehst du ihr einen ersten Kriegstreiber, ergibt Krieg doch immer nur unter Menschen Sinn. Und tut es dir jemand gleich, wären es bereits zwei Kriegstreiber weniger auf Erden. Und baut ihr eine Religion oder formt doch zumindest eine Geisteshaltung oder Gesellschaftsströmung aus diesen Überlegungen, so wird zwangsläufig eine große Friedensmission daraus werden, so beschäftigt wie sie alle plötzlich nur noch mit sich selbst sein werden. Würde jeder Mensch deinem Vorbild folgen, sich der Gesellschaft entziehen, sich einigeln, seine Tür verbarrikadieren, jegliche Kommunikation, jegliche Mittäterschaft an diesem und jenem einstellen, es würde ihn – da kann es keinen Zweifel geben – von den Mitmenschen entfremden, der Natur dafür jedoch wieder näherbringen. Ein ganz neuer Menschentypus würde entstehen und man könnte ihn den *Blaublütigen* nennen. Denn wie dereinst die Adeligen, würde dieser neue Menschentyp ein Hinaustreten so gut es geht vermeiden, sich unter Planen und Schirmen abducken. Er würde in seiner kargen Wohnung hocken und immer blasser werden. Regelrecht von seiner Haut abblättern würde der ganze Gesellschaftsschmutz und darunter zum Vorschein käme alabasterweiße Porzellanhaut, so zart und rein und durchlässig, dass die Adern dieses neuen, durch seine edle Geisteshaltung durchaus aristokratisch zu nennende Menschen, sichtbar werden. Das wenige Sonnenlicht, das durch die Ritzen seiner hinuntergelassenen Jalousien dringt, wird sich auf der Haut dieses neuen Aristokraten brechen, das langwellige Rot wird von seinem Körper absorbiert, das kurzwellige Blau hingegen reflektiert werden.

Schaut er dann in einen Spiegel, dieser neue Mensch, so wird er befriedigt feststellen, dass nunmehr nur noch blaues Blut in seinen Venen fließt. Wird erleichtert feststellen, dass er sein Ziel erreicht, dass er die Gesellschaft erfolgreich aus seinem eigenen Körper ausgemerzt hat. Nunmehr nur noch er selbst ist.

Nur noch er selbst.

Cosmin, 2015

Reich mir ein Bier, Freund! Und erzähl mir nicht, es würde mir nicht guttun. Denn erzählst du mir, dass es mir nicht guttun würde, dieses Gesöff, dass ich mir hier seit vielen Stunden pausenlos durch den Rachen in den Magen spüle, so zeige ich dir mein Gesicht. Und du wirst sehen: Ich bin ein Lachender!

Also wag es nicht zu behaupten, dieses Bier, das neunzehnte oder zwanzigste oder einundzwanzigste seiner Art an diesem Abend, in dieser Nacht, an diesem frühen Morgen, tue mir nicht gut. Denn schaue, was ich jetzt treibe, nun, wo du es wagst, die prinzipielle Nichtbekömmlichkeit von Alkohol ins Feld zu führen: Ich springe herum! Jaha, schau nur hin, reibe dir verwundert die Augen! Wir befinden uns mitten in der Stadt, das berufstätige Pack latscht uns missmutig und aufgebraucht vor der von Trunkenheit verklärten Linse herum. Doch ich weiche aus, ich springe umher. Ja, schau genau hin, Freund mit dem Bier in der Hand und einem zweiten Bier, meinem Bier, in der Plastiktüte: Ich springe! Springe lachend links und rechts und wieder links und wieder rechts vorbei an den Herren mit den Hüten und den Trenchcoats und den Aktentaschen, rufe: *Hoppala*, Verzeihung, werter Herr mit Hut und Mantel und Aktentasche, fast hätte ich Sie umgesprungen! Und springe auch vorbei an den Frauen, wobei ich ihnen natürlich etwas weniger beflissen ausweiche bei meinen wilden Sprüngen, wir verstehen uns, werter Freund, nicht wahr? Ha, ja, wir verstehen uns, nippe du an deinem Bier, mach mir meines schon einmal auf, ich springe noch ein wenig hier auf dem Bürgersteig herum, juble laut, grüße Trenchcoat-Herren, touchiere breithüftige Damen, rufe: Na, hoppala, die Dame, angeditscht die Dame!

Sage also nicht, es würde mir nicht guttun, das Bier, denn weißt du, nun, da wir schon seit Stunden trunken durch diese Stadt ziehen, kann ich es dir sagen: Meinen Alten zerlegt gerade der Krebs und mein eigentliches Ich hockt stumpfsinnig und lethargisch in seiner Bude, traut sich nicht mehr heraus. Und erzählst du ihm einen Witz, so glotzt er nur stumm aus der Wäsche. Und klingelt in seiner Wohnung das Telefon, so zuckt er zusammen, geht aber nicht ran. Aus einer solchen Familie stamme ich, fremder Tölpelfreund! Aus einer Untergeher-Familie! Und gib es zu, hättest du das gedacht, als du mich antrafst, am Tresen, auf der Tanzfläche, im Park, wo auch immer es war, ich weiß es nicht, kenne dich nur als den, der seit Stunden neben mir herläuft, mir ein Bier nach dem anderen reicht. Also: Hättest du das gedacht, dass ich aus einer Trauerkloß-Familie stamme? Nie und nimmer hättest du das gedacht! Wie ich vorhin auf die Hure zuging, dieses so wunderbar verkommene, dieses so glorios attraktive Vieh, auf sie zuging und rief: Nüttchen, Nüttchen sag einmal! Und sie wollüstig ihren drallen

Leib an mich schmiegte und hauchte: 200, weil du es bist, Süßer! Und ich, der süße Cosmin, ziehe einen 500er aus meinem Portemonnaie, schiebe ihr den Schein in den Ausschnitt und raune: Allein dich hier stehen zu sehen, im Vorbeigehen dein betörendes Parfüm wahrzunehmen und dich bei deinem kraftvoll hüftbetonten Katz-und-Maus-Spiel mit den verschämt und doch so rettungslos lüstern vorbeieilenden Männern bestaunen zu dürfen, das ist mir 500 wert! Und das Nüttchen schnalzt mit der Zunge, schürzt die Lippen, flüstert: Oh lala, mein Süßer, dafür bekommst du eine Sonderbehandlung!

Und ich spreche: Nüttchen, Nüttchen, dich hier stehen und pulsieren zu sehen, dich hier stehen und deine Weiblichkeit feiern zu sehen, das ist mir Lohn genug, nimm die 500, wir sind quitt!

Und dann ließ ich die Hure stehen und zog dich hinter mir her und jubelte wild in die Nacht hinein wie einer, der die Taschen voller Geld hat, dabei habe ich das nicht, nicht einen Cent habe ich in den Taschen, wüst und leer ist mein Bankkonto, doch wenn es etwas gibt, dass ich diesem Leben schulde, so ist einer Hure zu huldigen, ihr einen großen Schein zwischen die fetten Titten zu schieben, als wäre es mein Gemächt und mich dann umzudrehen und sie unbefingert und unbegrapscht stehen zu lassen, als wäre ich Richard Gere, der silberhaarige Millionär und das holde Nüttlein Julia Roberts. Sag schon, Freund, war das nicht eine Aktion, war das nicht ein Fest? Mit ihr ins nächstbeste Dreckskämmerlein zu rennen, ihren prallen Arsch gegen eine versiffte Tapete zu pressen und zu stoßen, als wären Teufel und Heiland gleichzeitig hinter mir her, ja, das wäre möglich gewesen, doch es ist doch nicht das Leben, Freund! Das Leben ist das Verbraten und Vertrödeln und Verjuxen. Also gib mir endlich mein Bier, ich habe keinen Durst und es schmeckt mir nicht einmal, dieses Geplörre, doch reiche es mir dennoch, denn ich bin der süße Cosmin, die Nutte hat es gesagt, das ist der Beweis, ist die Nutterei doch die letzte aufrichtige Branche, die die Menschheit vorzuweisen hat. Denn sagt eine Nutte, dass sie mit dir ins Bett geht, so kannst du ihr vertrauen, so stimmt das auch! Und sagt eine Nutte, dass sie für Geld alles tut, dann ist auch das wahr. Als hochanständig sind Nutten deswegen zu bezeichnen, die einzige Menscheninstanz, auf die sich in körperlicher sowie materieller Hinsicht bauen lässt! Also ehre ich sie, ehre ihre Aufrichtigkeit und ihre Weiblichkeit mit dem größten Schein, den ich mir aus den Rippen leiern kann, auch wenn das zur Folge hat, dass der süße Cosmin bis zum Monatsende nichts mehr zum Fressen bekommt, weil er sich nicht einmal ein Brötchen mehr leisten kann, egal, Freund, denn das ist morgen oder übermorgen und jetzt ist jetzt, also reiche mir mein Bier, schau her, springend und jubelnd komme ich auf dich zu, nehme einen großen Schluck und nun balanciere ich die Flasche auf meiner Stirn, schau her, nein, schaut alle her! Kommen Sie, erleben Sie – Cosmin, der Artist!

Also, Freund, sag schon, dass du dich geirrt hast, als du meintest, dass ich komisch sei, dass ich auffällig sei, dass ich erschreckend sei, denn du weißt, dass ich das nicht bin! Ich bin Cosmin, der Süße, bin Cosmin, der Erleuchtete, bin Cosmin, der Spritzige, bin Cosmin, der Eloquente, bin Cosmin, der Tiefblickende. Habe die Weisheit mit einer großen Schaufel gefuttert und alsdann den Stein der Weisen entdeckt. Jaha, schau nicht so, Freund, ich habe ihn entdeckt, ich Cosmin, Spross einer Trauerkloß-Familie, habe den Stein der Weisen gefunden. Und kaum hatte ich ihn gefunden, habe ich ihn auch schon – stibitzt! Und dann, und dann habe ich ihn aufgegessen. Nun trage ich ihn in meinem Leib, den Stein der Weisen. Na los, komm her, gerne öffne ich dir mein Hemd, mein Freund. Ja auch hier in aller Öffentlichkeit. Komm her, streichel meinen Bauch, auch wenn die Trenchcoat-Herren und die Hüft-Frauen sich wundern, lass sie doch, sollen sie mich doch für schwanger und dich für den stolzen Vater halten, wenn du derart vor mir in die Hocke gehst wie jetzt und mir über die Wampe streichst. Und halte ruhig auch deinen Schädel gegen meinen Bauchnabel, na los, press dein Ohr gegen meine Bauchdecke. Und, hörst du es, hörst du ein Rumpeln und ein Pumpeln? Das ist er, Freund! Das ist der von mir verspeiste Stein der Weisen! Kannst du ihn verstehen, begreifst du die Botschaft, die er dir durch meine Bauchdecke hindurch mit auf deinen Weg gibt? Springe durchs Leben, sagt er. Mach es wie der süße Cosmin, sagt er, springe jubelnd durch die Gegend, höre auf mit diesem bescheuerten Laufen, stell dein

Schreiten ein, vernachlässige dein Schlendern. It's jumping time!

Genau so Freund, so ist es gut, aber spring noch höher, spring noch weiter, ich weiß du kannst es, als ich anfing zu springen, sprang ich auch nicht so hoch und weit wie jetzt, als ich begann zu springen, dachte ich, ich könnte vielleicht stürzen und mir das Genick brechen, aber weißt du was, Freund? Das geht gar nicht, man kann nicht springen und sich das Genick brechen, das geht anatomisch gar nicht, denn wer springt, der fliegt und wer fliegt, hat Luft um sich herum, wo zum Teufel soll man sich da also das Genick brechen? Komm, lass uns zum Bankautomat dort drüben hinüber springen, ich will doch mal sehen, ob ich der alten Blechkanüle nicht doch noch einen großen Schein abtrotzen kann, um ihn gewinnbringend unters Volk bringen zu können, in einen Penner, einen Punk oder meinetwegen auch einfach nur einen Gully zu investieren. Hast du schonmal 500 Euro in einen Gullydeckel geworfen, Freund? Das tut man nicht, oder? Und warum tut man das nicht? Siehst du, so richtig weißt du es auch nicht, Freund, stammelst was von Blödheit und Ruin und gesellschaftlichem Abrutschen und hungernden Kindern in Afrika, bleibst dabei aber so abstrakt und absurd, dass es schon als Comedy zu bezeichnen ist, ich mich wiehernd schütteln möchte. Man tut es nicht, weil man es nicht tut, das ist schon die ganze Wahrheit, der ganze Grund. Also lass es uns versuchen, lass uns hinter den Vorhang des Lebens schauen, einen 500er in den Gully dort vorne werfen und ihm dann hinterherhorchen. Wir legen unsere Ohren aufs Gitter und dann lauschen wir dem Verschwinden des Geldes.

Also, Freund, hottehüh, hottehüh, auf die Plätze, fertig, los – springen wir zur Bank, auch wenn uns das Bier dabei aus den Flaschen hüpft. Wer als erstes einen 500er in den Gullydeckel dort vorne gesteckt hat, der hat gewonnen.

IM Krebs, Frankenfelder, Cosmin und Cristina, 2016

Versammelt stehen wir in Frankenfelders Wohnung. Stehen um Frankenfelder herum. Starren ihn an. Fordern Antworten. Um es zu Ende zu bringen.

Es ist an der Zeit.

Also stehen wir um ihn herum. Mit erhitzten Gesichtern, schweißdurchtränkten Achselhöhlen, hochgeschobenen Hemdsärmeln. Starren, nein, stieren ihn an. Mit Recht. Gieren wir doch nach Antworten, von denen wir wissen, dass nur er, Frankenfelder, sie uns geben kann.

Und er? Steht stammelnd und brabbelnd dort. Wankt von links nach rechts, stakst von einem Fuß auf den anderen. Findet keinen Tritt. Schweißdurchtränkt nicht nur sein Hemd, schweißdurchtränkt auch das langgewordene Haar. Stumpf und leer sein im Zimmer umhermäandernder Blick. Wie ein Messias sieht er aus. Ein Messias, dem die Ideen abhandengekommen sind. Den mit dem Vater alle guten Geister gleich mit verlassen haben. Derart im Stich gelassen, auf niemand anderen als sich selbst gestellt, scheint er ein allenfalls erloschener Heilsbringer zu sein.

Doch es hilft nichts. Wir leben nicht in Zeiten der Gnade. Wir brauchen Antworten. Und er wird sie uns geben.

Minuten vergehen. Abgepackt als zähe Viertel- und Halbe Stunden durchziehen sie diese so entsetzlich leer gewordene, diese von Frankenfelder höchst selbst entrümpelte Wohnung. Derweil draußen, vor dem Fenster, allmählich die Sonne untergeht. Erste Schatten schlägt. Zunächst nur auf den Wänden. Doch dann, unabdingbar, unausweichlich auch auf unseren Gesichtern.

Auch auf unseren Seelen? Nein, nicht auf unseren Seelen. Es wäre pathetischer Dünnpfiff so etwas zu behaupten. Frankenfelder, ja, würde der seine Schnauze endlich einmal geordnet aufbekommen, dem könnte ein solcher Satz aus dem Gesicht fallen. Denn Frankenfelder liebt den Verfall, scheut jedoch den Tod. Preist den Teufel. Fürchtet die Hölle.

So ist Frankenfelder. Dramatisch, aber inkonsequent. Verworren, zerklüftet und zerquält. Und aus exakt diesem Grund:

vernachlässigbar. Frei von Bedeutung, frei von Belang. Niemand braucht Frankenfelder. Nicht Cristina, nicht Cosmin, ich schon gar nicht. Die ganze Welt wäre besser dran ohne ihn. Er soll seine Antworten preisgeben, dann kann er gehen. Soll seine Sätze sagen, die er selbst noch nicht kennt, von denen er jedoch längst ahnt, dass sie in ihm sitzen, irgendwo.

Ich weiß nicht, warum es Menschen wie Frankenfelder gibt. Irrlichternde Zwischengestalten. Weder zweck-, noch zielgerichtet. Gesellschaftstölpel. Doch es gibt sie.

Und es gilt, sie zu melken, ihren Wahn abzuzapfen. Um ihn anschließend, wohl verpackt, der Welt als Weisheit zu verkaufen.

All das weiß Frankenfelder nicht. Doch er spürt es. Und so steht er vor uns, wankt, fällt aber nicht. Schaut fahrig und nervös in seiner entrümpelten Wohnung umher, kommt ins Brabbeln. Nicht aber ins Reden.

Ich schaue hinüber zu Cristina, die Entschlossenheit steht ihr im Gesicht. Nichts zu holen gibt es nunmehr in dieser entrümpelten Wohnung, so denke ich amüsiert. Doch mit leeren Händen wird Cristina nicht gehen. Im Gegensatz zu Cosmin, der nicht entschlossen, dafür jedoch lüstern dreinblickt. Cosmin ist noch nie irgendwo hingegangen, um etwas mitzunehmen. Er kommt, um sich Dinge an Ort und Stelle anzueignen. Und sie noch im gleichen Augenblick, im Moment des Aneignens, zu verbrauchen. Eine belastete Frau ist Cristina, da es sie beständig drängt, Dinge mitzunehmen. Und ein federleichter, beschwingter Mensch ist Cosmin, da er alles, was er berührt, augenblicklich und mit Wollust in Rauch aufgehen lässt. Es ist kein Wunder, dass sich beide nicht verstehen. Gäbe es nicht Frankenfelder, das verworrene, das brabbelnde Bindeglied – sie würden in einem infernalischen Gemetzel übereinander herfallen. Gewänne Cosmin diesen Kampf, er würde Cristina missbrauchen, sie an Ort und Stelle vergewaltigen, über Stunden, über Tage hinweg. Wieder und wieder. Bis aller Blick, alles Bewusstsein, alle Seele aus ihr entwichen ist. Gewänne hingegen Cristina, so machte sie kurzen Prozess. Cosmin erst die Eier und dann den Schädel absäbeln würde sie. Erstere mit unbewegter Miene die Toilette hinunterspülen, zweiteren künftig als Skalp am Gürtel tragen.

Das hier ist ein Saloon, denke ich amüsiert. Vor mir steht Frankenfelder, fein säuberlich zum Showdown zurechtgelegt. Und um mich herum Cristina, der Cowboy. Und Cosmin, die Dirne.

Und ich? Welche Interessen hege ich? Nun, sagen wir es so: Ich bin im Interesse der Allgemeinheit hier. Es gibt den Cowboy, es gibt die Dirne, es gibt den brabbelnden Tölpel. Wer fehlt? Genau, der Sheriff.

Ich bin der Sheriff. Der einzig staatlich legitimierte Geist in dieser von Gewalt, Wollust und Irrsinn durchtränkten Stadt.

Und dann, dann spricht Frankenfelder plötzlich. Sagt mitten in die Stille und die Dunkelheit seiner Wohnung hinein: Seit 1995 haben sich 270.000 Menschen aus Verzweiflung über die herrschenden Verhältnisse das Leben genommen.

Ich lasse mir seine Worte, auf die ich so lange habe warten müssen, im Kopf zergehen. Und denke dann: Was soll der Scheiß?

Wir schauen uns an. Ich blicke zu Cristina, Cristina blickt zu mir, schielt dann zu Cosmin hinüber. Der wiederum, betont lässig und mit vor der Brust verschränkten Armen, direkt neben dem so nervös auf der Stelle tretenden Frankenfelder an der Wand lehnt. Keinen unserer Blicke erwidert, dafür aber mit spöttisch nach unten gezogenen Mundwinkeln Frankenfelder fixiert. Sich nun seinerseits, so kommt es mir vor, zu amüsieren scheint. Vielleicht als einziger von uns auch wirklich einen Fluchtweg kennt. Eine praktikable Möglichkeit, hinauszukommen aus dieser alles blockierenden Patt-Situation, in die wir vier uns hier gebracht haben.

Also trete ich mit geballten Fäusten einen großen Schritt auf Frankenfelder zu. Sage: Gülle, Frankenfelder. Ganz große Gülle. Lass es 300.000 sein. Oder 400.000. Was kümmert es dich?

Doch er antwortet nicht. Schaut an mir vorbei, schaut auch an Cristina vorbei, fixiert das gegenüberliegende Fenster. Als gäbe es – ausgerechnet von dort, von draußen aus – Rettung zu erwarten. Und während er dort steht und ausgerechnet diese ihm so verhasste Realität vor seinem Fenster fixiert, fährt er sich mit fahrigen Händen durch das lang und strähnig gewordene Haar. Schaukelt unruhig auf der Stelle hin und her.

Und fügt dann hinzu: Die meisten Krankheiten, an denen Kinder in der Dritten Welt sterben, könnten mit einem finanziellen

Aufwand von einigen Dollar pro Kind vermieden oder doch zumindest geheilt werden.

Er sagt es ruhig. Es passt gar nicht zu seiner zerfahrenen Erscheinung, so ruhig sagt er es.

Kurz lasse ich mir seine Worte durch den Kopf gehen. Und denke: Es klingt wie immer, wenn Frankenfelder sinnvoll zu sprechen versucht. Wie auswendig gelernt.

Doch ich, mit einer zu allem entschlossenen Cristina hinter und einem von allem amüsierten, in seiner Lässigkeit geradezu erstarrten Cosmin vor mir, lasse mich auf sein zumindest grammatikalisch nicht zu beanstandendes Gebrabbel ein. Versehe meine Stimmlage mit einem energischen, leicht bedrohlichen Nachdruck. Frage nicht, sondern sage: Wo hast du das her.

Und er: So steht es geschrieben.

Und ich: Wo steht es geschrieben.

Doch er antwortet schon nicht mehr. Weiß vermutlich selbst nicht, wann und warum er angefangen hat, sich für Sozialplattitüden zu interessieren. Hölzerne Gutmenschenfakten.

Ich beschließe, einen weiteren Schritt auf ihn zuzugehen. Angst zu erzeugen. Baue mich also vor ihm auf und gehe ins Brüllen über. Schreie: Antworte, du Hund!

Und er gehorcht. Sieht noch immer an mir vorbei, fährt sich noch immer nervös durch sein lang gewordenes Haar, fügt jedoch mit zunehmend zitteriger werdender Stimme hinzu: Weder Hunger noch Verelendung müssten sein. Es handelt sich nicht um ein Naturgesetz, sondern um Massenmord durch Unterlassung.

Er sagt es mehr vor sich hin als auf mich zu. Hat nicht nur die Stirn, an mir vorbeizusehen, nein, spricht auch an mir vorbei. Der Hund. Doch der Blick gerät ihm ein wenig wässerig dabei. Und sein Kopf beginnt jene leicht schiefe, leicht geduckte Haltung anzunehmen. So wie wir sie von verzweifelt Betenden kennen.

Ich ahne: Frankenfelder ist wieder einmal nicht Frankenfelder. Frankenfelder ist wieder einmal nicht er selbst. Seine geistige Zersetzung steht kurz bevor. Steht in seiner Wohnung, brabbelt vor sich hin und merkt gar nicht, dass hier noch andere Leute sind. Um ihn herum stehen lauter Gestalten, denen er gottverdammt noch mal etwas schuldig ist.

Also beschließe ich, ein letztes Mal den energisch Wohlmeinenden zu spielen. Zur Vollendung unseres vor langer Zeit gehegten Plans. Und somit letztlich auch zur Rettung der Menschheit. Trete also einen letzten möglichen Schritt auf ihn zu. Packe ihn am Kragen, schüttle und rüttle ihn und rufe: Gottverdammt, Frankenfelder, hörst du mich? Siehst du mich? Wenn du da drin bist in diesem Frankenfelderkörper, dann gib mir ein Zeichen!

Es scheint, als sei ich zu ihm durchgedrungen. Abrupt unterlässt er seine nervösen Bewegungen, steht mit einem Male mit weit aufgerissenen Augen wie erstarrt da. Jetzt, so spekuliere ich, könnte er mich sehen. Keine 50 Zentimeter liegen zwischen seinem und meinem Gesicht, meine Finger sind noch immer tief in seinen Hemdkragen gekrallt. Er blickt mich direkt an, doch, doch, er könnte mich wahrhaftig sehen. Meine Deckung, mein listiges Katz-und-Maus-Spiel, all die Jahre hindurch habe ich das alles perfektioniert, penibel aufrechterhalten. Nun aber, in diesem finalen Blick, mit weniger als 50 Zentimetern zwischen seinem und meinem Gesicht, könnte es auffliegen. Und Frankenfelder könnte doch noch sehen, welches Spiel wir hier in Wahrheit spielen. Und um was sich all das hier wirklich dreht.

Doch Frankenfelder ist Frankenfelder, auf seine mentale Verlotterung Verlass. Er glotzt mich also an – und sieht doch wie ein Blinder aus, blickt mich mit weit aufgerissenen Augen und schreckstarr geweiteten Pupillen an. Und doch durch mich hindurch.

Gottverdammt, Frankenfelder, flüstere ich, energisch. Kannst du mich jetzt sehen?

Und er, mit nun wieder unsicher im Raum umherschweifendem Blick, flüstert schwächlich zurück: Die Hungersnöte in China, Britisch-Indien und der Sowjetunion sowie in den von der Wehrmacht besetzten Gebieten Osteuropas gelten unter Historikern mittlerweile als Genozide, unabhängig davon, ob sie in den erfolgten Ausmaßen intendiert waren, worüber noch gestritten wird. Sie hätten verhindert werden können. Wurden aber als notwendiges Übel in Kauf genommen, um die Interessen der ach so gesunden, der ach so progressiven Gemeinschaft zu verteidigen.

Ich höre mir diesen wie auswendig gelernten, diesen für Frankenfelder so typisch gewordenen Plapperquatsch an. Und merke, wie sich die Ungeduld meiner bemächtigt. Und mit dieser Ungeduld die Wut.

Ich scheuere ihm eine. Haue ihm mit aller Gewalt erst von links und dann, zur Sicherheit, auch von rechts noch einmal eine runter.

Frankenfelder torkelt, dann stürzt er. Und ich schaue von oben auf ihn herab. Und flüstere zischend, mit zusammengepressten Lippen und ihm mit der Faust meiner linken und dem ausgestreckten Zeigefinger meiner rechten Hand zugleich vor seinem Gesicht wedelnd: Halt deine verdammte Schnauze, Frankenfelder! Wir vier haben hier gottverdammt andere Probleme!

Feige so hatte ich es erwartet, presst er seine Lippen aufeinander. Sieht hoch zu mir. Streckt seine Handfläche nach mir aus. Hält alle Finger weit abgespreizt dabei. Und versucht dann, mein Gesicht zu greifen. Was natürlich misslingt.

Und dann flüstert er kraftlos: Man hat schon weniger Stress, wenn man zu den anderen sagt, guckt mal, entspannt euch mal, dann geht es euch gleich viel besser. Nicht wahr?

Und ich erwidere ihm: Ja, Frankenfelder. So ist es gut. So ist brav. Genauso verhält es sich!

Und er, Frankenfelder, dann weiter: Und dann, wenn man das den anderen sagt, dann machen die das vielleicht und denken sich, dass das eigentlich eine ganz gute Idee ist, nicht wahr? Wenn man selber ruhiger ist, überträgt sich das auch auf andere Leute und dann sind alle nicht mehr so gestresst. Wenn alle sich beruhigen, dann beruhigt sich automatisch auch die Welt, nicht wahr?

Ja, Frankenfelder, sage ich. Umso mehr sich alle beruhigen, umso ruhiger wird auch die Welt. Es ist im Grunde ganz einfach.

Und ich wende mich um zu Cristina, die mit ihrem ernsten Gesichtsausdruck dort steht, mit echten Tränen auf der Wange. Derweil Cosmin weiterhin lässig an der Wand lehnt, sich wie erwartet prächtig zu amüsieren scheint und in aufgesetztem Cowboy-Slang sagt: Nun scheiß dich mal nicht gleich ein, Frankyboy! Spiel lieber an dir rum. Oder lass an dir rumspielen. That's all it takes!

Cosmin lacht. Cristina weint.

Frankenfelder vergeht bei lebendigem Leibe.

Und ich frage Frankenfelder: Bist du nun bereit zu gehen? Bist du endlich bereit, aus meinem Leben zu verschwinden, dich auf Nimmerwiedersehen zu verkrümeln?

Es ist nicht *dein* Leben. Es ist *mein* Leben!

Ist es nicht, Frankenfelder. Das war es nie.

IM Krebs in Hönningstrup, 2017

Nein, ich beschuldige niemand anderen. Schließlich habe ich diesen Text allein geschrieben. Was könnte ich dir auch schon noch groß erzählen, mir geht es gut.

Ich sitze hier oben im Arbeitszimmer, tippe meine Gedanken an Frankenfelder in blauer Schrift in ein Word-Dokument, um mich erst zu erinnern, dann zu vergessen. Weil es sonst nicht funktioniert. Der Mensch kann nicht einfach so vergessen. Um Gedanken und Erinnerungen aus seinem Kopf zu streichen, muss er alles einmal hochkochen lassen, wie Milch muss er alles, was da noch in seinem gut runtergekühlten Lebensschrank steht, in einen Topf gießen, die Herdplatte anwerfen, alles ordentlich erhitzen. Die Herausforderung besteht darin, an dem Punkt, an dem alles überkocht und die ganze Aktion zu einer unglaublichen Schweinerei zu werden droht, nicht einzugreifen. Daneben zu stehen und es einfach geschehen zu lassen. Es ist nötig, derart angeekelt zu sein von seiner eigenen Lebensmilch, dass man keinen Bock mehr darauf hat.

Vor ein paar Wochen habe ich wieder mit dem Trinken angefangen. Weil ich mich frage, wo Frankenfelder und Cosmin abgeblieben sind. Und welche Rolle ich selbst spiele. Da waren diese Zeiten, da war ich Frankenfelder, mit einem Kopf wie ein Rathaus, wie es so schön heißt. Cosmin war eine Deformierung, Persönlichkeiten wie Cosmin sind immer eine Sinnesüberreizung, tauchen nur auf, wenn ein Charakter für sich allein nicht mehr klarkommt mit der Horizontalen und der Vertikalen, den als sicher geltenden drei bis vier Dimensionen. Die Cosmins dieser Welt erscheinen Außenstehenden wie das Problem, wie die Abspaltung, die es dringend zu unterbinden gilt. Dabei ist sie die temporäre Rettung, das Ventil, das sich öffnet, um Druck vom Kessel zu nehmen.

Quizfrage eins: Damals, 1997, im Hause Brachwitz, wer hat dem Vater da auf den Bürostuhl gekackt – war es noch Frankenfelder oder bereits Cosmin? Wenn es Cosmin war, dann war er ein Ventil. Doch für was? Was wäre geschehen, wäre er nicht aufgetaucht, hätte er nicht die Kontrolle über Frankenfelder übernommen? Hätte unser Waffenfreund Frankenfelder ganz andere Aktionen durchgeführt, Aktionen, über die sich im Nachhinein nicht mal eben schallend lachen, spotten oder auch entnervt aufstöhnen lässt? Cosmin nicht zu mögen, ist einfach, wenn man nicht in der Situation ist, sich bei ihm bedanken zu müssen. Das hat auch Cristina irgendwann gespürt, hat gemerkt, dass es Cosmin ist, der weitaus Schlimmeres verhindert, der nur immer dann auftaucht, wenn es Frankenfelder einzuhegen gilt.

Doch wo es eine Quizfrage eins gibt, da gibt es auch immer zumindest noch eine Quizfrage zwei: Angenommen einer geht als frustrierter Erdenbürger Frankenfelder los und wird dann, kurz bevor er in abmildernd theatralischer Überstiegenheit Vater Brachwitz den Stuhl einsaut, zum Cosmin – wo war dann ich? Ich muss dagewesen sein, ich bin immer dagewesen, doch so wie ich jetzt, hier in unserem Haus in Hönningstrup sitzend, ausnahmsweise einmal in Ruhe gelassen von den Mädchen, mich frage, wo Frankenfelder jetzt ist, so gilt es zu fragen, wo ich damals war. Warum habe ich nicht eingegriffen?

Dass ich wieder mit dem Trinken angefangen habe, hat einen simplen Grund: Ich kenne die Antwort. Je länger ich an diesem Frankenfelder-Text tippe, meine blauen Worte auf das Word-Dokument fließen, desto deutlicher tritt es mir vor Augen. Wir Menschen sind Teil der Natur. Also gibt es auch uns in allen Aggregatzuständen. Wenn der gasförmige Cosmin aus dem flüssigen Frankenfelder hervorgegangen ist, dann muss zuvor der flüssige Frankenfelder aus etwas Festem hervorgegangen sein. Alles eine Frage der Erhitzung. Ich war immer ein so anständiger

Junge, so gut geraten, prinzipienfest, grundsatztreu. Unauffällig. Doch kaum wurde ich erwachsen, packte mich diese Verzweiflung und mit dieser Verzweiflung die Wut. Anständig war ich, solange ich an Systeme und Schubladen glaubte, an Hierarchien, Nuancen und Abstufungen. Mein fester Charakter verschwamm, wurde flüssig, als ich begann, alles das zu hinterfragen, zu einem Befürworter von absoluter Gleichheit und Gerechtigkeit zu werden. Immer der Abstieg in den Wahn, nicht, weil zu viele Menschen im festen Aggregatzustand verharren, die Flüssigwerdung der eingerosteten Systeme blockieren. Sondern weil Gleichheit in einer diversen Welt eine Unmöglichkeit bleibt, eine irreale Sehnsucht. Wohl dem, der das nicht begreift oder nicht begreifen will, genug Kraft und Trotz hat, das nicht zu akzeptieren, ein flüssiger Charakter zu bleiben, vielleicht gar, auf eine eigene pervertierte Art, auf diese Weise wieder zu verfestigen. Menschen wie ich aber, die können das nicht. Sie sind zu schwach, sich dieser Erkenntnis zu entziehen, dass Menschheit nur funktioniert, wenn sie ungerecht ist, diskriminiert, abstuft, Hierarchien bildet, Grenzen zieht. Aus der Flüssigkeit in den Zustand der Gasförmigkeit zu treten, ist dann nur noch der logische nächste, vielleicht sogar der finale Schritt. Man wird ein bisschen irre, um nicht komplett irre zu werden. Kackt einem engstirnigen, cholerischen, wohlhabend-privilegierten weißen Mann wie Brachwitz auf den Stuhl, um ihn nicht hemmungslos umzunieten. Was dämlich wäre, denn sprengst du einen Privilegierten in die Luft, nutzt das nur den Privilegierten.

Kenne Sie den Witz von den Mitgliedern einer linksalternativen Strömung, die der verstockten Gesellschaft den Konservativismus austreiben möchte? Lasst uns Aktionen vorantreiben, ordentlich Rabatz machen, den ganzen Laden ins Wanken bringen, wenn es sein muss, alles in die Luft jagen – sagen die einen. Nein!, rufen da die anderen, das erzeugt nur noch mehr Konservativismus in der Bevölkerung, noch mehr Festhalten an überkommenen Strukturen, ein regelrechtes Klammern an Hierarchien. Lasst uns lieber schicke Anzüge anziehen, Krawatten umbinden, und uns zu den Konservativen in die Hinterzimmer setzen, mitreden, verhandeln. Lasst sie uns mit ihren eigenen Waffen schlagen, lasst uns an der Börse spekulieren, lasst und an

Investmentfonds einfach mitverdienen, lasst uns den Beamtenapparat unterwandern, die Journaille übernehmen, Richter und Regierungsvertreter werden, die Universitäten entern. Lasst uns unsere Haare schneiden, Kinder in die Welt setzen, ein Eigenheim bauen, Mercedes davor. Lasst uns Privilegierte spielen, mit hocherhobener Nase durch die Welt laufen, über moralisch gut und moralisch schlecht befinden, auf diese Weise diesen ganzen Drecksladen entsauen, aufräumen, endlich richtig Recht und richtig Ordnung durchsetzen. Und die radikalen Linken schreien die erstaunlich anpassungsfähigen Linken an und die so auffällig anpassungsbereiten Linken schnauzen zurück und am Ende fallen alle übereinander her, enden in einer Monty-Python-Nummer, in der in den Katakomben Roms die Volksfront von Judäa der judäischen Volksfront den Garaus machen will, derweil die judäische Volksfront die Ausrottung der Volksfront von Judäa vorantreibt, verblüfft beäugt von zwei Römern, der Ordnungsmacht, die feststellt, dass ein Eingreifen hier gar nicht nötig ist, sich Gesellschaft immer selbst von Gesocks reinigt.

Himmel, ich vermisse die alten Römer. Und ich vermisse die *Organisation rechtschaffener kontinentaleuropäischer Männer*. Mein Faible für Ordnungsmächte ist dabei nicht konservativer Natur, auch dass habe ich hinter mir, gut versteckt, mein G36, das ich auseinandergebaut und gut verborgen unter den Briefmarkenalben als einziges Stück Persönlichkeit mit in dieses Haus brachte, steht damit in keinerlei Zusammenhang. Ich weiß lediglich darum, dass sich in einer flüssigen Gesellschaft nur schwerlich, in einer gasförmigen Gesellschaft gar keine Freiheit, kein Frieden, keine Toleranz, keine Gerechtigkeit finden lassen. Wie die Schraube, die man solange zudreht und immer weiter und immer fester zudreht, bis die Fassung ihren Dienst aufgibt, man wundersamerweise mit dem einen Ruck zu viel wieder am Anfang der ganzen Maloche steht.

Eine Gesellschaft, in der sich alle Gruppen gegenseitig der Diskriminierung bezichtigen, ist eine gesunde, eine gleichberechtigte Gesellschaft, ein Ausweis gelebter Demokratie. Eine Gesellschaft, in der sich die Menschen nicht gegenseitig umnieten, sich aber sehr wohl gegenseitig auf die Bürostühle kacken, ist eine gesunde, eine saubere Gesellschaft. Dem anderen in symbolischem Furor den sündteuren Bauhaustuhl einzusauen ist vielleicht keine Lösung. Es nicht zu tun, aber noch viel weniger.

Die Tür geht auf, du schiebst deinen so entsetzlich schönen Kopf herein, fragst: „Hast du wieder getrunken?"

„Ja", sage ich.

„Und schreibst du etwa schon wieder?", fragst du weiter.

„Ja. Wenn ich schreibe, dann trinke ich."

„Nein. Du trinkst nicht, wenn du schreibst. Du schreibst, wenn du trinkst."

Ich schweige.

„Und dann erzeugst du Leid", fügst du hinzu.

„Das mag sein", gestehe ich. „Jedoch nicht zu vergleichen mit dem Leid, dass ich erzeugen würde, unterließe ich das Schreiben und das Trinken. Ich ziehe die gesteuerten Persönlichkeitsabspaltungen den nicht steuerbaren schizoiden Zuständen vor. Schreibend und trinkend bin ich die beste Version meiner selbst."

Du überlegst.

Ich sehe dich an. Nein, seit du mich in dein Haus und zu deinen Kindern gelassen hast, bin ich die beste Version meiner selbst. Ich lasse mich von dir schlagen. Weil ich weiß, dass selbst die beste Version meiner selbst dir weh tut. Ich weiß nicht, wie lange das mit uns gutgehen wird.

„Und was war mit Cosmin?", fragst du.

„Was sollte mit dem gewesen sein? Der schrieb nicht."

„Aber er trank. War eine unkontrollierbare Abspaltung, die dennoch trank."

„Um mich zu retten. Cosmin tauchte unkontrolliert auf, tobte in mir, polterte mir von innen gegen meine Schädeldecke, platzte dann aus mir heraus. Es ist der kontrollierte und gewollte Alkoholzufluss, der dem unkontrollierbaren und ungewollten Cosmin nach wenigen Stunden den Stecker zieht. Gäbe es keinen Alkohol, Cosmin würde ewig leben."

„Gibt es für oder gegen sowas nicht auch Tabletten?", fragst du.

„Praktisch ja, theoretisch nein."

„Wie?"

„Praktisch hätte Odysseus problemlos am Eiland der Sirenen vorbeischippern können. Ohne sich und seine Mannschaft derart verantwortungslos der Gefahr ihres desaströs schönen Gesangs auszusetzen. Theoretisch aber gab es diese Option nie. Er musste an ihrer Küste entlangsegeln, die rudernde Mannschaft bekam Wachs in die Ohren, er aber ließ sich offenen Ohres an den Mast des Schiffes fesseln. Dem Gesang der Sirenen nicht zu lauschen, stellte keine Alternative dar. Festgebunden an den Mast durchzudrehen, seine Mannschaft anzuschreien, dass er seinen Befehl widerrufe, er jeden richtet, der sich seinem neuen Befehl widersetzt, ihn loszubinden, damit er über Bord springen, zu den Sirenen schwimmen, sich dort vertilgen lassen kann, das war die einzig zulässige Option."

„Schön, dass du dich jetzt schon mit griechischen Helden vergleichst."

„Mit gescheiterten griechischen Helden."

„Warum gescheitert?"

„Na, sie haben Odysseus nicht losgebunden. Haben ihn gefesselt an seinem Mast toben lassen, bis der Wahn vorbei war. Odysseus war ihnen später recht dankbar dafür."

„Hm. Klingt für mich nicht nach Scheitern. Hat eher was von Happy End. Ein vor Adrenalin und Testosteron überschwappender, zugleich aber dennoch harmloser und hintenraus sogar dankbarer Mann. Gibt es sowas auch für den modernen Hausgebrauch?"

Wir arbeiten dran, denke ich.

„Warum schreibst du nicht mal was Konkretes? Dein Geschwurbel schlägt doch mächtig auf den Magen."

„Was Konkretes? Was wäre denn deiner Meinung nach konkret?"

„Na, einen Krimi. So richtig oldschool-mäßig. Das müsste dir konservativem Spießer doch gefallen." Du lachst.

„Ich bin nicht konservativ. Ich rieche nur überall Gas", sage ich.

„Schreibe doch", fährst du lachend fort, „über eine Leiche in einem Haus und da sind nur paar Leute mit ihm im Haus, die als Täter in Frage kommen und ein Kommissar erscheint und stellt nach und nach fest, dass jeder ein überraschendes Motiv gehabt hätte, die Nase umzubringen."

„Die Nase?"

„Du bist doch der mit dem Faible für alte Ordnungsmächte.

Griechen, Römer – noch nie gesehen was die für Profile hatten? Zeusnasen!"

„Meine eigene Nase ist auch nicht schlecht."

„Das hast *du* gesagt. Und ich bin zu amüsiert, um zu widersprechen."

„Einen Krimi. Wie ausgelatscht! Krimis und Thriller sind so unanständig erfolgreich, jeder Idiot liest so ein Zeug. Wird gekauft wie Sau."

„Ist das schlimm?"

„Ich kann mich doch nicht hinstellen und sagen: Ich bin Schriftsteller. Und dann kaufen die Leute das Zeug, ich werde erfolgreich, scheffel Kohle und hangel mich durch die Talkshows. Da passt doch dann was nicht. Nein, man müsste mich schon sehr schlagen, damit ich einen Krimi schreibe."

„Mache ich doch schon."

„Na, ich meinte, so richtig. Nicht so eine Beziehungswatschn, sondern so richtig mit Karacho und drei Wochen Krankenhaus und monatelang Reha danach."

Die schönste aller Frauen sieht mich schweigend an, zieht die eine Braue hoch.

Treffen zwei sarkastische und vom Leben bitter enttäuschte Menschen aufeinander, finden zueinander, so ergibt sich die faszinierende Situation, dass sie selbst nie so recht wissen, wo Witzelei in Ernst übergeht. Vielleicht ist es das, was mich so an diese Frau bindet.

„Hast du eigentlich eine Lebensversicherung?", fragt sie. Und schiebt hinterher: „War ein Witz."

Lacht aber nicht, schaut mich nur ernst an. Derweil ich meine imaginäre To-do-Liste hervorkrame, darauf notiere: *Lebensversicherung ordentlich aufbretzeln.*

„Weißt du eigentlich, wo der Hund ist?", fragt sie dann.

„Nein", lüge ich.

„Sicher?", fragt sie.

„Nein", gesteht Frankenfelder.

Nachspiel

Kippelnd sitzt der unheimliche Ätschebätscher neben dir auf dem Stuhl, als Vertreter des OrkM. Mörder!, willst du rufen, hast du doch genau gesehen, dass er es war, der dir die Klinge bis zum Rückenmark in den Körper drückte. Das Messer nicht mit Wucht in dich hineinjagte, weder Kraft aufwendete noch in Eile war, nein, es einfach so in dich hineinsteckte, wie man einen Löffel in Wackelpudding steckt, eine Drogenspritze ins Menschenfleisch oder ein Sondenthermometer in eine hingebungsvoll im Ofen brutzelnde Keule.

Der kippelnder Ätschebätscher ist der Mörder, hingerichtet hat er dich im Auftrag des OrkM. Doch der Kommissar läuft gemessenen Schrittes durch das Wohnzimmer, betrachtet immer wieder deinen Beinahe-Leichnam und stellt unsinnige Untersuchungen an, stellt dabei noch viel unsinnigere Fragen. Anstatt einfach nur den Ätschebätscher dingfest zu machen, einzukitten, die Welt vom OrkM zu befreien.

„Sagen Sie", sagt er zur Frau, während er die Gardine mit der Goldkante befühlt, „wo waren Sie, als der Mord geschah?"

„Verdächtigen Sie mich etwa?", antwortet bibbernd und auch etwas erbost die Frau.

„Wir müssen alles in Betracht ziehen. Ich mache nur meinen Job."

„Entschuldigen Sie, Herr Kommissar. Ich war dort, wo eine Mutter hingehört: bei meinen Kindern!"

„Hm", sagt der Kommissar. „Das hatte ich in der Tat nicht bedacht. Dann scheiden Sie als Täterin aus. Frauen hätten genug Gründe zu morden, tun es aber nicht. Bei Männern ist es genau andersherum."

Der Kommissar lacht ein heiteres Systemgewinnlerlachen. Die Frau lacht mit, er zwinkert ihr zu, sie zwinkert zurück. Der Hund, die alte Dreckstöle, leckt ein bisschen am eingesauten Teppich und springt weiter durch den Raum, die Kinder spielen ein Abzählspiel, der Ätschebätscher ätschebätscht sich eins. Ich liege, blute aus, sterbe. Könnte ich mir noch an den Kopf fassen, ich würde mir jetzt an den Kopf fassen.

„Gab es denn Gründe, ihn zu ermorden?", fragt der Kommissar weiter.

„Aber selbstverständlich, eine ganze Menge sogar", ruft die Frau. „Wenn Sie möchten, mache ich Ihnen eine Liste fertig."

„Hm", raunt der Kommissar. „Das habe ich mir gedacht. Bei Männern gibt es immer eine ganze Reihe gute Gründe, um ihnen den Hals

umzudrehen, man macht es nur viel zu selten. Ist bei Frauen genau andersherum." Wieder lacht er, wieder stimmt sie in sein Lachen ein, zwinkert ihm zu, er zwinkert zurück, ein Hauch von Amore liegt in der Luft. Hund und Kinder albern herum, der Ätschebätscher kippelt, ich kann mir gar nicht so viel an den Kopf fassen, wie ich mir an den Kopf fassen möchte.

Der Kommissar streicht mit dem Zeigefinger kenntnisreich über die Servietten, geht zur Stehlampe und zieht sie einmal um, steht kurz da wie ein Rocksänger mit einem quergelegten Standmikro. Singt aber nicht in den Lampenschirm hinein, sondern sagt: „Etwas ist komisch. Es fiel mir sofort auf."

„Was denn?", fragt, gespielt überrascht die Frau, greift sich wie eine echt Erschütterte mit den flachen Händen an die Wangen.

„Schauen Sie einmal die Blutspritzer, wie die da so auf dem Teppich verteilt sind. Ein schöner Teppich im Übrigen, gnäd'ge Frau."

„Ja, Herr Kommissar, danke, Herr Kommissar. Flokati", fügt sie noch flötend hinzu, macht dabei ein erfreutes A12-Gesicht.

„Und nun schauen Sie sich einmal diese Wunde an. Kommen Sie, hocken Sie sich hin, schauen Sie sich einmal diesen Stichkanal an."

Die Frau beugt sich herunter, ich kann ihren so hübschen Schädel sehen, ahne, wie sie mir jetzt bis zum Rückenmark in den Körper schaut.

„Wunderschön", raunt sie. „Das ging glatt durch. Bis nach ganz hinten. Wenn man ein Auge schließt und hineinspäht, dann hat es fast was von einem Tunnel. Man möchte sich glatt ins Auto setzen und einmal hindurchfahren. Oh, Herr Kommissar, ich sehe da sogar Licht am Ende des Tunnels!"

„Das ist der Knochen", sagt kenntnisreich der Kommissar. „Worauf ich aber hinauswill: So wie die Blutspritzer verteilt sind, so verteilen sie sich nicht, wenn einer von vorne sticht. Und betrachten Sie sich einmal den Winkel der Eintrittswunde."

„Ja", flüstert die Frau, „das sieht nicht aus, wie wenn da einer... oder eine..." Sie, lacht, er lacht, beide zwinkern. „... von vorne mit dem Messer so richtig wumms und reingemacht hätte."

„Genau, gnäd'ge Frau, wenn da jemand kommt und wumms und rein macht, dann spritzt das Blut anders und die Austrittswunde sieht anders aus."

„Aber Herr Kommissar, Sie wollen damit doch nicht etwa sagen..."

„Doch, gnäd'ge Frau, will ich..."

„Dieser Sauhund. Dieser Schweinepriester. Diese Dreckskröte!“, ruft die Frau.

„Schuft, Halunke, Ganove“, ergänzt der Kommissar.

„Pimmelmann, Pimmelmann“, singen kichernd die Kinder.

„Es bellt der Hund“, ätschebätscht der Stuhlkippler.

„Ich kam drauf“, erläutert TV-tauglich in Spielfilmminute 89 für alle den Fall erklärend der Kommissar, „als ich zunächst den Gesichtsausdruck des Toten …“

„Der röchelt noch“, sagt die Frau.

„Nicht mehr lange, gnäd'ge Frau. Nun, er lächelt. Das ist auffällig.“

„Sie meinen, er hat das alles von langer Hand geplant, Herr Kommissar?“

„Absolut. Schauen Sie sich hier auch einmal um, dieses Wohnzimmer, die Umgebung, Hönningstrup, nicht zu vergessen Ihre wunderbare kleine Familie. Fällt Ihnen nichts auf, gnäd'ge Frau? Ist das nicht alles ein wenig zu perfekt? Der verlorene Sohn kehrt heim in das Drecksloch, aus dem er knapp 20 Jahre zuvor geflohen ist, und es hat sich plötzlich in ein Paradies verwandelt. Gnäd'ge Frau, ich bin zu lange im Geschäft, um das zu glauben. Ich würde mich nicht wundern, wenn er erst kürzlich seine Lebensversicherung ordentlich aufgebretzelt hat.“

„Mir wird ganz schlecht“, flüstert die Frau, hält sich an den starken Armen des Kommissars fest, bettet ihren Kopf an den edlen italienischen Trenchcoatstoff.

„Und schauen Sie einmal hier“, fährt er fort, dreht dem Sterbenden das Gesicht einmal nach links, einmal nach rechts, deutet auf den Kiefer. „Lauter Hämatome.“

„Sieht aus, als hätte ihn jemand verprügelt“, stammelt die Frau.

„Könnte man denken, wenn man nicht vom Fach ist“, schmunzelt siegesgewiss der Kommissar. „Solche blauen Flecken fängt man sich aber nicht bei einer Prügelei. Das sind typische Wunden, die man sich bei Unfällen im Haushalt zuzieht. Sagen Sie, ist Ihr Mann beim Hemdenaufhängen öfter mal gegen eine Schranktür gelaufen? Oder ist er in der Küche gestolpert und beim Fall mit der Stirn an einem Nudelholz hängengeblieben?“

„Jetzt wo Sie es sagen, Herr Kommissar, dauernd ist das passiert. Nun, Sie wissen doch, Männer und Haushalt.“

„Ja, gnäd'ge Frau. Mein Beileid, gnäd'ge Frau.“

„Danke, Herr Kommissar. Und was wird nun?“

„Ich empfehle Ihnen, sich jetzt erst einmal einige Monate lang kräftig selbst leidzutun."

„Geht denn sowas, Herr Kommissar? Ist das erlaubt?"

„Aber selbstverständlich ist das erlaubt. Es ist sogar geboten. Nichts reinigt mehr als das. Sie wissen doch, gnäd'ge Frau, in Selbstmitleid baden, ist ein wenig wie ins Bett machen. Zu Anfang schön warm, erst später wird's kalt und klamm und eklig."

„Sie sind ein Philosoph, Herr Kommissar."

„Bringt der Job mit sich, gnäd'ge Frau."

Happy End

CREDITS / ABSPANN

MP3

DER AUTOR: DAVID WONSCHEWSKI

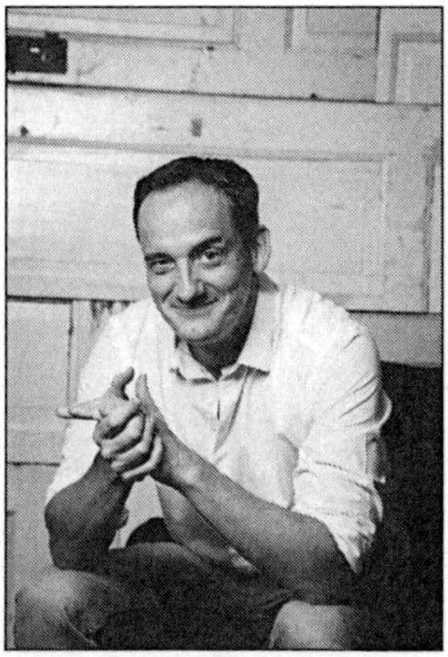

David Wonschewski, Jahrgang 1977, wuchs im Münsterland auf und ist seit 25 Jahren als Kulturjournalist tätig.
Er gestaltete viele Jahre das musikalische Programm landesweiter Radiosender, führte Interviews mit internationalen Künstlern (Cliff Richard, Joe Cocker, Pet Shop Boys, Take That, Paul Young) und verfasste knapp 700 Musik- und Literaturrezensionen sowie PR-Texte für u.a. Reinhard Mey.
Er saß von 2013 bis 2015 in der Jury der renommierten *Liederbestenliste* und ist Mitbegründer der noch immer existenten Berliner Liederatur-Bühne *Geschmacksverstärker.*
Sein von der Internationalen Thomas Bernhard Gesellschaft empfohlener Debütroman *„Schwarzer Frost“* brachte ihm 2013 erste Vergleiche mit Autorengrößen wie David Foster Wallace, Bret Easton Ellis oder eben Thomas Bernhard ein. Der Nachfolger *„Geliebter Schmerz“* erschien Anfang 2014, der Roman *„Zerteiltes Leid“* wurde im Mai 2015 veröffentlicht. Sein erstes Hörbuch *„Das Seufzen und das Schweben“* erschien Anfang 2017.
David Wonschewski lebt seit 2016 in Münster/Westfalen.

www.davidwonschewski.wordpress.com

DER MUSIKER: CHRISTOPH THEUSSL

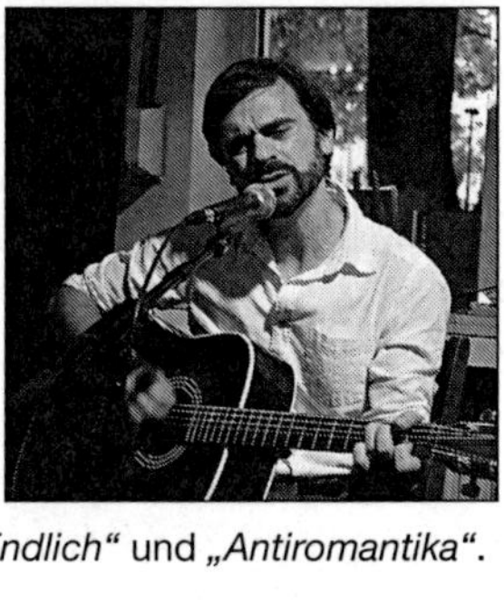

Christoph Theussl ist ein mittlerweile preistragendes enfant terrible der Liedermacherei. Er ist eigentlich Schauspieler und noch eigentlicher aus Österreich, ging aber ins Berliner Exil, weil ihn in der Heimat keiner verstand.
2012 zog er von Berlin nach München, arbeitet dort u.a. mit dem *„Pathos Theater“* und *„Traummaschine.Inc“* zusammen und ist Mitglied der Münchner Lesebühne *Schwabinger Schaumschläger*.
Bei Periplaneta sind von ihm drei Musikalben als CD und Digital Audio erschienen: *„Antilogie“*, *„Endlich“* und *„Antiromantika“*.

www.theussl.de

1. KAPITEL

2. KAPITEL

3. KAPITEL

4. KAPITEL

5. KAPITEL

IMPRESSUM

DAVID WONSCHEWSKI: „Blaues Blut“
1. Auflage, März 2022, Periplaneta Berlin, Edition Periplaneta

© 2022 Periplaneta – Verlag und Medien
Inh. Marion Alexa Müller, Bornholmer Str. 81a, 10439 Berlin
www.periplaneta.com

Alle Rechte vorbehalten. Nachdruck, Übersetzung, Vortrag und Übertragung, Vertonung, Verfilmung, Vervielfältigung, Digitalisierung, kommerzielle Verwertung des Inhaltes, gleich welcher Art, auch auszugsweise, nur mit schriftlicher Genehmigung des Verlags.

Lektorat, Korrektorat: Thomas Manegold, Marion Alexa Müller
Cover, Satz & Layout: Thomas Manegold
Coverbilder: Jeremy Bishop (Mensch), Isabel Galvez (Oktopus)
(www.Unsplash.com)

Musik zum Buch by Christoph Theussl (www.theussl.de)
Gesang, Gitarre, Drums (Track 2), Banjo (Track 6): Christoph Theussl
Leadgitarre, Bass (Tracks 1 & 2): Erich Gramshammer
© periplaneta 2022 All rights reserved

Sprecher der Audio- und Videoaufnahmen: David Wonschewski
Mastering, Schnitt, Konvertierung, Codierung: Thomas Manegold
(www.silbenstreif.de)

Klimaneutral gedruckt auf FSC- und PEFC-zertifiziertem Werkdruckpapier
Made in Berlin, Germany

print ISBN: 978-3-95996-219-3
epub ISBN: 978-3-95996-220-9

DATEIEN

„Frankenfelder“ Soundtrack by Christoph Theussl
Anhören auf Soundcloud: https://t1p.de/bi5ac
Download als ZIP-Archiv: https://t1p.de/wlfc

David Wonschewski liest aus „Blaues Blut“ (MP3-Audio)
Das Vorspiel: https://t1p.de/z3mv
„Cosmin 2015“: https://t1p.de/sqfa
„Frankenfelder 2017“: https://t1p.de/odgdo

David Wonschewski liest aus „Zerteiltes Leid“
Ansehen auf YouTube: https://youtu.be/kCKcF_X3LIQ

MOV

EBENFALLS ERSCHIENEN

DAVID WONSCHEWSKI „ZERTEILTES LEID“

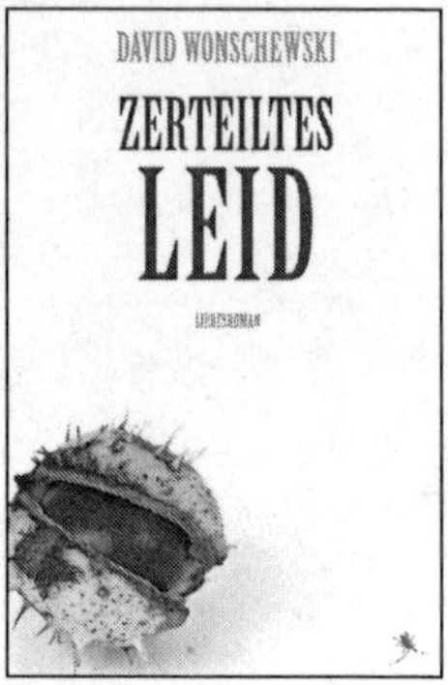

Softcover, Roman, 240 S.
ISBN: 978-3-943876-85-7
GLP: 13,50 € (D)

Als Janusz Jaroncek wegen Mordes an seiner Jugendliebe Uta Wensch festgenommen wird, stürzen sich Mediziner, die Justiz und auch die Medien auf ihn und seinen Fall. Alles scheint eindeutig: Ein durchgedrehter Stalker bringt sein unerreichbares Opfer nach jahrelanger Observation um. Doch Jaroncek beteuert seine Unschuld. In den Verhören schweigt er, bis ihm eine Beamtin vorgesetzt wird, deren Willen er sich nicht entziehen kann …

DAVID WONSCHEWSKI „SCHWARZER FROST“

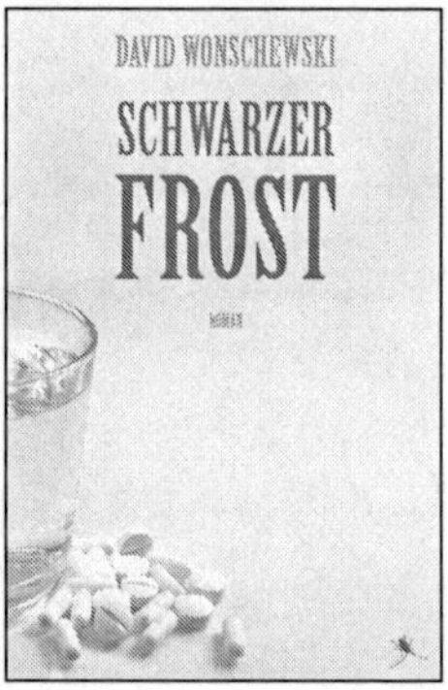

Softcover, Roman, 238 S.
ISBN: 978-3-940767-97-4
GLP: 13,50 € (D)

Ein Musikjournalist steht in seiner Wohnung und überlegt. Er hat Besuch von seinem Kollegen Lohwald, einem berühmten TV- und Radiomoderator. Langsam wird ihm klar, wie sehr er seinen Gast verabscheut. Er fasst einen Entschluss: Er wird Lohwald töten. Hier und jetzt. Doch dann, als er bereits an der Durchführung seines morbiden Planes feilt, entdeckt er etwas an seinem Gast, was ihn verstört.

CHRISTOPH THEUSSL „ANTIROMANTIKA“

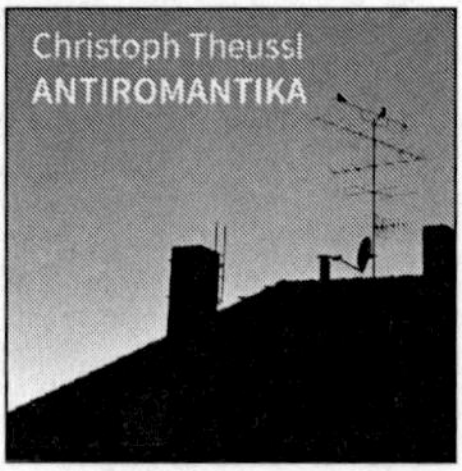

Lieder-Album als CD (inkl. vier Bonustracks)
oder als MP3 Download, EAN: 196292679335

„Antiromantika“ ist ein Herzensprojekt von Christoph Theussl und sein persönlichstes Album. 12 (+4) Lieder, inkl. „Olle gleich“, „Die Melancholie des Kollektivs“ und „Kefa Eva“...

WWW.PERIPLANETA.COM